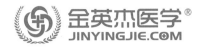

口腔执业医师资格考试
命题规律之专项夺分题典

口腔预防医学　基础医学综合
人文医学综合　临床医学综合

赵庆乐 ◎ 主编
金英杰医学教育研究院 ◎ 组织编写

全国百佳图书出版单位
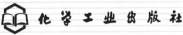
·北京·

目录

口腔预防医学 / 001

第一单元	绪论	003
第二单元	口腔流行病学	004
第三单元	龋病预防	016
第四单元	牙周病预防	046
第五单元	其他口腔疾病的预防	053
第六单元	自我口腔保健	057
第七单元	口腔健康促进	066
第八单元	特定人群的口腔保健	071
第九单元	社区口腔卫生服务	080
第十单元	口腔医疗保健中的感染与控制	082

基础医学综合 / 091

第一单元	生物化学	093
第二单元	药理学	104
第三单元	医学免疫学	113
第四单元	医学微生物学	123

人文医学综合 / 135

第一单元	医学心理学	137
第二单元	医学伦理学	145
第三单元	卫生法规	151
第四单元	预防医学综合	164

临床医学综合 / 175

第一单元	诊断学	177
第二单元	内科学	180
第三单元	外科学	190
第四单元	妇产科学	195
第五单元	儿科学	200

口腔预防医学

第一单元　绪论

1. 下列不属于口腔二级预防的是
   A. 口腔 X 线片辅助诊断　　　B. 龋病的早期充填　　　C. 龋病的早期诊断
   D. 定期口腔检查　　　　　　E. 窝沟封闭
   【答案】E
   【解析】A、B、C、D 都是属于二级预防（临床前期预防），而 E 属于一级预防（病因预防）。

   【破题思路】本题考查口腔预防医学的三级预防概念，属于必考内容，绪论中预防与龋病预防、牙周病预防都需要重点掌握。

2. 以下哪项不是口腔预防医学研究的基本要素（助理不考）
   A. 群体的口腔疾病患病情况　　　B. 群体预防措施　　　C. 个人预防方法
   D. 地区流行状况　　　　　　　　E. 个人保健方法
   【答案】D
   【解析】口腔预防医学以人群为主要研究对象，以研究群体的口腔疾病患病情况、群体预防措施和个人预防保健方法为基本要素，而选项 D 属于口腔流行病学的内容。

   【破题思路】口腔预防医学的主要研究对象与研究的基本要素需熟记。

（3～5题共用备选答案）
   A. 加强锻炼，提高全身健康水平　　　B. 早发现、早诊断、早治疗
   C. 氟化物的应用、饮食控制、窝沟封闭等　　　D. 固定和活动修复学方面的功能恢复与健康
   E. 口腔卫生健康教育覆盖面达到 90%

3. 口腔预防工作分为三级，其中一级预防是
4. 口腔预防工作分为三级，其中二级预防是
5. 口腔预防工作分为三级，其中三级预防是
   【答案】C、B、D
   【解析】一级预防，又称病因预防；二级预防，又称临床前期预防；三级预防，又称临床预防。A 不属于口腔范畴，E 不属于三级预防的内容。

   【破题思路】本题考查口腔预防医学的三级预防概念。

（6～7题共用备选答案）
   A. 窝沟封闭　　　　　　B. 根管治疗　　　　　　C. 定期口腔检查
   D. 高风险人群的发现　　E. 定期 X 线检查

6. 属于一级预防的是
7. 属于三级预防的是
   【答案】A、B
   【解析】选项 C、D、E 属于二级预防。

第二单元 口腔流行病学

1. 关于病例-对照研究特点不包括哪一项
   A. 观察时间短
   B. 需要研究的对象少
   C. 适合研究一些病程较短的疾病和一些比较多见的疾病
   D. 尤其适合那些原因未明疾病的研究
   E. 准确性低，可靠性较差，回忆偏倚较大

【答案】C

【解析】病例-对照研究的特点是观察时间短、需要研究的对象少，适合研究一些病程较长的慢性病和一些比较少见的疾病（如口腔癌），它同时可研究多个因素，尤其适合那些原因未明疾病的研究。但由于病例-对照研究是对过去暴露因素的回顾性调查，所以回忆偏倚较大，因此选C。

【破题思路】病例对照研究与群组研究对比记忆。

	病例-对照研究（有果推因）	群组研究（由因及果）
定义	用于探讨病因、相关因素对于疾病发生的影响。时间上是先"果"后"因"的回顾性研究	又称队列研究，将特定人群按其是否暴露于某因素分为两组，追踪观察一定时间，比较两组的发病率，以检验该因素与某疾病联系的假设。在时间上是先有"因"，后有"果"，属前瞻性研究
常用于	适合研究一些病程较长的慢性病和一些比较少见的疾病，尤其适合那些原因未明疾病的研究	—
特点	优点：观察时间短、需要研究的对象少 缺点：准确性较低、回忆偏倚大	优点：研究结果准确度高，可以获得不同暴露强度与疾病的关系 缺点：对慢性病需要大量的人力物力
举例	口腔癌患者病因回顾	暴露病因观察结果，如嚼槟榔对于口腔癌的影响

2. 讨论用流行病学方法研究口腔疾病流行因素和病因时，应该选用的方法是
   A. 研究应以纵向调查资料为基础
   B. 先提出危险因素假设
   C. 用调查资料就可推断和验证
   D. 研究需以横断面调查研究为基础
   E. 龋病病因学说是用流行病学方法得出的

【答案】D

【解析】横断面研究又称为现况调查，调查目标人群中某种疾病或现象在某一特定时间上的情况，作用主要是了解疾病的患病情况和分布特点，以便制定预防措施和为研究病因提供线索。是最常用的研究方法。

【破题思路】重点考查的是描述性流行病学的内容。此题直接选D，不宜用排除法。

3. 口腔流行病学的作用不是用于研究
   A. 统计资料的分析
   B. 疾病的流行因素
   C. 疾病预防措施的效果
   D. 规划保健工作
   E. 口腔疾病的自然史

【答案】A

【解析】统计资料的分析属于统计学的范畴，而不是流行病学的作用。

【破题思路】口腔流行病学的作用：
① 描述人群口腔健康与疾病的分布状态。
② 研究口腔疾病的病因和影响流行的因素。
③ 研究疾病预防措施并评价其效果。
④ 监测口腔疾病流行趋势。
⑤ 为制订口腔卫生保健规划提供依据。

4. 对口腔流行病学指数的要求，不包括
   A. 以最少的器材，快速完成检查程序　　　　B. 准确反映疾病状态
   C. 检查者需经多次培训方可取得一致参加调查　　D. 测量标准客观
   E. 能进行统计学处理

【答案】C

【解析】指数（index）表明某种现象变动的程度。在口腔流行病学中测量和比较疾病的扩展范围和严重程度。不论用于流行病学还是临床研究方面，这些指数都应符合以下要求：

（1）简单　易于学习、理解和操作。
（2）价廉　以最少的器材，快速完成检查程序。
（3）有效　指数测量能达到反映疾病状态的准确程度。
（4）可靠　测量标准必须客观，允许检查者本人和多名检查者在完全相同的条件下重复检查，得到相同的结果记分。因此，检查者经很少的培训即可取得一致或可重复。
（5）能进行统计学处理。

【破题思路】此题属于补增知识点，重点仍是掌握指数和调查标准。
根据调查目的确定使用的指数和调查标准。

冠龋的诊断标准	用 CPI 探针探到牙的窝沟或光滑面有底部发软的病损，釉质有潜在损害或沟壁软化者
根龋的诊断标准	用 CPI 探针在牙根面探及软的或皮革样的损害
CPI 指数	牙龈出血和牙周袋深度
Dean 指数	氟牙症损害、分类依据
DMFT、DMFS	龋病指数

5. 描述性口腔流行病学最常用的研究方法是
   A. 横断面调查　　　　B. 纵向调查　　　　C. 常规资料分析
   D. 疾病监测　　　　　E. 群组研究

【答案】A

【解析】横断面调查是最常用的研究方法，E 属于分析性流行病学。
描述性口腔流行病学最常用的研究方法是横断面调查。横断面研究、纵向调查和常规资料分析均属于口腔描述性流行病学范畴，其中又以横断面调查最为常用。故本题答案是 A。易误选 B。

【破题思路】描述性流行病学与分析性流行病学的内容需熟记。

6. 我国进行第四次全国口腔流行病学抽样调查属于
   A. 横断面研究　　　　B. 纵向研究　　　　C. 常规资料分析
   D. 病例-对照研究　　　E. 群组研究

【答案】A

【解析】我国进行的第四次全国口腔流行病学抽样调查是在一个时间点内完成的调查，属于横断面研究。

【破题思路】此题考查描述性流行病学的内容。第 X 次流行病学调查都在一定时间点内完成的，属于横断面研究。

7. 口腔健康调查目的的描述哪项是不正确的
   A. 查明口腔疾病特定时间内的发生频率和分布特征及其流行规律
   B. 了解和分析影响口腔健康的有关因素
   C. 为探索病因，建立和验证病因假说，并为指导和改进临床治疗提供依据
   D. 选择预防保健措施和评价预防保健措施的效果
   E. 评估治疗与人力需要

【答案】C

【解析】口腔健康状况调查的目的有：
（1）查明口腔疾病在特定时间内的发生频率和分布特征及其流行规律。
（2）了解和分析影响口腔健康的有关因素。
（3）为探索病因，建立和验证病因假设提供依据。
（4）选择预防保健措施和评价预防保健措施的效果。
（5）评估治疗与人力需要。

【破题思路】一般来说，所有预防医学的知识作用都不用于指导或用于临床治疗。

8. 口腔健康调查的步骤包括
A. 收集资料、整理资料、总结资料
B. 收集资料、整理资料、分析资料
C. 收集资料、待查资料
D. 收集资料、总结资料、制定措施
E. 收集资料、进行统计学处理

【答案】B
【解析】数据资料整理工作一般分三步：收集、整理、分析。

【破题思路】数据资料整理工作一般分三步：
① 核对。首先是对所有数据进行认真核对。
② 分组。分组就是把调查资料按照一定的特性或程度进行归类。
③ 计算。资料分组后，就可以清点每组中的频数。

9. 下列调查项目中不属于直接口腔健康状况信息的是
A. 牙周袋深度
B. 患龋牙数
C. 颞下颌关节情况
D. 口腔黏膜情况
E. 生活方式

【答案】E
【解析】生活方式属于口腔问卷调查项目，不属于直接口腔健康状况信息的是生活方式。其余均代表口腔健康状况。故本题答案是E。

【破题思路】健康状况项目是最常用的调查项目，如龋病、牙周病、牙列状况等，其他如氟牙症、釉质发育不全、口腔黏膜状况、颞颌关节状况等都是直接口腔健康状况信息。

分类	一般项目	健康状况项目	问卷调查项目
作用	用于调查后的统计分析	用于统计分析和信息管理	口腔相关情况
内容	一般情况，如：姓名、性别、年龄、职业、民族、籍贯、文化程度、经济状况、宗教信仰、出生地区、居住年限等	最常用的调查项目如龋病、牙周病、牙列状况等，其他如氟牙症、釉质发育不全、口腔黏膜状况、颞下颌关节状况	主要包括口腔卫生知识、态度与信念，行为与实践。如：个人口腔卫生、刷牙与牙刷、牙膏选择、刷牙习惯、龋病与牙周病、预防意识与就医行为

10. 实验流行病学确定实验对象的条件不包括
A. 受试地区或单位目标人群在受试期间保持相对稳定，流动性小，以保证试验能顺利进行
B. 执行实验者应是受试地区人员，熟悉当地情况
C. 受试人群的疾病发病率符合方案要求
D. 受试单位有一定的卫生保健机构与人员，帮助组织联络工作
E. 有关领导理解支持，群众可接受

【答案】B
【解析】选项B为非必要条件。其余都是属于对实验对象的要求。

【破题思路】此题可作为增补知识点，理解即可，适合用排除法。

11. 世界卫生组织推荐的捷径调查的年龄组不包括
A. 5 岁
B. 18 岁
C. 12 岁
D. 65～74 岁
E. 35～44 岁

【答案】B
【解析】只查有代表性的指数年龄组的人群（5 岁、12 岁、15 岁、35～44 岁、65～74 岁），经济实用，省时省力，故称为捷径调查。

12. 关于口腔流行病学的现况调查，恰当的描述是
A. 在人为控制下对人群采取某项干预措施或消除某种因素以观察其影响
B. 研究疾病或某种情况在人群中随着时间推移的自然动态变化
C. 调查目标人群中某种疾病或现象在某一特定时点上的情况
D. 比较目标人群与总人群某种口腔疾病的患病特点
E. 对已有的资料或者疾病监测记录做分析或总结

【答案】C
【解析】

横断面研究（最常用）	别名"现况调查"，某一特定时点上（较短的时间内）的情况

13. 在进行牙周病情况调查中，以下不属于信息偏倚的是
A. 所用的检查器械是镰形探针
B. 患者对以往糖尿病史回忆不准确
C. 数名研究者对牙周病标准掌握不一致
D. 调查前未做标准一致性试验
E. 用医院的牙周疾病病例说明人群患病情况

【答案】E
【解析】
A 属于信息偏倚中的因检查器械等造成的测量偏倚。
B 属于信息偏倚中的回忆偏倚。
C 和 D 都属于信息偏倚中的因检查者引起的偏倚。
E 属于选择性偏倚。

【破题思路】

种类	原因
选择性偏倚	随意选择（不是随机选择），代表性差。不是按照抽样设计的方案进行
无应答偏倚	实际就是漏查
信息偏倚	因检查器械等造成的测量偏倚（器械环境有问题） 防止方法：使用标准器械，保持稳定环境 因调查对象引起的偏倚（检查对象不靠谱），分为回忆偏倚与报告偏倚 防止方法：尽可能地回忆目标、对象转移法、间接询问法 回忆偏倚记不住，报告偏倚是骗人 因检查者引起的偏倚原因：①检查者之间偏倚；②检查者本身偏性 防止方法：①疾病的诊断标准要准确；②调查前要认真培训，对于诊断标准要统一认识；③调查前要做标准一致性试验（无须多次）

14. 流行病学实验的主要用途没有
A. 探讨疾病的病因
B. 预防措施的效果与安全性评价
C. 了解疾病的患病情况和分布特点
D. 评价某种新药、新方法或新制剂的效果
E. 医疗保健措施质量成本效果、成本效益评价

【答案】C
【解析】了解疾病的患病情况和分布特点属于口腔健康状况调查的目的而非流行病学实验的用途。

【破题思路】口腔健康状况调查的目的有
① 查明疾病在特定时间内的发生频率和分布特征及其流行规律。

② 了解并分析影响口腔健康的相关因素。
③ 为探索病因，建立和验证病因假设提供依据。
④ 选择预防保健措施和评价预防保健措施的效果。
⑤ 评估治疗与人力需要。

15. 1名12岁儿童由饮水含氟量0.3mg/L地区迁居饮水含氟量1.2mg/L地区，氟牙症发生的可能性为
A. 0　　　　　　　　　　B. 25%　　　　　　　　　　C. 50%
D. 75%　　　　　　　　　E. 100%
【答案】A
【解析】饮水氟化适宜浓度0.7～1mg/L。该题意由低氟区迁入高氟区且儿童年龄为12岁，所以发生氟牙症的可能性为0。
此题考查考生对氟牙症发病时间的掌握和临床判断分析的能力。氟牙症是牙形成和矿化期摄入过量氟引起的一种牙釉质矿化不全。0～5岁是牙的形成和矿化期，12岁以前在浓度0.5mg/L以下属于低氟地区（没有其他氟污染情况）不会产生氟牙症，12岁男孩虽然迁居高氟地区（1.2mg/L）但是牙齿矿化已完成，也不会产生氟牙症，因此正确答案是A。
【破题思路】2岁前生活在高氟区仅累及前牙和第一恒磨牙。
6～7岁以后再去高氟区生活不会出现氟牙症。

16. 哪一项关于氟在人体中吸收的说法是错误的
A. 水溶性氟化物容易被机体迅速吸收　　　　B. 氟吸收是需要多种受体参与的复杂的过程
C. 空腹情况有利于氟化物的吸收　　　　　　D. 氟在胃的吸收与胃的酸度有关
E. 氟可以通过皮肤和口腔黏膜吸收
【答案】B
【解析】氟的吸收是一个简单被动扩散过程。

17. 对某氟牙症患者进行Dean氟牙症分类，其牙列中受损害最重的2颗牙描述如下：2颗牙釉质白色不透明区占牙面40%。该患者的Dean分类为
A. 0.5　　　　　　　　　B. 1　　　　　　　　　　　C. 2
D. 3　　　　　　　　　　E. 4
【答案】C

18. 为了在短时间内了解某市人群口腔健康状况，并估计在该人群中开展口腔保健工作所需的人力、物力。检查有代表性的指数年龄组（5岁、12岁、15岁、35～44岁、65～74岁）人群的调查方法为
A. 预调查　　　　　　　　B. 试点调查　　　　　　　　C. 捷径调查
D. 普查　　　　　　　　　E. 抽样调查
【答案】C

19. 现况调查样本含量估计常用以下公式：$N=KQ/P$。其中K值是根据研究项目允许误差大小而确定，当允许误差为10%时，K为
A. 50　　　　　　　　　　B. 100　　　　　　　　　　C. 200
D. 400　　　　　　　　　E. 800
【答案】D
【解析】$N=KQ/P$
N代表受检人数，P代表疾病预期现患率。$Q=1-P$，K代表允许误差大小。

当允许误差为10%（0.1P）时	$K=400$
当允许误差为15%（0.15P）时	$K=178$
当允许误差为20%（0.2P）时	$K=100$

20. 为了研究某电动牙刷对菌斑控制的效果，抽取30人使用该电动牙刷，1个月后进行临床评价。该研究方法是
A. 准实验　　　　　　　　B. 群组研究　　　　　　　　C. 现场试验

D. 临床试验　　　　　　　　　　E. 社区干预试验

【答案】A

【解析】准实验是指在实验中未按随机原则来选择和分配被试，在较为自然的情况下进行实验处理的研究方法。该题抽取30人时没明确使用随机原则来进行选择。

21. 某地区准备对6岁年龄组儿童进行窝沟封闭防龋效果研究，实验设计不包括
   A. 受试地区目标人群的流动性大　　　　B. 选择窝沟龋易感儿童为受试对象
   C. 确定样本含量　　　　　　　　　　　D. 确定试验组与对照组
   E. 制定统一的措施、方法与标准

【答案】A

22. 某地区自来水氟化3年后防龋效果不明显。需要进一步考虑
   A. 加强口腔健康教育　　B. 增加食盐加氟措施　　C. 提倡使用含氟牙膏
   D. 注意合理营养　　　　E. 强化饮水氟浓度的监测和调节

【答案】E

【解析】3年后防龋效果不明显的原因主要是自来水中氟化物的浓度偏低（偏高则会产生氟牙症问题），应加强监测与调控力度，保持适宜的防龋浓度，正确答案是E。一个人不能同时接受两种或两种以上全身用氟措施，不然会有摄氟过量的问题，故B也是错误的。

（23~26题共用备选答案）
   A. 选择性偏倚　　　　B. 无应答偏倚　　　　C. 信息偏倚
   D. 回忆偏倚　　　　　E. 报告偏倚

23. 有时调查对象对询问的问题不愿意真实回答，使结果产生误差称

24. 在调查过程中样本人群的选择不是按照抽样设计的方案进行，而是随意选择，使调查结果与总体人群患病情况之间产生的误差称

25. 在随机抽样时，属于样本人群中的受检者，由于主观或客观原因未能接受检查，如超过抽样人数的30%可产生不准确的结果，这种误差称

26. 在询问疾病的既往史和危险因素时，调查对象常常因时间久远难以准确回忆，使回答不准确产生的误差

【答案】E、A、B、D

27. 口腔疾病的防治措施制定后，为了考核其效果，评估方法往往需要
   A. 流行病学调查　　　B. 分析流行病学研究　　C. 实验流行病学方法
   D. 常规资料分析　　　E. 致病因子分析

【答案】C

28. 对一个年轻人进行检查，发现6颗牙殆面有龋坏未充填，因龋失去一颗前牙，失去一颗后牙，补了两颗牙的两个邻殆面洞，余牙健康，该年轻人的龋补充填构成比是
   A. 25%　　　　　　B. 60%　　　　　　C. 2.5
   D. 6.0　　　　　　E. 20%

【答案】A

【解析】2÷（6+2）×100%＝25%

29. 龋病流行病学中有关年龄因素的提法有一处是不对的
   A. 5~8岁乳牙患龋达高峰　　B. 9岁以后乳牙患龋率下降　　C. 恒牙萌出即可患龋
   D. 30岁左右恒牙龋达高峰　　E. 老年人根面龋发病率上升

【答案】D

30. 口腔保健咨询时，关于氟化物对人体有害的说法，应该怎样回答家长
   A. 过量有害，可以不用　　B. 适量防龋，有益健康　　C. 过量无妨，多多益善
   D. 只能局部用，不能全身用　　E. 只能全身用，不能局部用

【答案】B

31. 5岁儿童，诊断为龋活性显著，医师建议该儿童采用一种能抑制葡糖基转移酶活性、减少葡聚糖合成的天然植物药类是
   A. 甘草　　　　　　B. 五倍子　　　　　　C. 红花
   D. 血根草　　　　　E. 茶多酚

【答案】E

32. 在给学校老师上口腔保健课时,应该特别强调学校儿童口腔保健的目的是
   A. 预防龋齿	B. 预防牙周疾病	C. 保持牙齿和牙周组织健康
   D. 促进德智体美劳全面发展	E. 保障学生身心健康
   【答案】C

33. 在给社区口腔保健人员讲课时,应该指出口腔健康促进的原则是
   A. 发挥领导部门的主导作用	B. 全社会积极参与	C. 个人集体相结合
   D. 发挥专业人员的主导作用	E. 发挥公司企业的积极性
   【答案】D

34. 某小朋友到医院做窝沟封闭,经检查后大夫告知可以不做,因为该儿童的牙
   A. 只有2颗患龋	B. 等牙齿正畸后再做	C. 窝沟不深,自洁作用好
   D. 全口牙无龋	E. 充填龋齿后再做
   【答案】C

35. 某地食品厂工人龋均为7.62,明显高于钢铁厂工人的2.34,口腔保健人员经调查后认为其主要原因是
   A. 食品厂工人的年人均食糖量高于钢铁厂工人
   B. 食品厂工人的食糖品种不同于钢铁厂工人
   C. 食品厂工人的食糖频率高于钢铁厂工人
   D. 食品厂工人的口腔健康知识不如钢铁厂工人多
   E. 钢铁厂工人的口腔卫生习惯比食品厂工人好
   【答案】C

36. 对于乳牙窝沟封闭的适宜时间是
   A. 2～3岁	B. 3～4岁	C. 4～5岁
   D. 5～6岁	E. 6～7岁
   【答案】B

37. 关于第二恒磨牙窝沟封闭的适宜时间是
   A. 7～8岁	B. 8～9岁	C. 9～10岁
   D. 10～11岁	E. 11～13岁
   【答案】E

38. 患儿,女性,6岁,六龄牙已经完整萌出,窝沟较深,医师决定对该牙进行封闭,在清洁牙面、采用含磷酸的凝胶酸蚀后,至少酸蚀牙面多长时间才可
   A. 5s内即可	B. 10s	C. 15s
   D. 30s	E. 60s
   【答案】D

39. 小李做的10例窝沟封闭有4例不久便脱落了,经大家分析原因后认为最主要是
   A. 牙面清洁不彻底	B. 酸蚀面积太小	C. 酸蚀时间不够
   D. 光固时间短	E. 酸蚀后唾液污染
   【答案】E

40. 患儿,男性,7岁,恒牙沿面龋坏,未有自发痛和叩击痛,医生决定采用ART修复该牙,修复后至少多长时间内患者不能用该牙咀嚼
   A. 修复后即可咀嚼	B. 修复后30min内	C. 修复后60min内
   D. 修复后12min内	E. 修复后24h内
   【答案】C

41. 患儿,男性,9岁,6窝沟有龋损能卡住探针,医师决定采用预防性充填治疗该牙,基于龋损的范围、深度,医师诊断为A型,采用的充填窝洞的材料是
   A. 银汞合金	B. 后牙复合树脂	C. 玻璃离子
   D. 窝沟封闭剂	E. 稀释树脂
   【答案】D

42. 某牙周病患者有吸烟嗜好,在进行感觉测定法检查其口臭程度前,医师叮嘱他至少多长时间内禁止吸烟
   A. 2h	B. 4h	C. 8h
   D. 12h	E. 24h
   【答案】D

43. 口腔流行病学资料整理不包括
　　A. 设计分组　　　　　　　B. 显著性检验　　　　　　C. 拟定整理表
　　D. 分组汇总　　　　　　　E. 审核资料
【答案】B
【解析】资料整理就是为资料分析做准备，将收集上来的原始数据设计好分组，用拟定好的整理表进行归纳，通过审核后汇总以便统计分析。由此可见，备选答案中显著性检验不属于资料整理的内容，而是资料分析中的一项统计内容。故选B。

44. 口腔流行病学主要研究
　　A. 牙病在人群中的分布规律　　B. 口腔疾病在人群中的分布规律　　C. 口腔疾病和健康规律
　　D. 口腔疾病的预防规律　　　　E. 口腔保健计划
【答案】C

45. 流行病学研究方法之一的横断面调查也称
　　A. 病例-对照研究　　　　　B. 现况调查　　　　　　　C. 现场实验
　　D. 群组研究　　　　　　　E. 常规资料分析
【答案】B
【解析】要求考生熟悉口腔流行病学的研究方法即描述性研究、分析性研究与实验研究的概念和作用。描述性研究包括横断面调查和常规资料分析，横断面调查也称为现况调查。病例-对照研究和群组研究属于分析研究的范畴。因此B是正确答案。

46. 在分析性流行病学中病例对照研究的特点是
　　A. 观察时间长　　　　　　B. 需要研究的对象多　　　C. 回忆偏倚较大
　　D. 准确性较高　　　　　　E. 可靠性较好
【答案】C
【解析】在分析性流行病学中病例对照研究的特点是回忆偏倚较大。病例对照研究的特点是观察时间短，需要研究的对象少，适用于研究一些病程较长的慢性病和一些较少见的疾病。但同时也具有准确性低、可靠性差、回忆偏倚较大的特点。

47. 某地区准备从口腔鳞癌患者的病历资料中分析该地区人群口腔鳞癌发病率的性别分布，该口腔流行病学研究的方法是
　　A. 横断面研究　　　　　　B. 纵向研究　　　　　　　C. 常规资料分析
　　D. 病例对照研究　　　　　E. 群组研究
【答案】C
【解析】某地区准备从口腔鳞癌患者的病历资料中分析该地区人群口腔鳞癌发病率的性别分布，该口腔流行病学研究的方法是常规资料分析。属于口腔描述性流行病学范畴，指对已有的资料或疾病监测记录进行分析和总结。故本题答案是C。

48. 在口腔健康流行病学抽样调查中，某省的龋均（12岁）为2.0。根据WHO龋病流行程度的评价指标应为
　　A. 低　　　　　　　　　　B. 很低　　　　　　　　　C. 中等
　　D. 高　　　　　　　　　　E. 很高
【答案】A
【解析】此题属于记忆类题目，2.0龋均属于等级低。

【破题思路】世界卫生组织规定龋病的患病水平，以12岁龋均作为衡量标准（熟记）。

WHO龋病流行程度的评价指标（12岁）

龋均（DMFT）	等级
0.0～1.1	很低
1.2～2.6	低
2.7～4.4	中
4.5～4.5	高
6.6以上	很高

49. 为了研究某中药牙膏对人群牙周健康的影响，随机选取 40 人用该牙膏刷牙，4 个月后进行临床评价，该研究方法是

　　A. 准试验　　　　　　　　B. 临床试验　　　　　　　　C. 现场试验
　　D. 病例对照研究　　　　　E. 社区干预试验

【答案】B

【解析】根据题意该研究方法属于临床试验。

【破题思路】① 临床试验是指以人体作为观察对象，以临床为研究场所，对口腔诊断技术、口腔治疗方法和口腔预防措施的效果进行评价的研究方法。临床试验的试验对象是人体。

② 特点：
首先是必须有正确的试验设计，有三个基本原则，即随机、对照和盲法。
试验必须在人体上进行，因此需要试验对象自愿参与并有良好的依从性。
临床试验需要有一定的时间周期。

50. 分析性流行病学的研究方法之一是

　　A. 横断面研究　　　　　　B. 常规资料分析　　　　　　C. 纵向研究
　　D. 群组研究　　　　　　　E. 现况调查

【答案】D

51. 口腔健康调查时普查的应查率是

　　A. 55%～60%　　　　　　B. 65%～70%　　　　　　　C. 75%～80%
　　D. 85%～90%　　　　　　E. >95%

【答案】E

【解析】普查的应查率应在 95% 以上，漏查率太高会使结果正确性差。故本题答案是 E。

(52～53 题共用题干)
口腔疾病流行病学调查时，为避免检查者偏倚，需做标准一致性检验。

52. 标准一致性检验是指

　　A. 疾病诊断标准要明确　　　B. 调查前要认真培训　　　C. 统一诊断标准的检验
　　D. 可靠度的检验　　　　　　E. 抽取 10% 调查结果进行检验

【答案】D

53. 对检查者可靠度检验要计算

　　A. K 值　　　　　　　　　B. q 值　　　　　　　　　C. 卡方值
　　D. U 值　　　　　　　　　E. t 值

【答案】A

【解析】标准一致性试验也就是可靠度的检验，包括检查者本身和检查者直接的可靠度检验，WHO 推荐使用 K 值作为衡量这种可靠度的依据。

54. 随机抽样调查是

　　A. 用目标人群来推断样本人群的患病情况　　　B. 用观察单位来推断样本人群的患病情况
　　C. 用总体人群来推断样本人群的患病情况　　　D. 用样本人群来推断总体人群的患病情况
　　E. 用目标人群来推断总体人群的患病情况

【答案】D

【解析】此题考核的是抽样调查的概念。随机抽取进行调查的人群为样本人群，样本人群的调查结果可以用来推断目标地区总体人群的患病状况。选项 A、C、E 都是用目标人群或总体人群作为调查对象，选项 B 不是抽样调查的方法，所以都是错误的。只有选项 D 正确。

55. 说明一组观察值之间变异程度的指标是

　　A. 平均值　　　　　　　　B. 标准差　　　　　　　　C. 构成比
　　D. 百分率　　　　　　　　E. 标准误

【答案】B

【解析】此题考核的是口腔常用统计指标的概念。平均值是反映一组性质相同的观察值集中趋势的指标；构成比是说明事物内部各构成部分所占的比重；百分率是用来说明事物发生的频率或强度。而标准差是说明一组观察值之间的变异程度，正确答案应是 B，容易混淆的是标准误，标准误是用以说明抽样误差的大小，与标

准差的概念不同。

56. DMFT 中的 M 是指
A. 因外伤缺失的牙　　　　B. 因龋丧失的牙　　　　C. 因牙周病丧失的牙
D. 因正畸拔除的牙　　　　E. 生理性脱落的牙

【答案】B

【解析】此题要求考生掌握龋病指数的概念。DMFT（龋均）是受检人群中每人口腔中龋、失、补的牙数，在统计分析龋病状况时会用到。D 代表龋坏的牙，M 代表因龋丧失的牙，F 代表因龋充填的牙。因此 M 是特指因龋丧失的牙而非泛指其他原因丧失的牙。选项 B 是正确的。

57. 流行病学的横断面调查也称
A. 病例-对照研究　　　　B. 现况调查　　　　C. 现场实验
D. 群组研究　　　　E. 常规资料分析

【答案】B

【解析】此题要求考生熟悉口腔流行病学的研究方法即描述性研究、分析性研究和实验研究的概念。描述性研究包括横断面调查和常规资料分析，横断面调查也称为现况调查。病例-对照研究和群组研究属于分析性研究的范畴。因此 B 是正确的。

58. 先随机抽取第一个调查对象，再按一定间隔抽取调查单位的抽样方法是
A. 单纯随机抽样　　　　B. 系统随机抽样　　　　C. 整群抽样
D. 多级抽样　　　　E. 分层抽样

【答案】B

【解析】此题是口腔流行病学的基本概念试题，考核对几种抽样方法概念的理解。题干就是系统抽样的定义。单纯随机抽样是按照一定的方式以同等概率抽样的方法；分层抽样是将总体分成若干层，在层内随机抽样的方法；整群抽样是在总体中随机抽取若干群体之后调查群体内全部对象；多级抽样是将几种方法综合运用，因此均不正确。

(59～61 题共用题干)
口腔临床试验是口腔流行病学常用的一种研究方法，现拟进行一项试验研究，观察新开发的一种氟化物凝胶的防龋效果。

59. 试验的设计过程中要遵循的必要原则是
A. 配比　　　　B. 随意　　　　C. 干预
D. 盲法　　　　E. 交叉

【答案】D

60. 在实施这项试验时，试验组受试者使用新的氟化物凝胶，而对照组受试者使用已知效果的 0.5% 氟化钠凝胶，这种对照是
A. 阳性对照　　　　B. 阴性对照　　　　C. 空白对照
D. 交叉对照　　　　E. 历史对照

【答案】A

61. 对于这项试验，至少观察多长时间
A. 2 周　　　　B. 2 个月　　　　C. 6 个月
D. 2 年　　　　E. 10 年

【答案】D

【解析】题 59：此题要求学生掌握口腔临床试验的设计原则。口腔临床试验必须遵循随机化分组、对照和盲法三个原则。本题选项 A 指为试验对象配置一个条件基本相似的对照者，选项 B 指随意将对象分配至试验组或对照组，选项 C 指试验过程中给予试验对象干预措施，选项 E 指临床试验方法之一的交叉设计临床试验，这些答案与口腔临床试验原则无关，只有选项 D 是正确答案。

题 60：此题要求考生掌握口腔临床试验对照组的设置方法。口腔临床试验对照组的设置方法有阳性对照、阴性对照、安慰剂对照、空白对照、交叉对照、历史对照和潜在对照等。阳性对照以标准方法或常规方法作对照，空白对照不使用任何措施，交叉对照在试验的不同时期须交换干预措施，历史对照以过去发生的事件作对照。本题中对照组除使用已知效果的常用氟化钠凝胶以外，其他均与试验组相同，所以是阳性对照。因此选项 A 正确。

题 61：此题要求考生熟悉常用口腔临床试验的试验周期。一般一项龋病预防临床试验的周期至少需要 2 年，

因为龋病从发生到形成龋洞需要一个比较长的周期,所以目前在观察防龋病的效果时,国际上习惯采用2年时间。因此选项D正确。

(62~64题共用备选答案)
A. 历史常规资料分析　　　　B. 横断面研究　　　　　　C. 纵向研究
D. 群组研究　　　　　　　　E. 实验研究

62. 某地对各医院口腔科近3年儿童牙外伤病历进行分析,以找出牙外伤最主要的原因。这种研究方法是

63. 一项为期6年的小学生龋病变化情况的研究,计划每年对学生进行一次口腔健康检查。该研究方法属于

64. 属于分析性流行病学的是

【答案】A、C、D

【解析】题62:此题要求考生熟悉口腔流行病学的研究方法,即描述性研究、分析性研究和实验研究,了解各项研究的分析特点和用途。本题通过对各医院口腔科近3年牙外伤病历进行分析,这是一种从已有资料分析已发生情况的方法,这种回顾性研究只出现在两种情况时,一种是病例-对照研究,另一种是历史常规资料分析。而病例-对照研究需要设立病例组和对照组,历史常规资料分析则只从病历资料中分析即可。所以答案是A。

题63:此题要求考生熟悉口腔流行病学的调查方法。本题虽然计划每年都对小学生进行口腔健康检查,用的都是现况调查的方法,但连续6年就是一项纵向研究,用于观察这些学生的龋病患病趋势,因此只有选项C正确。

题64:分析性流行病学是对所提出的病因假设或影响因素在选择的人群中探索疾病发生的条件和规律,验证病因假设。包括病例对照研究和群组研究。因此只有选项D正确。

65. 口腔健康调查的工作步骤不包括
A. 收集资料　　　　　　　　B. 整理资料　　　　　　　C. 统计资料
D. 分析资料　　　　　　　　E. 上报结果

【答案】E

【解析】口腔健康调查的工作步骤包含:收集、整理、统计、分析,不包括上报结果,此题选E。

(66~67题共用备选答案)
A. 现况调查　　　　　　　　B. 纵向研究　　　　　　　C. 常规资料分析
D. 群组研究　　　　　　　　E. 病例-对照研究

66. 从"因"到"果"的研究是
【答案】D

67. 从"果"到"因"的研究是
【答案】E

(68~68题共用题干)
实验流行病学研究是口腔流行病学常用的一种研究方法,现拟进行一项实验研究,在饮水中加入氟,以观察防龋的效果。

68. 要开始本实验,首先要确定样本量,说法不正确的是
A. 要以龋齿在一般人群中的发生率高低为依据
B. 样本量大小与检验的显著性水平有关
C. 单尾检验和双尾检验对样本量的大小要求无差别
D. 样本量过小,检验效能偏低,所得结论不可靠
E. 可以参照样本量计算公式进行计算

【答案】C

69. 在实验的实施过程中,一定要遵循一些必要的原则。但不包括
A. 随机　　　　　　　　　　B. 随意　　　　　　　　　C. 对照
D. 盲法　　　　　　　　　　E. 依从性

【答案】B

70. 有关这项实验,最少得持续多长时间
A. 两个星期　　　　　　　　B. 两个月　　　　　　　　C. 两年
D. 5年　　　　　　　　　　E. 10年

【答案】C

(71～72题共用题干)

口腔疾病流行病学调查时，为避免检查者偏性，需做标准一致性试验。

71. 标准一致性检验中不包括

A. 疾病诊断标准要明确　　　　　　B. 调查前要认真培训

C. 统一诊断标准　　　　　　　　　D. 调查中抽取10%统计调查结果

E. 检查者偏性，包括检查者本身和检查者之间的偏性

【答案】D

72. 对检查者可靠度检验要计算

A. Kappa值　　　　　　B. q值　　　　　　C. 卡方值

D. u值　　　　　　　E. t值

【答案】A

第三单元 龋病预防

1. 窝沟封闭清洁牙面过程中要注意不能用
   A. 橡皮杯　　　　　　　　B. 水冲洗　　　　　　　　C. 水漱口
   D. 油质清洁剂　　　　　　E. 探针清窝沟
   【答案】D
   【解析】清洁牙面目的是去除窝沟内的食物残屑及菌斑，方法是在低速手机上装锥形小毛刷或橡皮杯，蘸上适量清洁剂对牙面和窝沟来回刷洗。清洁剂可以用浮石粉或不含氟牙膏，要注意不使用含有油质的清洁剂或过细磨料。彻底冲洗牙面后应冲洗、漱口，去除清洁剂、白陶土等，再用尖锐探针清除窝沟中残余的洁剂。

2. 酸蚀牙面步骤中不要将酸蚀剂
   A. 接触牙面　　　　　　　B. 溢出到软组织　　　　　C. 放在乳牙上
   D. 放在恒牙上　　　　　　E. 蘸在细毛刷上
   【答案】B
   【解析】酸蚀剂为30%～40%磷酸液或含磷酸的凝胶，酸蚀面积一般为牙尖斜面的2/3。恒牙酸蚀20～30s，乳牙酸蚀60s。注意酸蚀过程中不要擦拭酸蚀牙面，因为这样会破坏被酸蚀的牙釉面，降低粘接力。放置酸蚀剂时要注意酸的用量适当，不要溢出到口腔软组织。

3. 冲洗干燥时关键的一点是
   A. 冲洗牙面10～15s　　　B. 边冲边排唾吸干　　　　C. 压缩空气吹15s
   D. 干棉卷隔湿　　　　　　E. 封闭前不被唾液污染
   【答案】E
   【解析】酸蚀后通常用水枪或注射器加压冲洗牙面10～15s，边冲洗边用排唾器吸干，去除牙釉质表面的酸蚀剂和反应产物。如用含磷酸的凝胶酸蚀，冲洗时间应加倍。冲洗后应立即交换干棉卷隔湿，随后用没有油和水的压缩空气吹干牙面约15s。被唾液污染是窝沟封闭失败的主要原因，所以酸蚀后的牙釉面应隔湿干燥，绝对禁止被唾液污染。

4. 窝沟封闭涂布封闭剂时注意不要
   A. 调拌均匀　　　　　　　B. 覆盖全部酸蚀面　　　　C. 涂布均匀
   D. 窝沟内存在气泡　　　　E. 固化良好
   【答案】D
   【解析】涂布窝沟封闭剂不能有气泡，否则固化后有气泡。

【破题思路】酸蚀牙尖斜面的2/3，酸蚀剂不能涂布整个牙面，更不能涂布到软组织上。

5. 窝沟封闭术后检查过程中要及时检查
   A. 固化情况　　　　　　　B. 粘接程度　　　　　　　C. 遗漏的窝沟
   D. 探针检查窝沟　　　　　E. 定期复查
   【答案】C
   【解析】窝沟封闭后主要是检查：固化情况、粘接程度、有无遗漏的窝沟，最关键是首先检查有无遗漏窝沟。

6. 窝沟封闭的效果评价最好用
   A. 患龋率指标　　　　　　B. 自身半口对照法　　　　C. 统计学方法
   D. 乳牙方法　　　　　　　E. 恒牙方法
   【答案】B
   【解析】自身半口对照法，就是选择一个患者的牙齿，一侧做实验一侧作对照，同等条件下作比较更好。

【破题思路】窝沟封闭保留率=封闭保留的牙数/已封闭的总牙数×100%
龋齿相对有效率=（对照组龋齿数－实验组龋齿数）/对照组龋齿数×100%
龋齿实际有效率=（对照组龋齿数－实验组龋齿数）/已封闭的总牙数×100%

7. 窝沟封闭酸蚀牙面的面积为
A. 牙尖斜面的 2/5
B. 牙尖斜面的 1/3
C. 牙尖斜面的 3/4
D. 牙尖斜面的 1/5
E. 牙尖斜面的 2/3

【答案】E

【解析】酸蚀牙尖斜面的 2/3。

8. 龋病的易感因素不包括
A. 致龋菌在口腔内的数量及在牙体聚集滞留的时间
B. 宿主抗龋能力
C. 人群口腔卫生状态不佳
D. 不合理的膳食结构
E. 工作过于劳累，精神压力过大

【答案】E

【解析】龋病的病因有细菌、食物、宿主、时间，所以易感因素与A、B、C、D有关，D工作过于劳累，精神压力大是引起牙周病的易感因素之一。

【破题思路】引起牙周病的病因有：始动因素牙菌斑、局部因素、全身因素。

9. 影响龋病患病情况的因素不包括
A. 时间分布
B. 国家和地区的不同影响
C. 气候条件
D. 人群年龄、性别、住地和不同民族的影响
E. 氟摄入量、饮食习惯及家族的影响

【答案】C

【解析】影响龋病患病情况的因素包括：时间、地区分布；人群年龄、性别、住地和不同民族的影响；氟摄入量、饮食习惯及家族的影响。

10. 某山区氟牙症流行，调查饮水氟浓度不高，调查组经过认真分析，认为最可能的原因是
A. 水果氟高
B. 蔬菜氟高
C. 空气氟高
D. 燃煤污染
E. 垃圾污染

【答案】D

【解析】大气当中的氟主要通过呼吸道进入人体，主要来源于火山爆发、工业废气和煤的燃烧，长期摄入过量的氟会导致氟牙症、氟骨症。

【破题思路】氟的主要来源：饮水、食物、空气。
饮水约占人体氟来源的65%、食物约占25%（鱼和茶叶含氟量较高），大气当中的氟主要来源于火山爆发、工业废气和煤的燃烧。

11. 影响龋病流行的最主要因素之一是
A. 钙磷摄入的比例与摄入量
B. 刷牙的时间与频率
C. 钙的摄入量与摄入频率
D. 糖的摄入量与摄入频率
E. 就诊的医疗级别与次数

【答案】D

【解析】在预防龋病方面建议减少糖的摄入量和摄入频率，糖的摄入量与摄入频率过高是导致儿童乳牙龋居高不下和中老年人龋病高发的原因。要求考生熟悉龋病的流行病学及其影响因素。影响龋病流行的主要因素有两点，一是氟的摄入状况，二是糖的摄入状况。单纯刷牙（不用含氟牙膏）主要影响的是牙周健康状况。正确答案应该是D。

【破题思路】导致龋病的病因主要是：细菌（主要是变形链球菌、乳酸菌、放线菌）、食物（糖）、宿主（牙齿、唾液）、时间（1.5～2年）。

12. 乳磨牙萌出最佳窝沟封闭时间是
A. 1～2岁
B. 2～3岁
C. 3～4岁
D. 6～7岁
E. 整个乳磨牙期均可

【答案】C

【解析】乳磨牙 3～4 岁。

【破题思路】乳磨牙3～4岁，第一恒磨牙6～7岁，第二恒磨牙11～13岁。

13. 根据以往的口腔流行病学调查结果，下面说法正确的是
A. 根面龋最多
B. 𬌗面龋最多
C. 颊舌面龋最多
D. 近中面龋最多
E. 远中面龋最多

【答案】B
【解析】𬌗面沟窝点隙比较多，不易被清洁。

【破题思路】最容易患龋的是磨牙区。
恒牙上颌第一磨牙易患龋牙面（上6：OMPBD）。
恒牙下颌第一磨牙易患龋牙面（下6：OBMDL）。

14. WHO确定的龋病诊断标准是
A. 釉质上的白斑
B. 釉质上的着色不平坦区
C. 探针可插入着色窝沟，底部不发软
D. 探诊窝沟底部发软，釉质有潜在损害或沟壁软化
E. 釉质上硬的凹陷

【答案】D
【解析】用CPI探针探到牙的点隙窝沟有明显的龋洞，釉质下破坏，或可探到软化的洞底或洞壁。白斑、着色不平坦、着色窝沟底部不发软、釉质上仅有凹陷都不能诊断为龋病。

【破题思路】根龋的诊断标准：用CPI探针在牙齿根面探及软化的或皮革样的损害即为根龋。

15. 世界卫生组织规定的龋病患病水平的衡量标准是
A. 人群龋病的患病率
B. 5岁儿童的无龋率
C. 12岁儿童的龋均
D. 12岁儿童的龋面均
E. 中老年人的根龋指数

【答案】C
【解析】世界各国龋病患病率差别很大，为了衡量各国各地区居民患龋情况，世界卫生组织规定的龋病患病水平以12岁儿童龋均作为的衡量标准。

【破题思路】
龋均（DMFT）：指受检查人群中每人口腔中平均龋、失、补牙数。
龋面均（DMFS）：指受检查人群中每人口腔中平均龋、失、补牙面数。
患病率：指在调查期间某一人群中患龋病的概率，人口基数以百人计算，故常以百分数表示。
发病率：通常是指至少在一年内，某人群新发生龋病的概率。
龋病流行程度的评价指标：用DMFT等级衡量。
（0～1.1很低、1.2～2.6低、2.7～4.4中等、4.5～6.5高、6.6以上很高）

16. 世界卫生组织计算乳牙龋失标准
A. 7岁以下的儿童丧失了不该脱落的乳牙数
B. 8岁以下的儿童丧失了不该脱落的乳牙数
C. 9岁以下的儿童丧失了不该脱落的乳牙数
D. 10岁以下的儿童丧失了不该脱落的乳牙数
E. 11岁以下的儿童丧失了不该脱落的乳牙数

【答案】C
【解析】9岁以下的儿童丧失了不该脱落的乳牙，即为龋失。

【破题思路】30岁以上不再区分恒牙失牙的原因。9岁以下的儿童，丧失了不该脱落的乳牙，如乳磨牙或乳尖牙，即为龋失。或用龋失补牙数（deft）或龋失补牙面数（defs）作为乳牙龋指数。

17. 龋活性试验不包括
A. 变形链球菌的检测
B. 乳酸菌的检测
C. 细菌产酸力检测
D. 血链球菌的检测
E. 唾液缓冲能力的检测

【答案】D

【解析】龋活性试验包括：变形链球菌、乳酸菌、细菌的产酸能力、唾液的缓冲能力，不包括血链球菌的检测。

【破题思路】龋活性试验包括：
Dentocult SM 试验：原理是观察唾液中变形链球菌数量来判断龋的活性。
Dentocult LB 试验：原理是观察唾液内乳酸菌的数量。
Cariosta 试验：原理是检测牙菌斑内细菌的产酸能力。
Deutobuff Strip 试验：是一种标准化试纸条，蓝色表示 pH 值>6.0，说明唾液具有缓冲能力。
定量 PCR 法：用定量 PCR 法检测受试者唾液内变形链球菌的数量来判断龋活性。

18. 刃天青纸片法检测致龋菌的原理是
A. 直接计数培养基上变形链球菌的每毫升菌落数
B. 直接计数培养基上乳酸菌的每毫升菌落数
C. 以变形链球菌消耗蔗糖的氧化还原反应程度判断细菌数量
D. 以乳酸菌消耗蔗糖的氧化还原反应程度判断细菌数量
E. 以致龋菌产生乳酸的量来判断细菌数量

【答案】C

【解析】刃天青纸片法：检测致龋菌的原理是以变形链球菌消耗蔗糖的氧化还原反应程度判断细菌数量。

【破题思路】刃天青纸片法目的是用颜色显示法观察唾液内变形链球菌的数量。
原理：刃天青是指示剂，变形链球菌与纸片上的蔗糖发生氧化还原反应强弱不同，显示不同的颜色，当变为粉色以上为龋活跃。

19. 龋病的一级预防包括
A. 促进口腔健康　　　　　B. 氟化物防龋　　　　　C. 窝沟封闭
D. 应用防龋涂料　　　　　E. 以上均包括

【答案】E

【解析】促进口腔健康、氟化物防龋、窝沟封闭、应用防龋涂料都是一级预防。

【破题思路】龋病的三级预防：
①一级预防。口腔健康教育、控制及消除危险因素、合理使用各种氟化物的防龋方法，如窝沟封闭、防龋涂料等。
②二级预防。早期诊断早期处理，定期进行临床检查及 X 线辅助检查，发现早期龋及时充填。
③三级预防。a.防止龋病的并发症：对龋病引起的牙髓炎、根尖周炎应进行恰当治疗，防止炎症继续发展（牙槽脓肿、骨髓炎及间隙感染等）。对不能保留的牙应及时拔除。b.恢复功能：对牙体缺损及牙列缺失，及时修复，恢复口腔正常功能，保持身体健康。

20. 可能发生龋病的危险信号不包括
A. 致龋菌数量变化　　　　　　　　　　B. 牙龈出血
C. 菌斑内酸性产物量　　　　　　　　　D. 菌斑内及唾液内 pH 值，糖代谢反应
E. 唾液缓冲能力

【答案】B

【解析】龋活性试验证明：变形链球菌、乳酸菌数量的变化、细菌的产酸能力、唾液的缓冲能力，菌斑内及唾液内 pH 值变化、糖代谢，都是龋病发生的危险信号。而探诊牙龈出血可以作为牙周组织炎症的临床指标之一。

21. 氟化物对微生物的作用哪项是错误的
A. 抑制细菌生长　　　　　　　　　　　B. 抑制与细菌糖酵解和细胞氧化有关的酶
C. 抑制细菌摄入葡萄糖　　　　　　　　D. 抑制细菌产酸
E. 不能杀灭细菌

【答案】E

【解析】高浓度的氟化物能杀灭致龋菌。

【破题思路】氟化物的防龋机制：降低牙釉质的脱矿促进牙釉质再矿化、抑制细菌生长、抑制与细菌糖酵解和细胞氧化有关的酶、抑制细菌摄入葡萄糖、抑制细菌产酸。

22. 预防性树脂充填没有下列哪一个操作
    A. 去除窝沟处的病变牙釉质或牙本质
    B. 采用预防性扩展备洞方法
    C. 清洁牙面，彻底冲洗干燥、隔湿
    D. 采用树脂材料充填
    E. 在牙面上涂一层封闭剂

【答案】B

【解析】预防性树脂充填特点：①仅去除窝沟处的病变牙釉质或牙本质；②酸蚀技术和树脂材料充填；③窝沟封闭与窝沟龋充填相结合；④不采用传统的预防性扩展。

【破题思路】预防性树脂充填的分类基本类型：
① 类型 A 需用最小号圆钻去除脱矿牙釉质，不含填料的封闭剂充填。
② 类型 B 用小号或中号圆钻去除龋损组织，洞深基本在牙釉质内，通常用流动树脂材料充填。
③ 类型 C 用中号或较大圆钻去除龋坏组织，洞深已达牙本质故需垫底，涂布牙本质或牙釉质粘接剂后用复合树脂材料充填。

23. 窝沟封闭操作步骤不需要
    A. 清洁牙面
    B. 酸蚀
    C. 冲洗、干燥
    D. 粘接剂
    E. 涂布封闭剂，光照

【答案】D

【解析】不需要涂布粘接剂。

【破题思路】窝沟封闭操作步骤：清洁牙面、酸蚀、冲洗、干燥、涂布封闭剂，固化和检查。

24. 哪一种氟水平被看作监测氟摄入量的最佳指标之一
    A. 发氟水平
    B. 尿氟水平
    C. 指甲氟水平
    D. 唾液氟水平
    E. 泪液氟水平

【答案】B

【解析】尿氟水平不一定恒定，所以需要监测。

【破题思路】氟主要通过肾脏排出，约排出总量的 40%～60%。

25. 下面的甜味剂有防龋作用的是
    A. 白砂糖
    B. 绵白糖
    C. 红糖
    D. 甜叶菊糖
    E. 果糖

【答案】D

【解析】甜叶菊糖是高甜度糖的替代品，它的甜度比普通蔗糖高 20～400 倍。

【破题思路】目前还没有一种糖代用品可以完全替代蔗糖，最常见的糖代用品有木糖醇、山梨醇、甘露醇等，这些糖代品可以使致龋菌的葡聚糖产生减少。

26. 地方性氟中毒的氟源除饮水外，还有
    A. 茶
    B. 药物
    C. 消毒剂
    D. 洗涤剂
    E. 生活燃煤

【答案】E

【解析】地方性氟中毒的氟源除饮水外，还有生活燃煤。

【破题思路】预防地方性氟中毒：①寻找合适的水源，采取饮水除氟措施改变生活方式；②消除生活用煤氟污染。

27. 牙龈炎的患者禁用
A. 氟化自来水
B. 含氟涂料
C. 局部涂氟
D. 含氟泡沫
E. 含氟牙线

【答案】B
【解析】牙龈出血时禁止使用含氟涂料，因为出血的牙龈可能与涂料中的松香基质发生接触性的变态反应，产生过敏。

【破题思路】含氟涂料是一种有机溶液，涂布于牙齿表面，一年用两次。
局部涂氟：①常用1.23%的酸性磷酸氟（APF）；②氟化亚锡不常使用的原因是每次都得新鲜配制；③2%氟化钠化学稳定性好，无异味，不刺激牙龈，不使牙齿变色，缺点是就诊次数多，不易坚持。

28. 预防地方性氟中毒的最根本性措施是
A. 供给低氟饮水
B. 减少氟的摄入量
C. 控制高氟食物的摄入
D. 防止高氟煤烟的污染
E. 对高氟水源化学降氟

【答案】B
【解析】预防地方性氟中毒的原因是摄入氟总量超标。

【破题思路】氟的主要来源是饮水、食物、空气。

29. 氟的生理功能不包括
A. 参与骨代谢
B. 参与机体生长发育
C. 影响生殖功能
D. 促进铁吸收
E. 影响牙周代谢

【答案】E

30. 影响氟化物进入细菌体内的因素是
A. 细菌的代谢情况
B. 细菌内的pH值
C. 菌体外的氟化物浓度
D. 细菌外的pH值
E. 细菌细胞膜的通透性

【答案】C

31. 机体主要的排氟途径是
A. 粪便
B. 腺体分泌液
C. 泪液
D. 头发
E. 尿液

【答案】E
【解析】氟主要通过肾脏排出，约排出总量的40%～60%。

【破题思路】粪便、腺体分泌液、泪液、头发、尿液当中都有氟，但主要还是通过尿排出，部分氟可透过胎盘屏障，但不易透过血脑屏障。

32. 具有公共卫生特征的全身氟防龋措施是
A. 自来水氟化
B. 含氟牙膏
C. 牛奶氟化
D. 氟片
E. 氟滴剂

【答案】A
【解析】自来水氟化经济可行，投入少受益人群广，缺点是造成一定的浪费，没有自来水的地区无法实施。

【破题思路】自来水氟化：①氟浓度一般应保持在0.7～1mg/L之内；②防龋越早效果越好；③对恒牙的防龋效果优于乳牙；④从儿童开始一直饮用氟化水，效果可持续到中老年；⑤对光滑面龋的预防效果优于点隙窝沟龋；⑥错位牙和牙间接触不良减少；⑦牙矿化程度更好，牙釉质更有光泽，釉质矿化不全和非氟斑减少。

33. 男，35岁。取其唾液进行实验室检测，Cariostat 试验结果为黄色，可初步诊断为
   A. 口腔卫生良好　　　　　　　B. 低度龋活性　　　　　　　C. 中度龋活性
   D. 显著龋活性　　　　　　　　E. 唾液缓冲能力异常
   【答案】D
   【解析】Cariostat 试验为黄色，是龋活性显著状态。故本题答案是 D。易误选 A。

34. 饮水氟化的防龋效果应该是
   A. 恒牙和乳牙均好　　　　　　B. 恒牙优于乳牙　　　　　　C. 乳牙优于恒牙
   D. 前牙优于后牙　　　　　　　E. 后牙优于前牙
   【答案】B
   【解析】因为恒牙矿化程度比较高。饮水氟化的防龋效果应该是恒牙优于乳牙。饮用氟化水对恒牙的防龋效果优于乳牙，可使前者龋病减少 50%～60%，这与胎盘的部分屏障作用及乳牙牙冠与组织液接触时间较短有关。故本题答案是 B。易误选 E。

35. 很可能引起中毒的氟摄入阈值为每公斤体重
   A. 1mg　　　　　　　　　　　B. 3mg　　　　　　　　　　　C. 5mg
   D. 10mg　　　　　　　　　　　E. 15mg
   【答案】C
   【解析】当人体摄入过量氟后，会导致氟中毒甚至死亡。目前推荐 5mg/kg 的摄入剂量，超过这个剂量很可能引起中毒症状和体征（包括致死），且应立即进行治疗性干预和住院治疗的最低剂量。

   【破题思路】一次大量误服会造成急性氟中毒，长期过量会形成氟牙症或氟骨症。

36. 一个地区的氟牙症指数在哪个范围内属于正常范围
   A. 0～0.4　　　　　　　　　　B. 0～0.6　　　　　　　　　　C. 0～0.8
   D. 0～1.0　　　　　　　　　　E. 0～1.2
   【答案】A
   【解析】氟牙症指数的公共意义为：0～0.4 属于正常范围；0.4～0.6 属于很轻度；0.6～1.0 属于轻度；1.0～2.0 属于中度；2.0～3.0 属于重度；3.0～4.0 属极重度。

   【破题思路】氟牙症是一种特殊的釉质发育不全，常用 Dean 指数，Dean 指数衡量的标准是以釉质的光泽度、颜色、缺损面积为依据。

37. 婴幼儿适宜的氟防龋措施是
   A. 氟滴剂　　　　　　　　　　B. 饮水氟化　　　　　　　　　C. 氟水漱口
   D. 含氟牙膏　　　　　　　　　E. 氟离子导入
   【答案】A
   【解析】氟滴剂适用于 2 岁以下的幼儿。

   【破题思路】建议婴幼儿补充氟滴剂的时间是出生后六个月开始，氟滴剂具有局部和全身的双重作用，应用后半小时不进食，不漱口。

38. 氟水漱口不适用于
   A. 作为公共卫生项目和家庭使用　　　　　　B. 对龋病活跃性较高或易感患者
   C. 牙矫正期间戴固定矫正器的患者　　　　　D. 不能实行口腔自我健康护理的残疾患者
   E. 龋病低发区
   【答案】E
   【解析】氟水漱口用于中等或高发龋地区。

   【破题思路】氟化钠漱口水浓度 0.2% 每周用一次，0.05% 每天用一次。

39. 下列方法中可由个人使用的是
A. 含氟涂料　　　　　　　　　B. 1.23%的含氟凝胶　　　　　　　　C. 氟水漱口
D. 局部涂氟　　　　　　　　　E. 缓释氟

【答案】C
【解析】含氟涂料、1.23%的含氟凝胶、局部涂氟都是专业人士使用的方法。

【破题思路】氟化钠漱口水浓度0.2%每周用一次，0.05%每天用一次。不建议六岁以下儿童使用。

40. 某地区12岁儿童DMFT为4.8，按照WHO对龋病流行程度的评价标准，该地区龋病流行等级为
A. 很低　　　　　　　　　　　B. 低
C. 中　　　　　　　　　　　　D. 高
E. 很高

【答案】D
【解析】WHO龋病流行程度的评价指标（12岁）DMFT在4.5～6.5时，龋病流行等级为高。故本题答案是D。易误选A。

【破题思路】龋均（DMFT）等级：0.0～1.1很低；1.2～2.6低；2.7～4.4中；4.5～6.5高；6.6以上很高。

(41～42题共用题干)
在含氟牙膏的研讨会上，对低氟地区学龄前儿童使用含氟牙膏的问题提出了不同的意见，请选择最佳答案。

41. 含氟牙膏的浓度
A. 浓度越高越好　　　　　　　　B. 500mg/kg较为合适
C. 城市和农村使用含氟牙膏浓度应该不同　　　D. 选用市售1000mg/kg的含氟牙膏即可
E. 儿童最好不使用含氟牙膏

【答案】B
【解析】500mg/kg较为合适。

【破题思路】最常用的含氟牙膏有单氟磷酸钠、氟化亚锡、氟化铵、氟化钠。六岁以下儿童不建议使用、非要使用必须家长监督下使用，用量0.5g或黄豆粒大小。

42. 幼儿园儿童
A. 适宜选用氟化钠牙膏　　　　　B. 适宜选用单氟磷酸的牙膏
C. 可以与成人一样使用市售一般含氟牙膏　　　D. 每次使用牙膏的用量要小
E. 适宜选用氟化亚锡牙膏

【答案】D
【解析】六岁以下儿童不建议使用、非要使用必须家长监督下使用，用量要小一般0.5g或黄豆粒大小。

【破题思路】最常用的含氟牙膏有单氟磷酸钠、氟化亚锡、氟化铵、氟化钠。儿童使用含氟牙膏容易吞咽，长期吞咽含氟牙膏容易导致慢性氟中毒。

43. 使用含氟牙膏的同时
A. 不能再使用全身用氟措施　　　　B. 可以结合具体情况同时使用其他氟防龋措施
C. 只能与窝沟封闭配合使用　　　　D. 要定期更换其他类型的牙膏
E. 不能再采用其他局部用氟措施

【答案】B
【解析】可以结合具体情况同时使用其他氟防龋措施，比如含氟漱口水。

【破题思路】氟化物的应用可以全身应用和局部用氟，应用含氟牙膏是局部用氟的一种方法。局部用氟的方法用局部涂布氟，含氟涂料，氟化凝胶，含氟漱口水。

（44～46题共用备选答案）
A. 5～8岁 B. 12岁 C. 12～15岁
D. 15岁 E. 25岁
44. 乳牙龋达到高峰的时间是
45. 恒牙龋易感时期是
46. 多大年龄以后由于牙釉质的再矿化，增强了牙对龋的抵抗力，使患龋情况趋向稳定
【答案】A、C、E
【解析】乳牙龋3岁上升，5～8岁达高峰；恒牙龋12～15岁易感期，50岁以后根面龋上升；25岁以后由于牙釉质的再矿化，增强了牙对龋的抵抗力，使患龋情况趋向稳定。

【破题思路】龋病的流行特征主要与地区分布、时间分布、人群分布（年龄、性别、城乡、民族）有关。

47. 哪种材料为封闭剂的主要成分
A. 树脂基质 B. 稀释剂 C. 引发剂
D. 辅助剂 E. 以上均不是
【答案】A
【解析】窝沟封闭剂主要成分为树脂基质（双酚A-甲基丙烯酸缩水甘油酯）。

【破题思路】窝沟封闭剂组成成分为树脂基质、稀释剂、引发剂、辅助剂（溶剂、填料、氟化物、涂料）。

48. 进行窝沟封闭时为达到理想的粘接效果，乳牙酸蚀时间是
A. 10s B. 30s C. 60s
D. 2min E. 5min
【答案】C
【解析】窝沟封闭酸蚀时间：恒牙20～30s；乳牙60s。

【破题思路】窝沟封闭常用的酸蚀剂是30%～40%的磷酸，酸蚀时间：恒牙20～30s；乳牙60s；氟斑牙酸蚀时间一般120s。

49. 牙齿窝沟封闭的适应证是
A. 牙齿部分萌出 B. 患较多邻面龋 C. 牙面无充填物
D. 窝沟深 E. 窝沟龋损
【答案】D
【解析】适应证：①深的窝沟，特别是可以插入或卡住探针的（可疑龋）；牙齿萌出达𬌗平面，一般是在牙萌出后4年之内；②乳磨牙以3～4岁为宜，第一恒磨牙以6～7岁为宜，前磨牙、第二恒磨牙一般以11～13岁为宜。

【破题思路】非适应证
①𬌗面无深的沟裂点隙、自洁作用好；②患较多邻面龋损者；③患者不合作，不能配合正常操作；④牙齿尚未完全萌出，被牙龈覆盖。

50. 窝沟封闭操作中不正确的是
A. 酸蚀牙面干燥后应呈白色雾状外观 B. 酸蚀时间要足
C. 酸蚀剂量要适当 D. 酸蚀剂要冲洗干净
E. 酸蚀过程中应不断擦拭酸蚀牙面，使酸蚀剂与牙面完全充分接触
【答案】E
【解析】牙齿酸蚀后加压冲洗10～15s吹干牙面。

【破题思路】酸蚀后的牙面镜下可见呈鱼鳞状、蜂窝状、花斑状，酸蚀牙面干燥后呈白垩色。

第三单元　龋病预防

51. 窝沟封闭成功的关键是
   A. 酸蚀时间长　　　　　　B. 酸蚀面积大　　　　　　C. 光固化时间适宜
   D. 涂布封闭剂无气泡　　　E. 酸蚀后不被唾液污染
   【答案】E
   【解析】酸蚀后一旦被唾液污染必须重新酸蚀，酸蚀后被唾液污染是导致窝沟封闭失败最主要的原因。

   【破题思路】酸蚀时间：恒牙30s，乳牙60s。酸蚀面积：牙尖斜面的2/3。光固化的时间一般是20～40s。

52. ART使用的充填材料是
   A. 银汞合金　　　　　　　B. 玻璃离子　　　　　　　C. 流动树脂
   D. 复合树脂　　　　　　　E. 复合体
   【答案】B
   【解析】ART是用手用器械清除龋坏组织，然后用黏结、耐压和耐磨性能较好的新型玻璃离子材料将龋洞充填。

   【破题思路】非创伤性修复治疗（ART）原理是不用任何电动设备，步骤是仅用小挖匙、小手斧，去除龋坏组织，用10%弱聚丙烯酸清洁窝洞10s，指压充填玻璃离子30s，一个小时后可以咬硬物。

53. ART洞形准备描述哪项是错误的
   A. 使用棉卷隔湿后进行　　B. 牙用手斧扩大洞口，以便挖匙进入　　C. 将软龋去除干净
   D. 接近髓腔的牙本质应尽量去除　　E. 用棉球保持龋洞干燥清洁
   【答案】D
   【解析】接近髓腔的牙本质应尽量保留，防止诱发牙髓疾病。

   【破题思路】非创伤性修复治疗（ART）的适应证是：中小龋洞允许小挖匙进入，无牙髓暴露、无可疑牙髓炎。

54. ART清洁窝洞处理剂是
   A. 30%磷酸　　　　　　　　B. 10%弱聚丙烯酸　　　　　C. 甲基丙烯酸甲酯
   D. 甲基丙烯酸缩水甘油酯　　E. 樟脑酯
   【答案】B

55. 检查某班15岁学生50名，其中龋病者10人，龋失补牙数为：D=70，M=2，F=8，龋失补牙面数为：D=210，M=10，F=15，这班学生龋面均为
   A. 0.8　　　　　　　　　　B. 1.4　　　　　　　　　　C. 1.6
   D. 4.2　　　　　　　　　　E. 4.7
   【答案】E
   【解析】龋面均＝龋、失、补牙面之和/受检人数。

   【破题思路】龋均（DMFT）：指受检人群中每人口腔中平均龋、失、补牙数。
   龋面均（DMFS）：指受检人群中每人口腔中平均龋、失、补牙面数。

56. 患者，47岁，36坏尚未充填，46因龋丧失，16因龋已做充填，11和21因牙周病失牙，计算DMFT时，按照世界卫生组织的记录方法，其M即失牙数为
   A. 1　　　　　　　　　　　B. 2　　　　　　　　　　　C. 3
   D. 4　　　　　　　　　　　E. 5
   【答案】C
   【解析】WHO规定的恒牙失牙的标准是：30岁以上者，不再区分是龋病还是牙周病导致的失牙，都算数。

   【破题思路】WHO规定乳牙失牙的标准是：9岁以下者，不再区分是龋病还是外伤或者其他原因导致的失牙，都算数。

57. 女，25岁，经检查全口无龋齿，如果向她推荐龋病预防措施，不合适的措施是
   A. 使用氟化物　　　　B. 营养摄取计划　　　　C. 口腔健康教育
   D. 定期口腔健康检查　　E. 预防性充填
【答案】E
【解析】25岁龋病处于恒定时期，不容易患龋。

【破题思路】乳牙龋3岁上升，5～8岁达高峰；恒牙龋12～15岁易感期，50岁以后根面龋上升；25岁以后由于牙釉质的再矿化，增强了牙对龋的抵抗力，使患龋情况趋向稳定。

58. 某学龄儿童采用0.05%NaF漱口水预防龋齿，其使用方法应为
   A. 每月含漱1次，每次10mL，含漱1min　　B. 每周含漱1次，每次10mL，含漱1min
   C. 每天含漱1次，每次10mL，含漱1min　　D. 隔周含漱1次，每次10mL，含漱1min
   E. 隔天含漱1次，每次10mL，含漱1min
【答案】C
【解析】氟水漱口用于中等或高发龋地区，0.2%NaF溶液每周使用一次，0.05%NaF溶液每天使用一次。

【破题思路】常用的漱口水还有0.12%～0.2%的氯己定。三氯强苯醚、硼砂溶液，无论哪一种漱口水都不可以长期使用。

59. 女，25岁，经检查全口无龋齿，如果对她推荐龋病预防措施，不合适的措施是
   A. 使用氟化物　　　　B. 营养摄取计划　　　　C. 口腔健康教育
   D. 定期口腔健康检查　　E. 预防性充填
【答案】E
【解析】考的是对龋病一级预防概念的理解。5个备选项都属于一级预防的范畴，但是只有预防性充填是针对早期龋（初期龋）而言的。由于受检者全口无龋，A、B、C和D都是适宜的措施，因此E就是本题答案（不适合的措施）。

(60～62题共用备选答案)
   A. 釉质上的白色程度浅，有时呈云雾状
   B. 釉质上的白色程度较明显，呈纸白色
   C. 釉质上的白色不透明区范围更加扩大，但覆盖面积不超过牙面的50%
   D. 釉质表面大部分受累而变色，常有细小的凹坑状缺损，多见于唇颊面
   E. 釉质表面全部受损，凹坑状缺损明显，牙冠失去正常外形且脆性增加，对美观和功能都有严重影响
60. Dean氟牙症分类重度
61. Dean氟牙症分类轻度
62. Dean氟牙症分类可疑
【答案】E、C、A
【解析】Dean氟牙症分类系统标准
分类（加权）标准
正常（0）：釉质表面光滑、有光泽，通常呈浅乳白色。
可疑（0.5）：釉质半透明度有轻度改变，可从少数白纹斑到偶见白色斑点，临床不能诊断为很轻型，而又不完全正常的情况。
很轻度（1）：小的似纸一样的白色不透明区不规则地分布在牙齿上，但不超过牙面的25%。
轻度（2）：釉质的白色不透明区更广泛，但不超过牙面50%。
中度（3）：牙齿的釉质表面有明显磨损，棕染，常很难看。
重度（4）：釉质表面严重受累，发育不全明显，以致可能影响牙齿的整体外形。有缺损或磨损区，棕染广泛。牙齿常有侵蚀现象。

(63～64题共用备选答案)
   A. 预备一个包括全部点隙裂沟的保守Ⅰ类洞，然后用银汞合金充填，防止龋病进一步发展的方法
   B. 采用大的圆钻磨除深窝沟，使其易于自洁的方法
   C. 不去除牙体组织，在牙𬌗面、颊面或舌面的点隙裂沟涂布一层黏结性树脂，保护牙釉质不受细菌及代谢

产物侵蚀,达到预防龋病发生的一种有效防龋方法

D.仅去除窝沟处的病变牙釉质或牙本质,根据龋损的大小,采用酸蚀技术和树脂材料充填早期窝沟龋,并在牙殆面涂一层封闭剂的方法

E.使用手用器械清除龋坏组织,然后用有黏结性、耐压和耐磨性能较好的新型玻璃离子材料将龋洞充填的方法

63. 非创伤性修复治疗
64. 窝沟封闭

【答案】E、C

【解析】非创伤性修复治疗:使用手用器械清除龋坏组织,然后用有黏结性、耐压和耐磨性能较好的新型玻璃离子材料将龋洞充填的方法。

窝沟封闭:不去除牙体组织,在殆面、颊面或舌面的点隙裂沟涂布一层黏结性树脂,保护牙釉质不受细菌及代谢产物侵蚀,达到预防龋病发生的一种有效防龋方法。

【破题思路】预防性树脂充填不做预防性拓展。

(65～67题共用题干)
咨询活动时,一位孕妇想了解,如果生活社区的水氟浓度很低(小于0.3mg/L),如何给孩子补充。

65. 出生后开始补充氟滴剂的年龄是

A. 从出生开始   B. 从3个月开始   C. 从4个月开始
D. 从5个月开始   E. 从6个月开始

【答案】E

66. 开始补充氟滴剂的剂量是

A. 0.20mg/d   B. 0.23mg/d   C. 0.25mg/d
D. 0.30mg/d   E. 0.33mg/d

【答案】C

67. 此后,开始增加(调整)氟片或氟滴剂剂量的年龄是

A. 1岁   B. 2岁   C. 3岁
D. 4岁   E. 5岁

【答案】C

【解析】出生后开始补充氟滴剂的年龄是从6个月开始,每天0.25mg,3岁以后,开始增加(调整)氟片或氟滴剂剂量。

【破题思路】全身用氟的方法有:氟化水源、氟片、氟滴剂、氟化食盐、氟化牛奶。

(68～70题共用题干)
为了预防学校儿童龋病的发生,拟采用一种氟化物防龋措施——氟水漱口。

68. 一般氟水漱口使用的氟化物主要是

A. 氰化亚锡   B. 酸性磷酸氟   C. 单氟磷酸钠
D. 氟化胺   E. 中性或酸性氟化钠

【答案】E

【解析】2%氟化钠溶液:化学稳定性好,无特殊异味,不刺激牙龈和不使牙变色。

【破题思路】氟化亚锡不常使用的原因是每次都要新鲜配制。酸性磷酸氟专业人士使用,浓度为1.23%。

69. 使用氟水漱口的剂量是

A. 1mL   B. 5mL   C. 10mL
D. 15mL   E. 20mL

【答案】C

【解析】5岁以下儿童的吞咽功能尚未健全,不应推荐氟水漱口。5～6岁5mL,6岁以上用10mL,漱1min,半小时内不进食。

【破题思路】氟化钠漱口水浓度 0.02% 每周用一次和 0.05% 每天用一次。

70. 每次含漱的时间是
A. 4min　　　　　　　　B. 3min　　　　　　　　C. 2min
D. 1min　　　　　　　　E. 0.5min

【答案】D
【解析】每次含漱的时间 1min。

71. 口腔预防人员对一社区的居民进行口腔健康检查。检查者之间进行标准一致性试验，若可靠度优则 Kappa 值的范围是
A. 0~0.4　　　　　　　 B. 0.41~0.5　　　　　　 C. 0.51~0.6
D. 0.61~0.8　　　　　　E. 0.81~1.0

【答案】D
【解析】Kappa 值意义：0.4~0.75 为中高度一致，Kappa 值≥0.75 为极好的一致性，Kappa 值≤0.40 时表明一致性差。Kappa 值的范围是 0.4 以下不合格。

【破题思路】临床试验实施过程当中或出现误差，可以通过加大样本的含量来减小，为了检测试验结果是否可靠往往需要做标准一致性检验。

72. X 线片示左下第一磨牙近中邻面阴影，探诊不敏感，叩诊（－），医师将该牙腐质去净，制备Ⅱ类洞型，单层垫底后银汞充填，医师所做的属于
A. 龋病的一级预防　　　　B. 龋病的二级预防　　　　C. 龋病的三级预防
D. 防止龋的并发症　　　　E. 易感人群的特殊防护

【答案】B
【解析】龋齿充填属于龋病的二级预防策略。故本题答案是 B。易误选 E。

73. 口腔医师在某边远农村小学进行非创伤性修复治疗，该技术的适应证有
A. 适用于恒牙和乳牙的小龋洞　　　B. 可用于龋洞及露髓情况　　　C. 可疑牙髓炎也可以用
D. 该治疗技术需要电动牙科设备　　E. 仅有治疗而无预防效果

【答案】A
【解析】ART 指用手用器械清除龋坏组织，然后用可缓慢释放氟的玻璃离子材料充填龋洞的方法。其适用于恒牙和乳牙的中小龋洞，能允许最小的挖匙进入；无牙髓暴露，无可疑牙髓炎。故本题答案是 A。易误选 B。

【破题思路】ART 的适应证：
① 恒牙乳牙的中小龋洞能允许最小的挖器进入。
② 无牙髓暴露、无可疑牙髓炎。

74. 对 1 年前做过口腔检查的 200 名干部进行口腔健康检查时，发现又有 20 名干部新发生龋，描述这种新发龋情况的指标是
A. 龋均　　　　　　　　B. 患龋率　　　　　　　　C. 发病率
D. 构成比　　　　　　　E. 充填率

【答案】C
【解析】发病率：通常是指至少在一年内，某人群新发生龋病的频率。龋的发病率 = 发生新龋的人数/受检人数。故本题答案是 C。

75. 检查某班 15 岁学生 50 名，其中患龋病者 10 人，龋失补牙数为 D=70，M=5，F=10，这班学生的患龋率为
A. 10%　　　　　　　　B. 20%　　　　　　　　C. 30%
D. 40%　　　　　　　　E. 50%

【答案】B
【解析】检查某班学生 50 名，其中患龋病者 10 人，龋失补牙数为：D=70，M=5，F=10，这班学生的患龋率为 20%。

$$患龋率 = \frac{10}{50} \times 100\% = 20\%$$

76. 某一社区居民的龋病患病率高,拟对他们进行龋活性试验,检测变形链球菌数量的方法是

A. Snyder 试验　　　　　　B. Dentocult-LB 试验　　　　　　C. Cariostat 试验

D. Dentocult SM 试验　　　　E. Dentobuff Strip 试验

【答案】D

【解析】Snyder 和 Cariostat 试验为检测细菌产酸能力；Dentocult-LB 试验为检测乳杆菌；Dentobuff Strip 试验为检测唾液缓冲能力。故本题答案是 D。易误选 A。

(77～81 题共用题干)

患者,女,13 岁,正在进行正畸治疗,医嘱建议她使用氟化凝胶防龋。

77. 目前普遍使用的氟化凝胶的含氟成分是

A. 单氟磷酸钠　　　　　　B. 酸性磷酸氟　　　　　　C. 氟化亚锡

D. 氟化胺　　　　　　　　E. 氟化钠

【答案】B

【解析】含氟凝胶（专业人用）酸性磷酸氟（APF）。

【破题思路】含氟涂料、含氟凝胶、局部涂布氟都是专业人员常用的防龋方法。

78. 氟化凝胶的浓度是

A. 0.1%　　　　　　　　　B. 1.0%　　　　　　　　　C. 1.23%

D. 2.0%　　　　　　　　　E. 8%～10%

【答案】C

【解析】酸性磷酸氟（APF）溶液,浓度 1.23% 含氟涂料（专业人用）氟化物溶入一种有机溶液,涂布于牙齿表面（牙龈出血者禁用）。

79. 每次使用的药量应小于

A. 1.0mL　　　　　　　　B. 2.0mL　　　　　　　　C. 3.0mL

D. 4.0mL　　　　　　　　E. 5.0mL

【答案】A

80. 医师叮嘱患者下次复诊时间

A. 1 周以后　　　　　　　B. 3 个月以后　　　　　　C. 半年以后

D. 1 年以后　　　　　　　E. 不定时

【答案】C

【破题思路】含氟凝胶的缺点：对胃肠道有刺激,可引起恶心呕吐反应,使用后血浆及尿氟浓度较高,所以使用当中必须用吸唾器,不能吞咽。

81. 氟化凝胶不适用于

A. 低氟地区　　　　　　　B. 龋易感者　　　　　　　C. 适氟地区

D. 口干综合征患者　　　　E. 公共卫生措施

【答案】E

【解析】这是一种个人使用的防龋方法。

【破题思路】自来水氟化可以作为公共卫生措施,受益人群比较广。

(82～85 题共用题干)

关于龋病病因的讨论中,大家对细菌、饮食和宿主等因素相互作用进行了探讨。

82. 致龋菌中最主要的是

A. 乳酸菌　　　　　　　　B. 黏性放线菌　　　　　　C. 内氏放线菌

D. 变形链球菌　　　　　　E. 血链球菌

【答案】D

【解析】致龋菌中最主要的是变形链球菌产酸耐酸。

【破题思路】致龋菌中最主要的是变形链球菌，因为它产酸耐酸，其次是乳酸菌、放线菌。

83. 菌斑 pH 值变化的最主要作用是
A. 促进菌斑生长　　　　B. 使牙釉质脱矿　　　　C. 细菌更容易凝聚
D. 菌斑成熟度增加　　　E. 唾液缓冲能力降低
【答案】B
【解析】菌斑 pH 值 5.0～5.5 以下导致牙齿脱矿形成龋洞。

【破题思路】龋病形成的原理：细菌黏附到牙面上，形成菌斑，产酸，导致牙齿脱矿，形成龋洞。

84. 唾液与龋病的关系主要是
A. 冲刷作用　　　　　　B. 为菌斑提供基质　　　C. 缓冲和再矿化
D. 免疫作用　　　　　　E. 促进菌斑生长
【答案】C
【解析】唾液与龋病的关系主要是缓冲和再矿化，其次唾液具有冲刷作用，免疫作用。

【破题思路】唾液分泌量减少容易形成龋坏，舍格伦综合征患者和头颈部放疗化疗患者易患猖獗龋。

85. 食物致龋作用主要表现在
A. 口感和味道　　　　　B. 加工方式和包装形式　C. 是否易消化
D. 口腔产酸力和滞留时间　E. 食物的精细程度
【答案】D
【解析】食物致龋作用主要表现在口腔产酸力和滞留时间。

【破题思路】蔗糖是主要的致龋食物，食物的含糖量、性状都对龋病有特别大的影响，常用糖的替代品有：甘露醇、山梨醇、甜叶菊糖等。

（86～87题共用题干）
关于口服氟片预防龋病。

86. 幼儿口服氟片的剂量必须严格根据
A. 年龄和性别　　　　　B. 饮水氟浓度　　　　　C. 饮水氟浓度和年龄
D. 性别和饮水氟浓度　　E. 服用时间和方式
【答案】C
【解析】幼儿口服氟片的剂量必须严格根据饮水氟浓度和年龄。

【破题思路】氟片的剂量是 0.25mg 或 0.5mg，一次处方量不能超过 120mg。

87. 每次开出处方氟的总剂量不得超过
A. 100mg　　　　　　　B. 110mg　　　　　　　C. 120mg
D. 130mg　　　　　　　E. 140mg
【答案】C
【解析】每次处方氟化钠总剂量不得超过 120mg。

【破题思路】氟片的剂量是 0.25mg 或 0.5mg，一次处方量不能超过 120mg。

（88～90题共用题干）
男，8岁，乳牙龋坏较多，六龄牙完全萌出，窝沟较深，无明显龋坏，要求预防，该患者首选的龋病预防措施是六龄牙的窝沟封闭。

88. 应选用何种浓度的磷酸进行酸蚀
A. 20%～30%　　　　　B. 30%～40%　　　　　C. 40%～50%
D. 50%～60%　　　　　E. 60%～70%

【答案】B
【解析】酸蚀剂磷酸浓度30%～40%。

【破题思路】酸蚀的目的是增加了粘接面积。

89. 对六龄牙进行封闭,酸蚀时间应为
A. 20s B. 30s C. 40s
D. 50s E. 60s
【答案】B
【解析】酸蚀时间恒牙20～30s；乳牙60s。

【破题思路】酸蚀后的牙面吹干后呈现白垩色。

90. 操作过程中哪一项不正确
A. 注意隔湿 B. 酸蚀整个牙面 C. 酸蚀后加压冲洗15s
D. 用不含氟的清洁剂清洁牙面 E. 封闭后不需调殆
【答案】B
【解析】酸蚀牙尖斜面的2/3。

【破题思路】导致窝沟封闭失败最主要的原因是被唾液污染。

91. 某儿童,11岁,2岁前生活在高氟区,以后随父母迁出高氟区。该儿童可能患氟牙症的恒牙牙位是
A. 第三磨牙 B. 第一前磨牙 C. 第二前磨牙
D. 第一磨牙 E. 第二磨牙
【答案】D
【解析】2岁前生活在高氟区,以后迁移至非高氟区,在恒牙中可能表现在前牙和第一恒磨牙；如果6～7岁以后再迁入高氟区,则不出现氟牙症。

【破题思路】氟牙症是一种特殊的釉质发育不全。

(92～94题共用题干)
女,7岁,因多数乳恒牙龋坏去口腔科就诊。医师治疗龋坏后建议使用氟水漱口防龋。
92. 一次应使用的剂量是
A. 2mL B. 3mL C. 4mL
D. 10mL E. 5mL
93. 含漱的时间
A. 10s B. 60s C. 30s
D. 120s E. 240s
94. 含漱后多长时间不进食或漱口
A. 5min B. 15min C. 60min
D. 50min E. 30min
【答案】D、B、E
【解析】

含氟漱口液	有约26%防龋效果　一般使用：中性或酸性氟化钠（NaF） ① 0.2% NaF（900mg/L）每周一次,0.05% NaF（230mg/L）每天一次 ② 5～6岁儿童每次用：5mL 6岁以上儿童每次用：10mL 鼓漱一分钟,半小内不进食和漱口

(95～97题共用题干)
局部用氟预防龋齿研讨会上,专业人员就各种措施和方法进行探讨,第四项讨论的是局部涂氟。
95. 氟化亚锡溶液不常用的原因是
A. 配制困难 B. 口味不佳 C. 每次需新鲜配制

D. 操作程序复杂　　　　　　　E. 患者不易合作

【答案】C

【解析】氟化亚锡溶液在有水的牙膏中容易反应生成沉淀而失效。因此多数需要新鲜配制。并有牙染色和金属异味的缺点，所以被其他牙膏所取代。因此选C。

96. 涂氟操作前必须
A. 向患者讲清注意事项　　　B. 半小时内禁食水　　　C. 清洁干燥牙面
D. 消毒液洗手　　　　　　　E. 选择适应证牙齿

【答案】C

【解析】因为唾液会影响所涂氟的凝固，因此需要清洁干燥牙面。

97. 临床涂氟不适宜作为
A. 公共卫生措施　　　　　　B. 有效防龋措施　　　　C. 龋齿易感者适用
D. 专业临床使用　　　　　　E. 预防乳牙龋

【答案】A

【解析】临床涂氟因为氟浓度较高，以免引起中毒，不能个人使用。含氟凝胶和含氟泡沫是两种供口腔专业人员使用的局部用氟措施，均使用酸性磷酸氟，含氟凝胶（泡沫）与含氟涂料防龋作用效果相似，都是专业人员操作的一种方法。公共卫生措施一般以能在全社会推广、有效、简单、廉价为原则，比如氟化水源、氟化物牙膏。

（98～101题共用题干）
全国口腔健康调查技术组专家对某省调查人员进行了调查前培训，纠正了一些容易影响调查质量的不足之处。

98. 根据WHO龋病诊断标准，下列哪项不应诊断为龋齿
A. 病损有底部发软　　　　　B. 牙齿表面探硬，光滑　　　C. 窝沟发黑探软
D. 牙齿颈部发黑探软　　　　E. 牙齿邻面脱钙透影表现

【答案】B

【解析】龋病的早期诊断
早期龋的临床诊断方法有三种：视觉与触觉、X诊断、仪器诊断。

光滑面早期龋	光滑面（包括牙面、唇颊面）的釉质表面下脱钙表现白垩色斑称龋白斑
窝沟早期龋	观察颜色变黑，探粗糙感，可初步确定龋坏（视诊探诊）
邻面早期龋	是容易忽略部位，多表面粗糙卡探针或X线显示釉质表面下脱钙透影表现 用牙科探针感觉粗糙感，再辅助X线投射

99. 临床检查不应该计为DMFT的牙是
A. 已充填无龋　　　　　　　B. 已充填有龋　　　　　　C. 桥基牙
D. 龋失牙　　　　　　　　　E. 有继发龋

【答案】C

【解析】恒牙龋失补牙指数（DMFT）是指，"龋"即已龋坏尚未充填的牙，"失"指因龋丧失的牙，"补"指因龋已做充填的牙。而桥基牙有可能是健康牙齿故选C。

100. 经标准一致性检验不合格的检查者不能参加调查，不合格者的Kappa值在
A. 0.1以下　　　　　　　　　B. 0.2以下　　　　　　　　C. 0.3以下
D. 0.5以下　　　　　　　　　E. 0.4以下

【答案】E

【解析】Kappa值的大小与可靠度的关系为：

Kappa值	可靠度
0～0.40	不合格
0.41～0.60	中
0.61～0.80	优
0.81～1.0	完全可靠

101. 6岁儿童，第一恒磨牙完全萌出，检查发现𬌗面窝沟深，窝沟点隙似有初期龋损，此时适宜采取的防治措施是
A. 应该做窝沟封闭　　　　　B. 应做充填　　　　　　　C. 应做预防性充填

D. 尚不能做窝沟封闭　　　　　　E. 口服氟片

【答案】A

【解析】深窝沟，包括可疑龋为窝沟封闭适应证。故本题答案是A。

102. 不用于防龋的蔗糖代用品是

A. 山梨醇　　　　　　B. 木糖醇　　　　　　C. 甜叶菊糖
D. 果糖　　　　　　　E. 甘露醇

【答案】D

【解析】果糖与蔗糖一样均有致龋作用。故本题答案是D。易误选B。

【破题思路】

控制糖的摄入量 使用糖的代用品	1. 蔗糖最致龋：外来糖（游离糖）危害大
	2. 进食频率：频率越高越容易致龋
	3. 糖的来源：游离糖来源于零食，软饮料，餐桌上的糖
	糖代用品 如山梨醇、甘露醇、木糖醇等可使致龋菌的葡聚糖产生减少 高甜度代用品：甜叶菊糖（比蔗糖甜20～400倍） 低甜度代用品：山梨醇、木糖醇、甘露醇、麦芽糖、异麦芽酮糖醇

103. 导致人体摄取氟过多的氟来源中，可能性最小的是

A. 食品氟　　　　　　B. 饮水氟　　　　　　C. 含氟牙膏
D. 空气氟　　　　　　E. 含氟涂膜

【答案】E

【解析】A、B、C、D均属于全身用氟，会有大量的氟进入血液，因此过量的摄入会引起氟中毒。含氟涂膜属于局部用氟，局部用氟直接作用牙面，很少进入血液，因此一般不会导致氟中毒。

104. 为了探讨龋齿的危险因素，对7～13岁儿童共800名进行了可疑危险因素的问卷调查，调查结果经统计学分析，发现85%有龋齿的儿童均喜吃糖果等甜食。因此，调查者认为糖果和甜食是儿童龋齿的危险因素。此结论

A. 正确　　　　　　　B. 不正确，样本代表性不够　　　　　　C. 不正确，缺少对照组
D. 不正确，年龄未标化　　　　　　E. 不正确，没有考虑分组

【答案】C

【解析】本题当中要由结果找到原因，用分析性流行病学才可以，分析性流行病学要有对照组否则无法对比验证病因。因此仅仅是因为85%有龋齿的儿童均喜吃甜食，没有不喜吃甜食的对照组不能得出糖果和甜食是儿童龋齿的危险因素。故本题答案是C。

105. 在高氟地区口腔检查时发现，某人右上前牙牙釉质有广泛白色不透明区，但不超过牙面的50%，若此颗牙以Dean氟牙症分类系统标准记分应为

A. 0　　　　　　　　　B. 0.5　　　　　　　　　C. 1
D. 2　　　　　　　　　E. 3

【答案】D

【解析】牙釉质的白色不透明区域不超过牙面的50%时，Dean计分为2。故本题答案是D。数据要牢记。

【破题思路】Dean氟牙症分类标准

正常	0	有光泽
可疑	0.5	釉质透明度轻度改变，偶见白色斑点
很轻度	1	白色不透明区<25%
轻度	2	白色不透明区<50%
中度	3	棕色染色+缺损
重度	4	实质缺损+牙外形的改变

106. 不属于窝沟封闭适应证的是
A. 对侧同名牙有患龋倾向　　B. 对侧同名牙有龋　　C. 已充填完好的牙
D. 牙面窝沟可疑龋　　E. 牙面窝沟较深

【答案】C

【解析】窝沟封闭是预防自然牙齿龋坏的，如果牙齿已经龋坏或龋坏充填的牙齿就没有必要再进行窝沟封闭了。

【破题思路】

适应证	① 深的窝沟，特别是能卡住探针的牙包括可疑龋 ② 对侧同名牙患龋，有患龋倾向的牙齿 ③ 一般牙萌出后4年之内，牙萌出达咬合平面，适宜做窝沟封闭 ④ 窝沟封闭时间：乳磨牙为3～4岁，第一恒磨牙为6～7岁，第二恒磨牙为11～13岁
非适应证	① 𬌗面无深的沟裂点隙、自洁作用好 ② 患较多邻面龋损者 ③ 牙萌出4年以上未患龋 ④ 患者不合作，不能配合正常操作 ⑤ 已做充填的牙 ⑥ 牙尚未完全萌出，牙龈覆盖

107. 关于氟的安全性，说法错误的是
A. 6～7岁后才进入高氟区生活，不会出现氟牙症
B. 氟牙症多发生在恒牙，乳牙很少见
C. 患氟牙症牙数多少取决于牙发育矿化期，在高氟区生活的长短
D. 氟牙症是由于氟的急性中毒造成的
E. 氟牙症属于地方性慢性氟中毒

【答案】D

【解析】氟牙症与氟骨症一样，均属于慢性氟中毒范畴。故本题答案是D（该项的叙述是错误的）。

【破题思路】慢性氟中毒：长期摄入过量的氟可以引起慢性氟中毒。

	氟骨症	氟牙症
慢性氟中毒	① 氟骨症主要表现：饮水氟浓度达3 mg/L以上可形成氟骨症，氟骨症骨质硬化，骨旁软组织骨化 ② 地方性氟中毒：包括饮水型中毒、生活燃煤污染型中毒 ③ 氟中毒机体受损程度主要取决摄入氟的剂量 ④ 饮水氟浓度达到3mg/L可产生氟骨症 ⑤ 工业氟中毒：每日达20～80mg，持续10～20年，骨中氟导致骨硬化症	氟牙症是一种特殊的釉质发育不全，是地方性慢性氟中毒最早出现的体征 ① 多发生在恒牙乳牙较少（胎盘具有部分屏障作用） ② 出生后至出生在高氟区居住多年，可使全口牙受侵害 ③ 2岁前生活在高氟区仅累及前牙和第一恒磨牙 ④ 6～7岁以后再去高氟区生活不会出现氟牙症 ⑤ 釉质和牙本质变脆，耐磨性差，耐酸增强

108. 关于氟的代谢和分布，说法错误的是
A. 食品氟的吸收率主要取决于食品无机氟的溶解度与钙含量
B. 人体99%的氟沉积在钙化组织中
C. 牙本质的氟含量较牙釉质深层低
D. 肾是氟的主要排泄器官
E. 尿氟与饮水氟关系密切

【答案】C

【解析】牙本质氟浓度较釉质深层高，但低于釉质表层。故本题答案是C（该项的叙述是错误的）。

【破题思路】人体氟的分布：	
血液	人体血液中含有结合的有机氟与游离的无机氟两种形式 血浆游离氟一般 0.01～0.02mg/L 75% 的血氟存在于血浆中
乳汁	乳汁氟的含量很低，为血浆氟的 1/2 氟化物可通过胎盘，胎儿血氟水平约为母体血为 75% 说明胎盘只有部分屏障作用
软组织	脑的氟含量最低，氟不易通过血脑屏障，指甲中的氟与头发中的氟与氟摄入有关。指甲氟可用作确定氟过量的一个指标、长期沉积一次可以检出
骨骼和牙齿	成人体内含氟量约为 2g。氟是钙化组织的亲和剂 机体内约 99% 的氟沉积在钙化组织中 氟以氟磷灰石或羟基氟磷灰石的形式与骨晶体相结合 氟与骨的结合是可逆的，蓄积在骨松质中的氟还可以释放到血液中 牙釉质氟主要集聚在表层，表层比深层高 5～10 倍 牙本质氟含量处于釉质表层和深层之间
唾液和菌斑	唾液中的氟浓度低于血浆氟浓度，约为血浆氟的 2/3，发挥防龋作用是十分有效的

109. 关于窝沟封闭剂，以下说法错误的是
A. 光固化封闭花费时间少
B. 光固化封闭可以在合适的时候开始固化
C. 光固化封闭不易产生气泡
D. 光固化封闭剂采用的引发剂不同于自凝固化封闭剂
E. 紫外光固化封闭效果较自凝固化好
【答案】E
【解析】紫外光固化（第一代封闭剂）不如化学固化（自凝固化属于第二代封闭剂）效果好。故本题答案是 E（该项的叙述是错误的）。

【破题思路】			
窝沟封闭剂组成	树脂基质：主要成分，广泛使用双酚 A- 甲基丙烯酸缩水甘油酯 稀释剂：一定量活性单体，降低树脂黏度，一般有甲基丙烯酸甲酯 辅助剂：溶剂、填料、氟化物、涂料等 引发剂：自凝引发剂与光固引发剂		
窝沟封闭剂类型 （封闭剂依照固化类型可以分为光固化与自凝固化两种）	第一代紫外光固化 365nm 紫外光固化封闭剂， 五年保留率 19.3% 深层不易固化，固化时间长	第二代化学固化 过氧化苯甲（BPO）和芳香胺 一般时间 1～2min 优点：无须特殊设备，花费少 缺点：调拌技术要求高，涂布时间受控制。化学固化五年保留率 64.7%	第三代可见光固化 常用光源为 430～490nm 可见光固化五年保留率 83.8% 保留率最高 优点：操作方便，固化后表面光滑 缺点：需要特殊设备

110. 属于窝沟封闭适应证的是
A. 患较多窝沟龋　　　　　B. 牙面自洁作用好　　　　　C. 患较多光滑面龋
D. 牙面窝沟深可疑龋　　　E. 牙面窝沟已做充填
【答案】D
【解析】深窝沟包括可疑龋属于窝沟封闭的适应证。故本题答案是易误选 A。

111. 为预防氟斑牙及龋齿，我国现行饮用水中氟化物的卫生标准是
A. <0.05mg/L　　　　　B. <0.1mg/L　　　　　C. <0.5mg/L
D. <1.0mg/L　　　　　E. <5.0mg/L
【答案】D

【解析】为了达到最佳的防龋效果，同时不产生其他的副作用，推荐饮用水适宜的氟浓度在 0.7～1.0mg/L。故本题答案是 D。数据要牢记。

【破题思路】各饮水氟浓度的常见考点
饮水氟化：适宜浓度 0.7～1mg/L。含氟浓度在 0.6～0.8mg/L 时，患龋率和龋均最低，氟牙症发生率也低，低于 0.5mg/L 考虑加氟，超过 1.5mg/L，氟牙症指数超过 1，考虑减氟。学校饮水氟化浓度可以为自来水氟适宜浓度的 4.5 倍。

112. 窝沟封闭操作方法不需要
A. 清洁牙面　　　　　　B. 酸蚀　　　　　　C. 冲洗、干燥
D. 粘接剂　　　　　　　E. 涂布封闭剂，光照

【答案】D

【解析】要求考生正确掌握窝沟封闭的临床操作步骤和所需材料。窝沟封闭的操作步骤为清洁牙面，酸蚀，冲洗干燥，涂布封闭剂，固化和检查。所需材料有酸蚀剂和封闭剂粘接剂常用于正畸，口外等釉质和托槽粘接等项，窝沟封闭不需要粘接剂。

【破题思路】窝沟封闭的各个步骤和重点内容

清洁牙面	清洁剂不含油质、不含氟、不能过于精细，可用尖锐探针清除
酸蚀	酸蚀剂：30%～50%磷酸 酸蚀面积：一般为牙尖斜面的 2/3 酸蚀时间：恒牙 20～30s，乳牙 60s 酸蚀目的：酸蚀后牙面呈白垩色，镜下可见呈蜂窝状、鱼鳞状、花瓣状，增加了粘接面积 注意事项：酸蚀剂不能涂布到软组织上，酸蚀后不能被唾液污染，不能反复擦拭
冲洗和干燥	不含磷酸的酸蚀剂冲洗时间：10～15s 用含磷酸的凝胶状酸蚀剂冲洗时间：20～30s 酸蚀后呈白色雾状 污染后重新酸蚀
涂布封闭剂	从深窝沟开始涂布、排除气泡，涂布后不要再污染和搅动
固化	自凝封闭剂涂布 1～2min 后可自行固化 光固化光源：430～490nm 可见光 照射距离约离牙尖 1mm 照射时间：20～40s 照射面积大于涂布面积
检查	用探针全面检查固化程度，粘接情况，有无气泡，有无遗漏，有无高点（无填料不用调咬合），定期复查时间（3月、半年或 1年），脱落重做封闭

113. 窝沟封闭剂的组成成分中没有
A. 树脂基质　　　　　　B. 磷酸　　　　　　C. 稀释剂
D. 引发剂　　　　　　　E. 填料

【答案】B

【解析】窝沟封闭剂的组成成分中没有磷酸。窝沟封闭剂组成包括树脂基质、填料、稀释剂及引发剂等。故本题答案是 B。易误选 E。

【破题思路】窝沟封闭剂的主要成分

组成	树脂基质：主要成分，广泛使用双酚 A-甲基丙烯酸缩水甘油酯 稀释剂：一定量活性单体，降低树脂黏度，一般有甲基丙烯酸甲酯 辅助剂：溶剂、填料、氟化物、涂料等 引发剂：自凝引发剂与光固引发剂

114. 无致龋性的甜味剂是
A. 蔗糖　　　　　　　　　B. 果糖　　　　　　　　　C. 半乳糖
D. 双糖　　　　　　　　　E. 甜叶菊糖

【答案】E

【解析】要求考生了解糖的代用品，防龋方法。已被证实具有防龋作用的糖的代用品有木糖醇，甘露醇和甜叶菊糖等。甜叶菊糖不利于变链菌的生长，不能被酵解，因而无致龋性。A、B、C 和 D 均为可致龋的糖类。

【破题思路】糖代用品山梨醇、甘露醇、木糖醇等可使致龋菌的葡聚糖产生减少。
高甜度代用品：甜叶菊糖（比蔗糖甜 20～400 倍）。
低甜度代用品：山梨醇、木糖醇、甘露醇、麦芽糖、异麦芽酮糖醇。

115. 一般来说，人体氟的主要来源是
A. 空气　　　　　　　　　B. 食物　　　　　　　　　C. 饮水
D. 水果　　　　　　　　　E. 蔬菜

【答案】C

【解析】一般来说，人体氟的主要来源是饮水。约占摄入总量的 65%。故本题答案是 C。

【破题思路】人体氟的主要来源是饮水，约占人体氟来源的 65%；第二位是食物，人体每天摄入的氟约有 25% 来自食品；其他来源如某些特殊环境条件下引起空气氟污染。

人体氟的来源：

来源	饮水：人体氟主要来自饮水占 65%，成人饮水每日 2500～3000mL
	食物：人体氟 25% 来自食物，食物中含氟量最高的是鱼、茶
	空气：燃煤污染等其他可能的氟来源
总摄入量	氟的适用摄入值和安全摄入量：每千克体重每天摄氟值为 0.05～0.07mg

116. 一个易患龋齿者，如果想使他的牙不产生更多的龋，他可以选用的化学杀菌剂应是
A. 丁香油　　　　　　　　B. 麝香草酚乙醇　　　　　C. 氯己定
D. 75% 的乙醇　　　　　　E. 三聚甲醛

【答案】C

【解析】主要导致龋齿的原因是菌斑。此易患龋齿者，为了防龋，可以选用的化学杀菌剂应是氯己定。氯己定是二价阳离子表面活性剂，对革兰阳性、阴性菌有强的抑菌作用，对变形链球菌、放线菌作用显著。故本题答案是 C。A 为根管消毒用药，B、D 都是消毒用药不是控制菌斑常用药，E 为根管消毒用药。

117. 饮水氟化预防龋病的适宜氟浓度是
A. 0.1～0.3mg/L　　　　　B. 0.4～0.6mg/L　　　　　C. 0.7～1.0mg/L
D. 1.1～1.3mg/L　　　　　E. 1.4～1.6mg/L

【答案】C

【解析】饮水氟化预防龋病的适宜氟浓度是 0.7～1.0mg/L。故本题答案是 C。

【破题思路】人体氟的主要来源是饮水，约占人体氟来源的 65%；25% 来自食品。
现行水质标准氟浓度 0.5～1mg/L（我国）。
饮水的适宜氟浓度一般应保持在 0.7～1mg/L（国际）。
水氟浓度 0.6～0.8mg/L 时患龋率最低。
每千克体重每天的总摄氟量在 0.05～0.07mg 之间为宜。

118. 预防性树脂充填的适应证不包括
A. 窝沟有龋能卡住探针　　B. 深的窝沟有患龋倾向　　C. 窝沟有早期龋迹象
D. 对侧牙有患龋倾向　　　E. 𬌗面窝沟有可疑龋

【答案】D

【解析】对侧牙有患龋倾向属于窝沟封闭适应证。故本题答案是 D。

【破题思路】预防性树脂充填有A、B、C三个类型，A型用的是窝沟封闭剂，B型用的是流动树脂，C型用的是氢氧化钙垫底复合树脂充填。

适应证	殆面沟窝和点隙有龋损能卡住探针 深的沟窝点隙有患龋倾向，可能发生龋坏 沟裂有早期龋坏迹象，牙釉质浑浊或呈白垩色

119. 窝沟封闭酸蚀过程中操作错误的是
   A. 用细毛刷蘸酸蚀剂放在要封闭的牙面上　　B. 酸蚀剂可为磷酸液或含磷酸的凝胶
   C. 酸蚀面积一般为牙尖斜面2/3　　D. 恒牙酸蚀20～30s，乳牙酸蚀60s
   E. 酸蚀过程中需擦拭酸蚀牙面标准

【答案】E

【解析】此题要求考生正确掌握窝沟封闭的临床操作步骤和注意事项。A、B、C和D选项都是酸蚀操作过程中的正确步骤。而E是酸蚀过程中应注意的事项和应避免的错误，因为擦拭酸蚀牙面容易破坏酸蚀后形成的釉质突，降低粘接力，易导致封闭剂脱落。答案E。

120. 关于不同牙位窝沟封闭剂保留率的正确说法是
   A. 下颌牙比上颌牙保留率高　　B. 年龄小比年龄大保留率高　　C. 乳牙比恒牙保留率高
   D. 磨牙比前磨牙保留率高　　E. 殆面与颊舌面一样保留率高

【答案】A

【解析】本题考核窝沟封闭剂的保留率。研究结果表明，窝沟封闭的保留率，年龄大的儿童较年龄小的高，下颌牙较上颌牙高，恒牙较乳牙高，前磨牙较磨牙高。选项E是牙面比较而非牙位比较，故选项A是正确的。

121. 每日含漱1次的氟化钠漱口溶液浓度是
   A. 0.5%　　B. 0.2%　　C. 0.1%
   D. 0.02%　　E. 0.05%

【答案】E

【解析】本题考核含氟漱口液的浓度。含氟漱口液一般推荐使用中性或酸性氟化钠配方，0.2%氟化钠溶液每周使用1次，0.05%氟化钠溶液每天使用1次。口腔医师必须知道含氟漱口液的使用剂量，正确开出处方。

【破题思路】	
含氟漱口液	有约26%防龋效果　一般使用中性或酸性氟化钠（NaF） ① 0.2% NaF（900mg/L）每周一次，0.05% NaF（230mg/L）每天一次 ② 5～6岁儿童每次用5mL，6岁以上儿童每次用10mL

122. 氟防龋机制中氟能抑制的酶是
   A. 葡糖基转移酶　　B. 果糖基转移酶　　C. 碳水化合物酶
   D. 琥珀酸脱氢酶　　E. 磷酸酯酶标准

【答案】D

【解析】本题考查考生对氟防龋机制的掌握程度。氟化物能抑制与细菌糖酵解与细胞氧化有关的酶，如：烯醇酶是干扰糖酵解的一个重酶、琥珀酸脱氢酶。选项中只有琥珀酸脱氢酶属此类，故选项D正确。

123. 可引起氟骨症的饮水氟浓度是
   A. 1.0～1.5mg/L　　B. 1.6～2.0mg/L　　C. 2.1～2.5mg/L
   D. 2.6～3.0mg/L　　E. 3.0mg/L以上

【答案】E

【解析】本题考核慢性氟中毒的氟浓度。在高浓度的氟环境中，机体长期摄入过量的氟可导致慢性氟中毒，饮水氟浓度达到3.0mg/L以上可产生氟骨症。

124. 检测产酸菌产酸能力的龋活性试验是
   A. Dentocult SM 试验　　B. Dentocult LB 试验　　C. Cariostat 试验
   D. Dentobuff Strip 试验　　E. 刃天青纸片法标准

【答案】C

【解析】此题考查考生对龋病检测方法的掌握情况。以致龋菌及酸性产物为指标检测龋发生危险因素的试验称龋活性试验，题中答案的方法均属于龋活性试验，但各种方法判断龋活性的指标不尽相同，只有Cariostat试验是通过检测牙表面菌斑内产酸菌的产酸能力来判断龋的活性。

【破题思路】目前较为成熟的致龋菌检测方法如下：

Dentocult SM 试验	观察唾液中变性链球菌数量来判断龋的活性	分四级： 变链（蓝色）0 1<105 2<105～106 3>106，"3"为高龋的活性
Dentocule LB 试验	主要观察乳杆菌在唾液的数量	>10000/mL 为高龋的活性
Cariostat 试验	检测牙表面菌斑内产酸菌的产酸能力	蓝紫色（－），绿色（＋），黄绿色（＋＋），黄色（＋＋＋）。（＋＋）培养管内 pH 5.0～5.5 为危险龋活性，（＋＋＋）为明显龋活性
Dentobuff Strip 试验	了解唾液的缓冲能力	试验从黄变为蓝色表示 pH>6.0，说明唾液有缓冲能力
刃天青纸片法	用颜色显色法观察唾液内变形链球菌的数量，以变形链球菌消耗蔗糖的氧化还原反应程度判断细菌数量	纸片：蓝色（－），紫蓝色（＋），红紫色（＋＋），粉色（＋＋＋），白色（＋＋＋＋）。粉色（＋＋＋）以上为龋活跃
定量 PCR 方法	用定量 PCR 检测受检者唾液内变性链球菌的数量来判断龋的活性	

125. 窝沟封闭时乳牙酸蚀的时间最好为
A. 20s B. 30s C. 40s
D. 50s E. 60s
【答案】E
【解析】本题考核的知识点是窝沟封闭时乳牙、恒牙酸蚀的不同时间。由于乳牙含有机质较恒牙多，窝沟封闭时酸蚀的时间要比恒牙时间长一些，最好为60s，这样的酸蚀效果比较好。

126. 窝沟封闭的适应证是
A. 患有较多邻面龋 B. 对侧同名牙有龋 C. 已充填完好的牙
D. 牙萌出 4 年无龋 E. 恒切牙和尖牙标准
【答案】B
【解析】本题考核的知识点是对侧同名牙有龋或有患龋倾向预示该牙很有可能即将患龋，应及时做窝沟封闭预防龋的发生。

【破题思路】窝沟封闭的适应证和非适应证

适应证：	① 深的窝沟，特别是能卡住探针的牙包括可疑龋 ② 对侧同名牙患龋，有患龋倾向的牙齿 ③ 一般牙萌出后 4 年之内，牙萌出达咬合平面，适宜做窝沟封闭 ④ 窝沟封闭时间：乳磨牙为 3～4 岁，第一恒磨牙为 6～7 岁，第二恒磨牙为 11～13 岁
非适应证：	① 殆面无深的沟裂点隙、自洁作用好 ② 患较多邻面龋损者 ③ 牙萌出 4 年以上未患龋 ④ 患者不合作，不能配合正常操作 ⑤ 已做充填的牙 ⑥ 牙尚未完全萌出，牙龈覆盖

127. 根据口腔流行病学调查的现状，原国家卫生计生委 2014 年在全国开展儿童口腔疾病综合干预项目，以下属于龋病一级预防的是
A. 窝沟封闭 B. 根管治疗 C. 深龋充填治疗
D. 预防性树脂充填 E. 非创伤性修复治疗标准

【答案】A

【解析】此题考核龋病三级预防的原则和内容。一级预防是对口腔内存在的危险因素采取可行的防治措施，如窝沟封闭。二级预防是发现早期龋及时充填。三级预防是对龋病引起的牙髓炎、根尖周炎进行恰当治疗。B选项根管治疗属于三级预防。正确答案是A。

128. 对1年前做过口腔检查的200名学生进行口腔健康检查时，发现又有20名学生新发生龋，描述这种新发生情况的指标是

　　A. 龋均　　　　　　　　　B. 患龋率　　　　　　　　C. 发病率
　　D. 龋面均　　　　　　　　E. 龋面充填构成比

【答案】C

【解析】此题要求考生掌握各种龋病流行病学指标型题的应用。在本题中，龋均、龋面均用于衡量人群患龋病的严重程度，龋面充填构成比衡量人群患龋后接受充填的情况，患龋率是指人群患龋病的频率，只有发病率反映新发龋的情况。因此选项C正确。

【破题思路】

龋均	龋均 = $\dfrac{龋失补牙数之和}{受检人数}$	反映受检人群龋病的严重程度，记录人群每人口腔中龋失补牙的平均数
龋面均（更灵敏）	龋面均 = $\dfrac{龋失补牙面数之和}{受检人数}$	反映受检人群龋病的严重程度，记录人群每人口腔中龋失补牙面的平均数
患龋率	患龋率 = $\dfrac{患龋病人数}{受检人数} \times 100\%$	反映在某一时间某一人群中患龋病的频率，常以百分数表示
龋病发病率（这一指标在口腔流行病学中应用最为广泛）	发病率 = $\dfrac{发生新龋的人数}{受检人数} \times 100\%$	龋病发病率通常是指至少在一年时间内，某人群新发生龋病的频率

129. 男，6岁。右下第一恒磨牙已经完整萌出，窝沟较深，医师决定对该牙进行封闭，操作过程中，采用含磷酸的凝胶酸蚀后，需要用水枪加压冲洗牙面的时间是

　　A. 5s内即可　　　　　　　B. 5～9s　　　　　　　　C. 10～15s
　　D. 20～30s　　　　　　　E. 40～60s

【答案】D

【解析】本题考查考生对酸蚀技术的掌握程度。牙面用液体酸蚀剂酸蚀后应用蒸馏水彻底冲洗，通常用水枪或注射器加压冲洗牙面10～15s，边冲洗边用吸唾器吸干。如含磷酸的凝胶酸蚀，冲洗时间应加倍。因此正确答案为D。

130. 女，5岁。右下乳磨牙𬌗面龋坏，未有自发痛和叩击痛，医师检查后决定采用ART修复该牙，并告知患儿家长，患儿不能用该牙咀嚼的时间是修复后

　　A. 半小时内　　　　　　　B. 1h内　　　　　　　　C. 5h内
　　D. 12h内　　　　　　　　E. 24h内

【答案】B

【解析】ART修复患牙使用的是自固化玻璃离子，需一定时间才能固化，充填治疗后患者1h内不进食。正确答案为B。

131. 女，7岁。右下第一恒磨牙窝沟着色且能卡住探针，医师为该儿童选择的防治措施是

　　A. 窝沟封闭　　　　　　　B. 预防性充填　　　　　　C. 局部用氟
　　D. ART　　　　　　　　　E. 充填治疗

【答案】A

【解析】本题考核窝沟封闭的适应证。主要有：①窝沟深，特别是可以插入或卡住探针；②患者对侧同名牙患龋或有患龋倾向。正确答案为A。

(132～134题共用题干)

女，7岁。乳牙龋坏较多，已充填。六龄牙已萌齐，医师诊断𬌗面中龋，采用非创伤性充填（ART）治疗该牙。

132. 该儿童龋洞牙釉质开口小，医师使用扩大窝洞口的器械是
    A. 探针　　　　　　　　　B. 镊子　　　　　　　　　C. 挖匙
    D. 斧形器　　　　　　　　E. 雕刻刀

133. 充填该患牙窝洞所用的材料为
    A. 10%聚丙烯酸　　　　　B. 35%磷酸　　　　　　　C. 玻璃离子
    D. 氟化亚锡　　　　　　　E. 复合树脂

134. 充填操作中需要涂凡士林的步骤是
    A. 备洞扩大洞口时　　　　B. 清洁窝洞时　　　　　　C. 充填材料置入窝洞前
    D. 调整到正常咬合后　　　E. 充填后1h

【答案】D、C、D

【解析】题132：本题考查ART技术的基本操作。牙釉质开口小，使用斧形器扩大入口，部分无基釉可能破碎，便于挖匙进入。

题133：ART的充填材料是有粘接、耐压和耐磨性能较好的新型玻璃离子材料。10%聚丙烯酸为处理剂，作用是清洁窝洞，促进玻璃离子材料与牙面的化学性粘接。35%磷酸是窝沟封闭使用的酸蚀剂。氟化亚锡为一种防龋的氟化物。复合树脂是一种需要使用粘接剂的充填材料。

题134：ART正确的操作步骤是斧形器扩大入口，10%聚丙烯酸清洁窝洞，将调拌好的玻璃离子用雕刻刀钝端将其放入备好的窝洞，用挖匙凸面压紧玻璃离子。用戴手套的手指蘸凡士林放在充填材料上向龋洞内紧压，当材料不再有黏性后移开手指，约30s。用咬合纸调到正常咬合后，再涂一层凡士林，最后让患者漱口并嘱咐1h内不要进食。因此，在充填材料置入窝洞前和已经充填后1h并不需要涂一层凡士林。

（135～136题共用题干）
女，7岁。乳牙龋坏较多，六龄牙完全萌出，窝沟较深，无明显龋坏，要求预防医师为该患者进行六龄牙的窝沟封闭。

135. 牙面酸蚀面积为
    A. 颊面　　　　　　　　　B. 𬌗面　　　　　　　　　C. 牙尖斜面2/3
    D. 近远中邻面　　　　　　E. 所有牙面

136. 窝沟封闭后需要调整咬合的情况是
    A. 封闭剂无填料，咬合不高　B. 封闭剂无填料，咬合高　C. 封闭剂有填料，咬合不高
    D. 粘接剂无填料，咬合不高　E. 封闭剂有填料，咬合高

【答案】C、E

【解析】题135：酸蚀面积为接受封闭的范围，一般为牙尖斜面2/3。

题136：如果封闭剂没有填料可不调𬌗；如使用含有填料的封闭剂，又咬合过高，应调整咬合。

（137～139题共用题干）
某地级市位于沿海低氟区，有人口25万，20年来龋齿患病水平呈上升趋势，市卫生行政部门计划开展社区口腔预防保健工作，要求市牙防所专家做出口腔保健规划和具体工作计划为此，项目技术指导组提出了切实可行的方案。

137. 为摸清口腔患病状况先要
    A. 起草口腔保健计划　　　B. 开展口腔流行病学调查　C. 选择口腔预防项目
    D. 研讨质量监控指标　　　E. 筹备口腔保健培训班

138. 经过资料分析提出了针对学龄儿童的龋病预防措施是
    A. 充填　　　　　　　　　B. 洁治　　　　　　　　　C. 正畸
    D. 窝沟封闭　　　　　　　E. 咬合诱导

139. 为了防龋，如果进行饮水加氟措施，需要考虑该人群的
    A. 口腔卫生状况　　　　　B. 牙结石状况　　　　　　C. 龈沟出血情况
    D. 牙周袋深度　　　　　　E. 氟牙症情况

【答案】B、D、E

【解析】题137：考核的知识点是任何地方开展口腔预防保健工作都要通过口腔健康调查（流行病学调查），摸清人群口腔健康状况才能有针对性地制订计划和采取措施。

题138：考核的知识点是学龄儿童龋病预防的措施。通过窝沟封闭保护第一恒磨牙。

题139：考核的知识点是饮水氟化的原则之一，饮水氟含量在0.5mg/L以下时，应根据该地区氟牙症和龋病的流行情况决定是否需要加氟。

140. 由饮水中获得的氟约占人体氟来源的
   A. 45%　　　　　　　　　B. 55%　　　　　　　　　C. 65%
   D. 15%　　　　　　　　　E. 85%
【答案】C
【解析】由饮水中获得的氟约占人体氟来源的65%。

141. Dean 分类依据中不包括
   A. 釉质的光泽　　　　　　B. 釉质的颜色　　　　　　C. 釉质缺损的面积
   D. 釉质的硬度　　　　　　E. 釉质的透明度
【答案】D
【解析】氟牙症的评价采用Dean分类法，根据牙釉质的颜色、光泽和缺损的面积来确定损害的程度，釉质硬度不在评价标准之内。故本题答案是D。

142. Dean 分类中记分为"很轻度"的标准是：小的似纸一样的白色不透明区不超过唇面的
   A. 10%　　　　　　　　　B. 15%　　　　　　　　　C. 20%
   D. 25%　　　　　　　　　E. 30%
【答案】D
【解析】Dean分类中记分为"很轻度"的标准是：小的似纸一样的白色不透明区不超过唇面的25%。故本题答案是D。数据要牢记。

143. Dean 规定的社区氟牙症指数为0.8时的公共卫生含义是
   A. 阴性　　　　　　　　　B. 边缘性　　　　　　　　C. 轻度
   D. 中度　　　　　　　　　E. 重度
【答案】C
【解析】Dean社区氟牙症指数在0.6～1.0时，提示轻度氟牙症流行。故本题答案是C。

【破题思路】Dean规定社区氟牙症指数公共卫生意义

阴性	0.1～0.4
边缘性	0.4～0.6
轻度	0.6～1.0
中度	1.0～2.0
重度	2.0～3.0
极重度	3.0～4.0

氟牙症指数为0.75，属于轻度流行地区，应采取除氟措施

144. 龋病发病率是指
   A. 在一定时期内，人群中患龋病的频率　　　　B. 在一定时期内，某人群新发生龋病的频率
   C. 人群中新发生龋齿占全部龋齿的百分率　　　D. 在一定时期内，某患龋人群中新发生龋病的频率
   E. 人群中龋齿占龋、失、补的比例
【答案】B
【解析】此题以记忆为主，要求考生明确区分患病率和发病率的概念。龋病发病率是指在一定时期内，某人群新发生龋病的频率。而龋病患病率是指在一定时期内，某人群患龋病的频率。近1/3的考生混淆了二者的概念。选D的考生可能忽略了"某患龋人群"的"患龋"二字，既然患龋就不能称为新发生龋。

145. 人类口腔正常菌群中的主要致龋菌不包括
   A. 变形链球菌　　　　　　B. 黏性放线菌　　　　　　C. 内氏放线菌
   D. 乳杆菌　　　　　　　　E. 梭形菌
【答案】E
【解析】此题是以理解和记忆为主，要求考生明确致龋菌的分类和作用。变链菌、放线菌和乳杆菌是致龋的三大菌种。显然备选答案中只有E（梭形菌）不是口腔内主要致龋菌。答案应该是E。

146. 与人体摄入氟的量关系最密切的是
   A. 空气氟浓度　　　　　　B. 水果氟浓度　　　　　　C. 饮水氟浓度

042

D. 牙膏氟浓度　　　　　　　　　　E. 蔬菜氟浓度

【答案】C

【解析】与人体摄入氟的量关系最密切的是饮水氟浓度。饮水为人体摄氟的主要来源占65%。故本题答案是C。

147. 预防性树脂充填操作不包括

A. 去除窝沟处的病变牙釉质或牙本质　　　　　B. 采用预防性扩展备洞方法
C. 采用酸蚀技术　　　　　　　　　　　　　　D. 采用树脂材料充填
E. 在𬌗面上涂一层封闭剂

【答案】B

【解析】此题以记忆为主，考核的是预防性树脂充填的方法和操作步骤。A、C、D和E都是预防性树脂充填的方法和操作步骤的内容，而B是错误的答案。因为预防性树脂充填与常规银汞合金充填恰恰相反，不需要进行预防性扩展备洞。1/3考生答E可能是因为预防性树脂充填和窝沟封闭的方法和操作步骤相似而辨别不清。

【破题思路】预防性树脂操作步骤：
① 用手机去除点隙窝沟龋坏组织，圆钻大小依龋坏范围而定，不做预防性扩展。
② 清洁牙面，彻底冲洗干燥、隔湿。
③ C型酸蚀前将暴露的牙本质用氢氧化钙垫底。
④ 酸蚀𬌗面及窝洞。
⑤ A型仅用封闭剂涂布𬌗面窝沟及窝洞。
　 B型用流动树脂材料或加有填料的封闭剂充填，固化后在𬌗面上涂一层封闭剂。
　 C型在窝洞内涂布一层牙釉质粘接剂后用后牙复合树脂充填。
⑥ 术后检查充填及固化情况，有无漏涂、咬合是否过高等。

148. 研究人员准备在某城市开展氟化饮水的试点研究，该城市的饮水氟浓度为0.3mg/L。饮水氟化后，仍可使用的氟防龋措施是

A. 氟片　　　　　　　　　B. 氟滴剂　　　　　　　　C. 食盐氟化
D. 氟化牙膏　　　　　　　E. 饮水加氟后，不能再使用任何氟防龋措施

【答案】D

【解析】牙膏是自我保健、维护口腔健康的必需用品。含氟牙膏有明显的防龋效果，是通过局部发挥防龋作用，可以与饮水氟化相互补充发挥协同效应。吞咽反射完全建立的儿童及成人，一般很少吞咽，不会造成氟摄入过多，因此饮水氟化后使用氟化牙膏不存在安全性问题。故选D。

(149～150题共用备选答案)

A. 0.02% NaF 漱口液　　　B. 0.05%NaF 漱口液　　　C. 0.2% NaF 漱口液
D. 1.23% NaF 凝胶　　　　E. 2% NaF 溶液

149. 每日漱口使用的是

150. 每周漱口使用的是

【答案】B、C

【解析】氟水漱口为一种局部应用氟防龋的方法，一般使用中性或酸性氟化钠配方，0.2%NaF 溶液每周使用一次，0.05%NaF 溶液每天使用一次。

【破题思路】

含氟漱口液	有约26%防龋效果 一般使用：中性或酸性氟化钠（NaF） ① 0.2% NaF（900mg/L）每周一次 　0.05% NaF（230mg/L）每天一次 ② 5～6岁儿童每次用 5mL 　6岁以上儿童每次用 10mL

151. 窝沟封闭与预防性树脂充填的区别主要在于

A. 酸蚀时间不同　　　　　B. 充填材料　　　　　　C. 是否做预防性扩展
D. 是否垫底　　　　　　　E. 是否去除腐质

【答案】E

152. 6岁以下儿童刷牙时每次含氟牙膏的用量为
A. 蚕豆粒大小　　　　　　B. 黄豆粒大小　　　　　　C. 绿豆粒大小
D. 米粒大小　　　　　　　E. 芝麻粒大小

【答案】B

153. 窝沟封闭清洁牙面操作方法中错误的是
A. 用低速手机上锥形小毛刷蘸上清洁剂刷洗牙面　　B. 清洁剂可以用浮石粉或不含氟牙膏
C. 彻底冲洗牙面后应漱口　　　　　　　　　　　　D. 也可用含有油质的清洁剂
E. 用尖锐探针清除窝沟中残余的清洁剂

【答案】D

154. 氟牙症是牙齿形成和矿化过程中摄入过量氟引起的
A. 釉质着色　　　　　　　B. 釉质矿化不全　　　　　C. 牙齿外形异常
D. 牙本质缺陷　　　　　　E. 牙骨质异常

【答案】B

（155～157题共用题干）
在小学开展口腔预防保健项目时。

155. 进行口腔健康调查时记录龋病主要的指数是
A. 患龋率和失牙率　　　　B. 失牙率和龋均　　　　　C. 萌出率和换牙率
D. 患龋率和龋均　　　　　E. 龋均和换牙率

156. 为了解全校学生的口腔健康状态，首先要进行
A. 老师的问卷调查　　　　B. 口腔健康调查　　　　　C. 设计口腔预防项目
D. 开展口腔健康教育　　　E. 家长的问卷调查

157. 针对咬合面龋多的特点应采取的口腔预防措施是
A. 氟水含漱　　　　　　　B. 含氟凝胶　　　　　　　C. 氟泡沫
D. 窝沟封闭　　　　　　　E. 氟离子导入

【答案】D、B、D

158. 下列有关窝沟封闭较之银汞合金充填优点说法错误的是
A. 窝沟封闭花费时间少
B. 窝沟封闭是一种无痛无创伤的方法
C. 窝沟封闭保留的时间比银汞合金充填长
D. 窝沟封闭费用比银汞合金充填低
E. 窝沟封闭是减少窝沟龋的一种非常有效的方法

【答案】C

【解析】窝沟封闭保留的时间比银汞合金充填短。

159. 女，22岁，下颌中切牙釉质的白色不透明区不超过唇的50%，但超过唇面的25%。按Dean氟牙症为
A. 0.5　　　　　　　　　　B. 1　　　　　　　　　　　C. 2
D. 3　　　　　　　　　　　E. 4

【答案】C

【解析】Dean氟牙症分类指数标准分为：牙釉质的白色不透明区超过唇面的25%，但不超过唇面的50%。故选C。

【破题思路】

正常	0	有光泽
可疑	0.5	釉质透明度轻度改变，偶见白色斑点
很轻度	1	白色不透明区 <25%
轻度	2	白色不透明区 <50%
中度	3	棕色染色 + 缺损
重度	4	实质缺损 + 牙外形改变

160. 学龄儿童最经常使用的防龋措施有
A. 含氟牙膏刷牙	B. 定期洁治	C. 窝沟封闭
D. 口服氟片	E. 氟水漱口

【答案】A

161. 在口腔健康调查中，冠龋的诊断标准为
A. 釉质上的白斑	B. 窝沟底部发软的病损
C. 探针可插入的着色窝沟、底部不发软	D. 釉质上着色的不平坦区
E. 釉质上的窝沟

【答案】B

第四单元　牙周病预防

1. 预防牙周疾病除了控制菌斑还应该
   A. 认真刷牙　　　　　　　B. 使用牙线　　　　　　　C. 进行牙周洁治
   D. 药物含漱　　　　　　　E. 使用邻间刷
   【答案】C
   【解析】预防牙周病，关键是清除牙菌斑。一期预防主要是注意口腔卫生，清除牙菌斑，养成良好的口腔卫生习惯，掌握正确的刷牙方法以及牙签、牙线的应用。二期预防主要是去除引起牙龈炎的牙菌斑和牙石，防止牙龈炎的进一步发展。三期预防是对晚期牙周病进行综合治疗，防止疾病的进一步发展。故选C。

2. 预防牙周疾病、提高宿主抵抗力的措施是
   A. 降低牙尖高度和斜度　　B. 去除不良修复体　　　　C. 补充维生素和钙、磷等营养
   D. 治疗食物嵌塞　　　　　E. 去除充填悬突
   【答案】C
   【解析】预防牙周疾病、提高宿主抵抗力的措施是补充维生素和钙、磷等营养。其他选项均属于控制牙周疾病的相关局部促进因素措施。故本题答案是C。

3. 预防牙周疾病的药物漱口剂中没有
   A. 氯己定　　　　　　　　B. 抗生素　　　　　　　　C. 血根碱
   D. 酚类化合物　　　　　　E. 季铵化合物
   【答案】B
   【解析】预防牙周疾病的药物漱口剂中没有抗生素。抗生素应用途径包括口服和局部上药，一般不作为漱口剂使用，长期使用抗生素漱口水会产生耐药性。故本题答案是B。

【破题思路】	
种类	清洁水或淡盐水 防龋作用：0.05%～0.2%氟化钠含漱液（0.05%每天一次，0.2%每周一次） 抑菌作用：含有某些药物如精油、三氯生、茶多酚、西吡氯铵 止痛作用：0.5%普鲁卡因漱口液 美白作用：含焦磷酸盐、六偏磷酸钠、过氧化氢的漱口液

4. 属于口腔预防医学二级预防的是
   A. 氟化物应用　　　　　　B. 牙体外科　　　　　　　C. 饮食控制
   D. 保护牙髓　　　　　　　E. 窝沟封闭
   【答案】B

   【破题思路】①一级预防：又称病因预防，是预防医学的最终奋斗目标，其主要的任务是针对疾病发生的生物、物理、化学、心理及社会因素采取预防措施，消除致病因素，防止各种致病因素对人体的危害，如口腔健康教育、口腔卫生指导控制、控制牙菌斑的措施、氟化物的应用、饮食控制、封闭窝沟、保护牙髓。
   ②二级预防：又称临床前期预防，即在疾病发生的前期做到早期发现、早期诊断和早期治疗，即"三早"。以控制疾病的发展和恶化，对于传染病，除了"三早"，还需做到疫情早报告以及患者早隔离，即"五早"。如定期口腔健康检查、高风险人群的发现和早期龋齿充填等。
   ③三级预防：又称临床预防，即对患者及时有效地采取治疗措施，防止病情恶化。预防并发症和后遗症，尽量恢复或保留口腔功能。对于某些患者，应采取及时、有效的治疗和康复措施，使患者尽量恢复生活和劳动能力，能参加社会活动并延长寿命。如牙列缺损和缺失的修复等。

   （5～6题共用备选答案）
   A. 氯己定　　　　　　　　B. 氟化亚锡　　　　　　　C. 血根碱
   D. 螺旋霉素　　　　　　　E. 季铵化合物

5. 常用于控制菌斑预防牙周疾病的是
6. 不常用于控制菌斑预防牙周疾病的是

【答案】A、D

【解析】考的是区分预防牙周疾病的各类药物。所列备选答案都是预防牙周疾病的药物，但是题中的关键是"不常用于控制菌斑"者。使用抗生素（螺旋霉素）作为控制菌斑预防牙周疾病的方法是不适宜的，因为长期使用可抑制口腔中正常菌群而导致菌群失调，并且可能产生耐药菌株。

【破题思路】

氯己定 (Hibitane)	又称洗必泰，化学名称为双氯苯双胍己烷，系二价阳离子表面活性剂 作用机制：①减少了唾液中能吸附到牙面上的细菌数 ②氯己定与唾液酸性糖蛋白的酸性基团结合，抑制获得性膜和菌斑的形成 ③氯己定与牙面釉质结合阻断了唾液细菌对牙面的吸附 ④氯己定与 Ca^{2+} 竞争：改变菌斑细菌内聚力，抑制聚集吸附 氯己定主要用于局部含漱、涂擦和冲洗，也可用含氯己定的凝胶或牙膏刷牙以及用氯己定涂料封闭窝沟。氯己定能较好地抑制龈上菌斑形成和控制龈炎，平均达到60%。使用0.12%或0.5%氯己定液含漱每天2次，每次10mL，每次1min，可减少菌斑45%～61%，龈炎可减少27%～67% 副作用：①使牙、修复体或舌背上发生染色 ②氯己定味苦 ③对口腔黏膜有轻度的刺激作用
酚类化合物	酚类化合物又称香精油，是由麝香草酚、薄荷醇和甲基水杨酸盐混合而成的抗菌制剂，主要用作漱口剂。有研究报道每天使用2次，可平均减少菌斑及降低龈炎指数35%。由于它能清除菌斑中的内毒素，因此，可明显降低菌斑的毒性
季铵化合物	季铵化合物是一组阳离子表面活性剂，能杀灭革兰阳性和革兰阴性细菌，特别对革兰阳性菌有较强的杀灭作用，其机制是与细胞膜作用而影响其渗透性，最终导致细胞内容物丧失。季铵化合物主要包括氯化苄乙氧铵和氯化十六烷基吡啶。一般以0.05%的浓度作为漱口剂，可抑制菌斑的形成和龈炎的发生。长期使用可能出现牙染色、烧灼感等副作用
氟化亚锡	氟化亚锡是活性较高的抗菌剂，锡离子进入细菌细胞并滞留，从而影响细胞的生长和代谢，因此，能抑制菌斑形成。用1.64%的 SnF_2 做龈下冲洗，能抑制龈下菌斑并能延缓牙再感染
三氯羟苯醚	三氯羟苯醚能有效抑制多种革兰阳性与阴性细菌。其抗微生物的主要作用部位是细菌的胞质膜。口腔领域用于牙膏、漱口液

7. 对患者进行口腔检查时发现其某颗指数牙的龈上牙石覆盖面积为牙面的1/3～2/3，根据简化牙石指数，应记为

A. 0　　　　　　　　　　B. 1　　　　　　　　　　C. 2
D. 3　　　　　　　　　　E. 4

【答案】C

【解析】简化牙石指数共分四级。龈上牙石覆盖面积为牙面的1/3～2/3，或牙颈部存在散在的龈下牙石。故本题答案是C。

【破题思路】牙石指数：CI-S（面积或牙颈部牙石量）
0＝龈上、龈下无牙石。
1＝龈上牙石覆盖面积占牙面1/3以下。
2＝龈上牙石覆盖面积在牙面1/3与2/3之间，或牙颈部有散在龈下牙石。
3＝龈上牙石覆盖面积占牙面2/3以上，或牙颈部有连续而厚的龈下牙石。

8. 在进行大规模口腔流行病学调查时，常采用改良社区牙周指数反映牙周组织的健康状况，该指数所检查的内容为

A. 牙龈出血、菌斑、软垢　　　　　　B. 龈沟出血、牙周袋、牙石
C. 牙石、软垢、菌斑　　　　　　　　D. 牙周袋深度、牙龈出血
E. 菌斑、牙石、牙周袋

【答案】D

【解析】社区牙周指数CPI检查内容包括牙龈出血、牙石和牙周袋深度。故本题答案是D。易误选A。

【破题思路】	
CPI牙周探针结构	探针尖端为一小球，直径为0.5mm，在距顶端3.5～5.5mm处为黑色的区域，距顶端8.5mm和11.5mm处有两条环线
探针作用	①检查牙龈出血情况，顶端小球可避免探针头部过于尖锐而刺伤牙龈组织导致出血，而误诊为牙龈炎 ②探测龈下牙石 ③测牙龈沟或牙周袋的深度，探针在3.5mm和5.5mm处的刻度便于测定牙周袋深度
检查内容	牙龈出血和牙周袋深度
检查方法	探诊为主，结合视诊。CPI探针轻缓地插入龈沟或牙周袋内，探针与牙长轴平行，紧贴牙根。沿龈沟从远中向近中移动，作上下短距离的颤动，以感觉龈下牙石。同时查看牙龈出血情况，并根据探针上的刻度观察牙周袋深度。CPI探针使用时所用的力不超过20g（笔尖插指甲缝）

9. 在学校口腔预防项目中，氯己定作为控制菌斑的药物制剂配制成漱口液，其作用机制是
A. 与唾液糖蛋白的碱性基团结合　　　　B. 与磷离子竞争，抑制细菌的聚积
C. 使牙、舌背发生染色，并透入牙内　　D. 应用氟化物一小时后再含漱
E. 阻碍唾液细菌在牙面的吸附
【答案】E
【解析】在学校口腔预防项目中，氯己定作为控制菌斑的药物制剂配制成漱口液，其作用机制是阻碍唾液细菌在牙面的吸附。故本题答案是E。

（10～11题共用备选答案）
A. 窝沟封闭　　　　　　　B. 根管治疗　　　　　　　C. 定期口腔检查
D. 预防性充填　　　　　　E. 早期充填
10. 一级预防
11. 三级预防
【答案】A、B
【解析】口腔健康检查，窝沟封闭和预防性充填属于一级预防，早期充填属于二级预防，根管治疗是三级预防的范畴。

12. 洗必泰是一种
A. 一价的阳离子表面活性剂　　　　B. 二价的阳离子表面活性剂
C. 一价的阴离子表面活性剂　　　　D. 二价的阴离子表面活性剂
E. 中性离子表面活性剂
【答案】B
【解析】氯己定属于二价的阳离子表面活性剂。故本题答案是B。易误选E。

13. 牙周病一级预防的确切内容是
A. 义齿修复，防止功能丧失　　　　B. 早发现、早治疗，减少牙周病的严重程度
C. 以药物与牙周手术治愈牙周病损　　D. 控制牙菌斑，减轻牙龈出血
E. 健康教育、定期保健、保持牙周健康
【答案】E
【解析】牙周病一级预防的确切内容是健康教育、定期保健、保持牙周健康。牙周疾病的一级预防是指在牙周组织受到损害之前防止病源因素的侵袭，或者虽然病源因素已经侵袭到牙周组织，但在其还未对牙周组织产生损害之前就将其去除。包括对大众进行健康教育，学会促进牙周组织健康的有效的口腔卫生措施，同时提高机体的抗病能力。故本题答案是E。

14. 牙周疾病的二级预防包括
A. 健康教育　　　　　　　B. 牙周洁治　　　　　　　C. 有效刷牙
D. 合理饮食　　　　　　　E. 重建功能
【答案】B
【解析】牙周疾病的二级预防包括牙周洁治。牙周疾病的二级预防是指通过检查早期发现病变，早期正确诊断，并进行早期治疗。

15. 牙周疾病的二级预防不包括
　　A. 口腔健康教育和指导　　　　B. 专业性洁治　　　　　　　　C. 去除菌斑牙石
　　D. 牙周洁治　　　　　　　　　E. 根面平整
【答案】A
【解析】此题以记忆为主，考的是三级牙周疾病预防的概念。一级预防主要是口腔健康教育和指导，以清除菌斑和其他有害刺激为目的。二级预防包括牙周疾病临床常用治疗方法。三级预防以恢复和重建功能为主（复杂手术治疗）。显然A不属于二级预防的范畴。约2%的考生选择E为正确答案，原因可能是将E（根面平整）归入了三级预防的范畴。

16. 牙周疾病预防除了控制菌斑还应该
　　A. 认真刷牙　　　　　　　　　B. 使用牙线　　　　　　　　　C. 药物含漱
　　D. 牙周洁治　　　　　　　　　E. 治疗食物嵌塞
【答案】E
【解析】牙周疾病预防除了控制菌斑还应该治疗食物嵌塞。故本题答案是E。选项中ABCD都属于控制菌斑的范畴。

17. 用氯己定控制菌斑，长期使用会产生
　　A. 口腔黏膜糜烂　　　　　　　B. 牙釉质脱矿　　　　　　　　C. 舌背部溃疡
　　D. 牙本质过敏　　　　　　　　E. 舌背部着色
【答案】E
【解析】口腔黏膜着色是氯己定含漱的副作用。故本题答案是E。

18. 纠正不良习惯属于牙周病预防的
　　A. 一级预防中的促进健康　　　B. 一级预防中的特殊性保护措施　　　C. 二级预防中的早期诊断治疗
　　D. 二级预防中的防止功能障碍　E. 三级预防中的康复
【答案】B

19. 下列项目哪项属于牙周疾病三级预防
　　A. 早期发现治疗，减轻已发生的牙周病的严重程度，控制发展
　　B. 专业性洁治，去除菌斑和牙石
　　C. 去除刺激疾病发展的不良刺激
　　D. 采用X线检查，定期追踪观察牙槽骨情况
　　E. 用各种药物和配合牙周手术最大限度地治愈牙周组织的病损
【答案】E

20. 只观察牙龈情况的指数是
　　A. 菌斑指数　　　　　　　　　B. 简化口腔卫生指数　　　　　C. 牙龈指数
　　D. 龈沟出血指数　　　　　　　E. 社区牙周指数
【答案】C

21. 目前影响牙周病流行的最主要的因素
　　A. 吸烟　　　　　　　　　　　B. 营养　　　　　　　　　　　C. 口腔卫生状况
　　D. 受教育程度　　　　　　　　E. 城乡差别
【答案】C

22. 一般在检查龈沟出血指数前不能检查
　　A. 简化软垢指数　　　　　　　B. 简化牙石指数　　　　　　　C. 改良菌斑指数
　　D. 牙龈指数　　　　　　　　　E. 社区牙周指数
【答案】C

23. 对口腔检查时发现其某颗患牙进行指数牙的龈上牙石覆盖面积为牙面的1/3～2/3，根据简化牙石指数，应记为
　　A. 0　　　　　　　　　　　　　B. 1　　　　　　　　　　　　　C. 2
　　D. 3　　　　　　　　　　　　　E. 4
【答案】C

24. 软垢覆盖面积占牙面1/3以下时，简化软垢指数记为
　　A. 0　　　　　　　　　　　　　B. 1　　　　　　　　　　　　　C. 2
　　D. 3　　　　　　　　　　　　　E. 0.5

【答案】B

25. 哪种制剂不能作为菌斑染色剂
A. 2%碱性品红
B. 2%甲紫
C. 2%～5%藻红
D. 4%酒石黄
E. 1.0%～2.5%孔雀绿

【答案】B

26. 下列指数中常用来描述牙周状况的是
A. DMFT
B. dmfs
C. CPI
D. Dean指数
E. DMFS

【答案】C

27. 关于改良CPI指数，如下说法正确的是
A. 牙周检查不再分区段
B. 检查10颗指数牙
C. 牙周袋探针4～5mm记分为2
D. 9为缺失牙
E. X为除外区段

【答案】A

28. 以下选项中属于牙周疾病的三级预防的是
A. 手术治疗后的追踪观察，随访，牙周健康维护
B. 治疗糖尿病，增强牙周组织的抵抗力
C. 足够的营养、健康的生活条件
D. X线定期追踪观察牙槽骨情况，采取适当的治疗
E. A+B

【答案】E

29. 拔除不能保留的患牙属于牙周病预防的
A. 一级预防中的促进健康
B. 一级预防中的特殊性保护措施
C. 二级预防中的早期诊断治疗
D. 二级预防中的防止功能障碍
E. 三级预防中的康复

【答案】D

30. 季铵化合物漱口剂常用的浓度为
A. 0.01%
B. 0.05%
C. 0.5%
D. 1%
E. 2%

【答案】B

31. 在学校口腔预防项目中，氯己定作为控制菌斑的药物制剂配制成漱口液，其作用机制错误的是
A. 减少唾液中能吸附到牙面上的细菌数
B. 氯己定与唾液酸性糖蛋白的酸性基团结合，使唾液糖蛋白对牙面的吸附能力增强
C. 封闭唾液糖蛋白的酸性基团，抑制获得性膜和菌斑的形成
D. 氯己定与牙面釉质结合，阻碍了唾液细菌对牙面的吸附
E. 氯己定取代Ca^{2+}与唾液中凝集细菌的酸性凝集因子作用，抑制了细菌吸附

【答案】B
【解析】氯己定与唾液酸性糖蛋白的酸性基团结合，从而封闭唾液糖蛋白的酸性基团，使唾液糖蛋白对牙面的吸附能力减弱，抑制获得性膜和菌斑的形成。

32. 定期X线检查属于牙周病预防中的
A. 一级预防中的促进健康
B. 一级预防中的特殊性保护措施
C. 二级预防中的早期诊断治疗
D. 二级预防中的防止功能障碍
E. 三级预防中的康复

【答案】C

33. 下列健康教育属于牙周病预防的是
A. 一级预防中的促进健康
B. 一级预防中的特殊性保护措施
C. 二级预防中的早期诊断治疗
D. 二级预防中的防止功能障碍
E. 三级预防中的康复

【答案】A

34. 下列属于牙周疾病二级预防的是
A. 建立良好的口腔习惯
B. 掌握正确的刷牙方法
C. 去除促进牙周病发展的刺激因素
D. 恢复失牙,重建功能
E. 口腔健康教育和指导

【答案】C

35. 下列药物中不适宜作为控制菌斑、预防牙周病的方法的是
A. 氯己定
B. 甲硝唑
C. 抗生素
D. 替硝唑
E. 氟化亚锡

【答案】C

36. 急性氟中毒处理不需要
A. 抗感染治疗
B. 催吐、洗胃
C. 口服或静脉注射钙剂
D. 补糖或补液
E. 对症处理

【答案】A

37. 与氟化钠完全不相容的牙膏摩擦剂是
A. 二氧化硅
B. 碳酸钙
C. 焦磷酸钙
D. 三水合铝
E. 丙烯酸酯

【答案】B

38. 属于牙周疾病三级预防的是
A. 口腔健康教育
B. 全口牙周洁治
C. 每天有效刷牙
D. 合理饮食营养
E. 重建咀嚼功能

【答案】E

(39～40题共用备选答案)
A. 含糖饮食摄入频率过高
B. 菌斑和牙石堆积
C. 增龄的变化
D. 饮水中含钙量过高
E. 体内免疫功能低下

39. 与龋病患病关系密切的是
40. 与牙周病患病关系密切的是

【答案】A、B

【解析】含糖饮食摄入频率过高,细菌发酵产酸致龋的概率大大增高。菌斑微生物是牙周疾病的始动因素。

【破题思路】影响龋病流行的因素

社会经济因素	龋病流行的重要影响因素
氟摄入量	人体氟的主要来源是饮水,患龋率一般与水氟浓度呈负相关 我国水氟浓度在 0.6～0.8mg/L 时,龋均及患龋率最低
饮食习惯	流行病学研究表明,糖的摄入量、摄入频率及糖加工的形式与龋病有密切关系
家族影响	父亲母亲如果是龋病易患者,子女也常常是龋病的易感者 可能与遗传、生活习惯导致龋微生物传播有关

41. 属于牙周病一级预防的是
A. 口腔健康教育
B. 专业性洁治
C. X线检查
D. 牙周刮治
E. 根面平整

【答案】A

【解析】此题考的是牙周疾病三级预防的概念。一级预防主要是口腔健康教育和指导，二级预防强调早期发现、早期诊断、早期治疗，三级预防是在牙周病晚期所采取的治疗措施，以恢复和重建功能为主。显然 A 属于一级预防的范畴。

42. 社区对辖区居民的口腔健康状况进行检查，菌斑染色发现，某男的软垢覆盖面积占牙面的 1/3～2/3，此时简化软垢指数记分是

A. 0.5　　　　　　　　　B. 1　　　　　　　　　C. 1.5
D. 2　　　　　　　　　　E. 3

【答案】D

【解析】此题考核软垢指数的记分标准：0＝牙面上无软垢；1＝软垢覆盖面积占牙面 1/3 以下；2＝软垢覆盖面积占牙面 1/3～2/3；3＝软垢覆盖面积占牙面 2/3 以上。因此只有选项 D 正确。

第五单元 其他口腔疾病的预防

1. 我国口腔癌的一级预防应着重
A. 保持良好口腔卫生　　　　B. 戒除烟酒不良嗜好　　　　C. 注意平衡膳食
D. 定期口腔检查　　　　　　E. 避免嚼槟榔
【答案】B
【解析】一级预防是指病因预防，口腔癌的一级预防应着重戒除烟酒不良嗜好，烟酒为口腔癌中重要的危险因素。预防口腔癌需要从戒除不良生活习惯、防治环境损害以及增加营养入手，其中最重要的不良生活习惯中吸烟、嗜酒较为普遍，应有一定的防控措施。故选B。

【破题思路】

危险因素	① 不良生活方式：吸烟 ② 嚼槟榔最常发生的部位是颊部 嚼槟榔者患颊癌的危险性是不嚼槟榔的7倍 ③ 饮酒，每周超过21杯的重度饮酒者的危险度为11.6 ④ 饮食和血清中维生素A含量低 ⑤ 环境因素。光辐射波长320～400nm是引起皮肤癌的主要原因；核辐射 ⑥ 生物因素。口腔感染与局部刺激 ⑦ 病毒与梅毒。疱疹病毒和人乳头状瘤病毒，24%梅毒患者患口腔癌

2. 口腔癌最好发的部位是
A. 唇　　　　　　　　　　　B. 牙龈　　　　　　　　　　C. 口底
D. 腭　　　　　　　　　　　E. 舌
【答案】E
【解析】我国口腔癌最好发的是舌癌，位居首位。

【破题思路】我国以舌癌、颊黏膜癌、牙龈癌、腭癌最为常见，其次唇癌和口底癌。

3. 假设不吸烟危险程度是1，每天吸30颗危险度是
A. 7.7倍　　　　　　　　　　B. 12.6倍　　　　　　　　　C. 11.6倍
D. 6倍　　　　　　　　　　　E. 2倍
【答案】A

4. 嚼槟榔引起的口腔癌最好发于
A. 唇　　　　　　　　　　　B. 牙龈　　　　　　　　　　C. 口底
D. 颊部　　　　　　　　　　E. 舌
【答案】D
【解析】嚼槟榔最常发生口腔癌的部位是颊部。

5. 口腔癌中比较少见的是
A. 舌癌　　　　　　　　　　B. 颊黏膜癌　　　　　　　　C. 牙龈癌
D. 腭癌　　　　　　　　　　E. 牙槽黏膜癌
【答案】E
【解析】牙槽黏膜癌最少见。

【破题思路】我国以舌癌、颊黏膜癌、牙龈癌、腭癌最为常见，其次唇癌和口底癌。

6. 属于口腔癌一级预防的是
A. 早发现　　　　　　　　　B. 早诊断　　　　　　　　　C. 早治疗
D. 病因预防　　　　　　　　E. 防止复发

【答案】D

【解析】口腔癌一级预防是病因预防。

【破题思路】一级预防即病因性预防，是根本性的预防措施，针对病因的口腔癌的预防主要是戒除烟草，故选D。

7. 口腔癌预防不包括
   A. 健康教育，提高对危险因素的认识
   B. 停止吸烟饮酒
   C. 政府应制定控制烟酒大量使用的法规
   D. 专业人员应尽早治疗有根尖病变的牙齿
   E. 改变不良口腔卫生习惯

【答案】D

【解析】专业人员应尽早治疗有根尖病变的牙齿，一般不包括在口腔癌的预防中。其他均是。

8. 口腔癌的致病因素常见的不包括
   A. 咀嚼槟榔
   B. 吸烟
   C. 饮酒
   D. 营养
   E. 药物

【答案】E

【解析】口腔癌的致病因素常见的：烟酒、嚼槟榔、营养不足机体免疫力较低等情况。不包括药物。

9. 患者，男，48岁。长期吸烟，吸烟量在30支/日以上，有饮酒习惯，医师建议其定期进行口腔检查以早期发现可能的癌变，检查间隔时间为
   A. 3个月
   B. 6个月
   C. 12个月
   D. 15个月
   E. 18个月

【答案】B

【解析】定期进行口腔检查的时间为6个月。

【破题思路】口腔癌的风险因素：对40岁以上长期吸烟、吸烟量在20支/日以上者、既吸烟又有饮酒习惯者，因烟酒刺激口腔已有白斑的患者，以及长期嚼槟榔者。

10. 饮酒主要增加口腔哪个部位癌症发生的危险性
    A. 颊部
    B. 牙龈
    C. 硬腭
    D. 软腭
    E. 舌及口底

【答案】E

【解析】饮酒主要增加舌及口底癌的危险性。

【破题思路】饮酒，每周超过21杯的重度饮酒者的危险度为11.6。

11. 饮酒加吸烟可使口腔癌危险性增加
    A. 1倍
    B. 1.5倍
    C. 3.5倍
    D. 2.5倍
    E. 4.5倍

【答案】D

【解析】饮酒加吸烟可使口腔癌危险性增加2.5倍。

12. 口腔癌最好发部位是
    A. 舌
    B. 牙龈
    C. 口底
    D. 腭
    E. 唇

【答案】A

【解析】口腔癌最好发部位是舌。

13. 宿主龋齿非易感性表现在
    A. 口腔菌斑量多
    B. 牙齿窝沟点隙多
    C. 漱口次数少
    D. 糖的摄入量多
    E. 氟的摄入量多

【答案】E

14. 预防口腔癌应定期检查的对象是40岁以上，吸烟量约为
    A. 每天20支以上
    B. 每天8支
    C. 每天12支

D. 每天 16 支　　　　　　　　E. 每天 4 支

【答案】A

【解析】定期检查的对象是 40 岁以上长期吸烟、吸烟量在每天 20 支以上者、既吸烟又有饮酒习惯者或因烟酒刺激口腔已有白斑的患者，以及长期嚼槟榔者，应定期进行口腔检查，至少半年检查 1 次。故选 A。

【破题思路】

口腔癌与吸烟危险度	口腔癌的危险度与吸烟量呈正相关，假设不吸烟危险度是 1.0 ① 每天吸 10～19 支，危险度上升为 6.0 ② 每天吸 20 支以上，危险度上升为 7.7 ③ 每天吸 40 支以上，危险度上升为 12.4 口腔癌的危险度还与吸烟时间的长短呈正相关

---

15. 口腔癌是世界上 10 种最常见的癌症之一，在我国最常见的 3 种依次是

A. 颊癌，牙龈癌，腭癌　　　B. 牙龈癌，颊癌，腭癌　　　C. 舌癌，牙龈癌，颊癌

D. 舌癌，颊癌，牙龈癌　　　E. 舌癌，牙龈癌，口底癌

【答案】D

【解析】我国常见的前 3 位口腔癌依次为舌癌、颊癌和牙龈癌。故本题答案是 D。易误选 A。

16. 某社区开展口腔癌的防治知识宣传，展板信息中提及口腔癌的预防措施不包括

A. 控烟限酒　　　　　　　B. 含氟牙膏刷牙　　　　　　C. 认识口腔癌的警告标志

D. 定期口腔检查　　　　　E. 防止环境污染

【答案】B

【解析】本题考核的知识点是口腔癌的预防措施，包括口腔健康教育与口腔健康促进（控制危险因素，提高公众对口腔癌警告标志的认识）；定期口腔检查；政策和措施；防止环境污染。因此本题答案应为 B。

【破题思路】预防方法——控制危险因素
① 戒除吸烟、饮酒、嚼槟榔等不良嗜好。
② 注意对光辐射的防护。
③ 平衡膳食营养。
④ 避免过热饮食。
⑤ 避免口腔不良刺激。
⑥ 保持良好的口腔卫生，拔除残根、残冠，及时调磨锐利牙尖；避免反复咬颊、咬舌。

---

17. 男，45 岁。长期吸烟，吸烟量在 20 支/日以上，有饮酒习惯，医师的建议是

A. 控制吸烟数量　　　　　B. 戒除饮酒习惯　　　　　C. 加强自我防护

D. 定期口腔检查　　　　　E. 保持口腔卫生

【答案】D

【解析】本题考核的知识点是口腔癌的预防内容。在口腔癌的预防方法中，对 40 岁以上长期吸烟、吸烟量在 20 支/日以上者，既吸烟又有饮酒习惯者应定期进行口腔检查。

18. 关于口腔癌预防内容说法正确的是

A. 饮酒伴吸烟可使口腔癌的风险增加 2.5 倍

B. 饮酒伴嚼槟榔可使口腔癌的风险增加约 6 倍

C. 嚼槟榔患颊癌的危险性是不嚼槟榔 6 倍

D. 农村患唇红部癌是城市居民的 3 倍

E. 烟盒前后面印有"吸烟有害健康"的忠告，其面积应为烟盒的 35%～60%

【答案】A

19. 下列不属于口腔癌的流行特征的是

A. 地区分布　　　　　　　B. 时间分布　　　　　　　C. 年龄分布

D. 文化分布　　　　　　　E. 种族差异

【答案】D

20. 以下的药物能够引起牙齿酸蚀症的是
 A. 含过氧化物成分的漱口水　　　B. 维生素　　　　　　　　　　C. 钙片
 D. 葡萄糖　　　　　　　　　　E. 维生素D
【答案】A

21. 预防牙本质敏感下列说法正确的是
 A. 引起牙本质敏感症状的原因比较单一　　　B. 避免咀嚼过硬实物
 C. 进食酸性食物和饮料后，立即刷牙　　　　D. 餐后可补充酸性饮料
 E. 内源性酸的来源不会引起牙本质敏感
【答案】B

22. 下列关于错𬌗畸形的预防及阻断矫治的说法，不正确的是
 A. 替牙期单纯牙列拥挤一般在替牙完成后再矫治
 B. 乳牙龋与错𬌗形成关系不大，因而防龋不属于错合预防范畴
 C. 多生牙应及早拔除
 D. 应尽早破除不良习惯
 E. 多数乳前牙反𬌗应尽早矫治
【答案】B

23. 下列关于口臭的说法，不正确的是
 A. 口臭可分为病理性口臭、假性口臭以及口臭恐惧症
 B. 口源性口臭占口臭的80%～90%，主要由厌氧菌引起
 C. 检测前两天不吃含有大蒜，洋葱和香料的食物
 D. 检测前三周避免使用抗生素
 E. 检测前12小时禁食、禁饮、禁止抽烟并禁止刷牙和使用口腔清洁剂
【答案】A

24. 口腔疾病的分布与地区、城乡、年龄等有关，下列说法错误的是
 A. 在我国城市唇腭裂的发生率高于农村
 B. 口腔癌在全世界都有发生，以东南亚地区发病率最高
 C. 一般认为饮水氟含量以0.7～1.0mg/L为适宜浓度
 D. 错𬌗畸形的患病率在恒牙期最高
 E. 牙周病患病情况与地区经济状况有一定的关系，农村高于城市
【答案】A
【解析】我国唇腭裂发生率农村高于城市。故本题答案是A（该项的叙述是错误的），而B、C、D、E的叙述正确。

25. 在致癌因素中，最大的癌症诱发物是
 A. 过热食品　　　　　　　　B. 长时间直接日照　　　　　　C. 烟草
 D. 嚼槟榔　　　　　　　　　E. 残根、残冠、不良修复体的刺激
【答案】C
【解析】烟草是最大的癌症诱发物。故本题答案是C。

26. 预防口腔癌的政策之一是烟盒前后面印有"吸烟有害健康"的忠告，其面积应为烟盒的
 A. 3%～5%　　　　　　　　B. 7%～9%　　　　　　　　　C. 10%～13%
 D. 15%～20%　　　　　　　E. 30%～50%
【答案】E
【解析】预防口腔癌的政策之一是烟盒前后面印有"吸烟有害健康"的忠告，其面积应为烟盒的30%～50%。故本题答案是E。数据要牢记。

27. 5岁的小丽丽每天要喝一杯甜奶和一瓶酸奶，最佳进食时间为
 A. 甜奶15:00，酸奶和晚餐进　　　　　B. 甜奶10:00，酸奶15:00
 C. 酸奶10:00，甜奶15:00　　　　　　D. 酸奶15:00，甜奶和晚餐进
 E. 甜奶当早点，酸奶和午餐进
【答案】E
【解析】在两餐之间进食甜食，就意味着在三餐之外增加pH值下降的时间，会增加龋齿的易感性，故选E。

第六单元　自我口腔保健

1. 理想的牙刷刷毛应具有的特点是
A. 易吸水变软　　　　　　　　B. 刷毛端有孔　　　　　　　　C. 具有适当弹性
D. 防霉　　　　　　　　　　　E. 直径与长度成比例
【答案】C
【解析】理想的刷毛应具有的特点：具有适当弹性、硬度，表面光滑，不易吸收水分，容易洗涤干燥，无臭无味等。

2. 能防止牙膏接触空气而硬化并使剂型保持稳定的是
A. 摩擦剂　　　　　　　　　　B. 洁净剂　　　　　　　　　　C. 胶黏剂
D. 润湿剂　　　　　　　　　　E. 防腐剂
【答案】D
【解析】润湿剂占牙膏组成的20%～40%，其作用是保持湿润，防止接触空气而硬化，并使剂型保持稳定。

3. 刷牙时每次牙刷设置的牙位最佳范围一般占
A. 1颗牙　　　　　　　　　　 B. 1～2颗牙　　　　　　　　　C. 2～3颗牙
D. 3～4颗牙　　　　　　　　　E. 4～5颗牙
【答案】C

4. 牙膏的成分中有甜味剂，不能加入牙膏的甜味剂是
A. 糖精　　　　　　　　　　　B. 蔗糖　　　　　　　　　　　C. 山梨醇
D. 甘油　　　　　　　　　　　E. 丙烷二醇
【答案】B
【解析】蔗糖被细菌利用，发酵产酸，有致龋作用。

5. 牙刷的正确保管措施，不包括哪一项
A. 每人一把，防止交叉感染　　B. 不能高温消毒　　　　　　　C. 用完后清水冲刷几次，甩干水分
D. 不用时放在牙刷盒里　　　　E. 3个月更换一把
【答案】D

6. 牙膏成分中占比例最高的是
A. 摩擦剂　　　　　　　　　　B. 芳香剂　　　　　　　　　　C. 润湿剂
D. 洁净剂　　　　　　　　　　E. 防腐剂
【答案】A

7. 用于清洁矫治器、牙周夹板等的牙刷是
A. 电动牙刷　　　　　　　　　B. 通用型牙刷　　　　　　　　C. 波浪形牙刷
D. 半球形牙刷　　　　　　　　E. 邻间刷
【答案】E

8. 牙膏中起降低表面张力、增进清洁效果作用的成分是
A. 摩擦剂　　　　　　　　　　B. 洁净剂　　　　　　　　　　C. 润湿剂
D. 芳香剂　　　　　　　　　　E. 防腐剂
【答案】B
【解析】洁净剂又称发泡剂或表面活化剂，在牙膏中起降低表面张力、增进清洁效果作用。

【破题思路】牙膏当中起主要作用的是摩擦剂，占牙膏总量的20%～60%。

（9～12题共用备选答案）
A. 摩擦剂　　　　　　　　　　B. 发泡剂　　　　　　　　　　C. 润湿剂
D. 胶黏剂　　　　　　　　　　E. 防腐剂
9. 牙膏中的碳酸钙是
10. 牙膏中的甘油是
11. 牙膏中的羧甲基纤维素钠是

12. 牙膏中的酒精是
【答案】A、C、D、E
【解析】牙膏中常用的摩擦剂有碳酸钙、焦磷酸钙、磷酸二氢钙、不溶性偏磷酸钠、含水氧化铝、二氧化硅、硅酸盐等。
洁净剂：十二烷基（酯）硫酸钠、N-十二烷肌氨酸钠、椰子单酸甘油酯磺酸钠。
润湿剂：甘油、山梨醇和丙烷二醇。
胶粘黏剂：藻酸盐、合成纤维素衍生物。
防腐剂：酒精、苯甲酸盐，甲醛、二氯化酚。

【破题思路】临床常用的洁牙剂有液体、粉状，膏状即牙膏。

13. 关于牙膏中摩擦剂的下列说法中，不恰当的是
A. 摩擦剂是洁牙剂中含量最多的成分（约为20%～60%）
B. 用以加强洁牙剂的摩擦作用、去污及磨光牙面
C. 摩擦剂要有一定摩擦作用，但又不损伤牙组织
D. 含氟牙膏多用与氟离子有相容性的不溶性偏磷酸钠、焦磷酸钙或氧化铝、二氧化硅作摩擦剂
E. 摩擦剂内含酸性物质，有利去污和磨光
【答案】E
【解析】考核的是牙膏摩擦剂的作用和性质。在考试复习要点中牙膏摩擦剂的作用和性质包括了A、B、C和D各项而没有E。牙膏的各种摩擦剂都是不含酸性物质的，酸性物质易导致牙齿表面脱矿。

【破题思路】牙膏的基本组成成分

组成	比例	作用	成分
摩擦剂	20%～60%（最多）	清洁、磨光、去除色素菌斑	常用的摩擦剂有碳酸钙、焦磷酸钙、磷酸二氢钙、不溶性偏磷酸钠、含水氧化铝、二氧化硅、硅酸盐等
洁净剂	1%～2%	又称发泡剂或表面活化剂 降低表面张力 菌斑变软不脱落	肥皂、十二烷基（酯）硫酸钠、N-十二烷基氨酸钠、椰子单酸甘油酯磺酸钠、月桂醇硫酸酯钠盐
润湿剂	20%～40%	保持湿润	甘油（丙三醇）、山梨醇、聚乙二醇
胶黏剂	1%～2%	防止固体与液体成分分离	有机亲水胶体、如藻酸盐、羧甲基纤维素钠、合成纤维素衍生物
防腐剂	0.1%～0.5%	防止细菌生长	乙醇、苯甲酸盐、二氯化酚、三氯羟苯醚（又称玉洁纯、三氯生）
甜味剂芳香剂	2%～3%	人们接受的调味剂	薄荷、山梨醇、甘油（山梨醇、甘油用作为润湿剂和甜味剂）
水	20%～40%	溶媒	蒸馏水、去离子水

14. 关于牙刷的刷头，不恰当的是
A. 牙刷的刷头要适合口腔的大小
B. 牙刷毛太硬容易损伤牙齿及牙龈
C. 儿童、老年人或牙周疾病患者宜选用刷毛较软的牙刷
D. 牙刷毛太软不能起到清洁牙面的作用
E. 猪鬃毛牙刷较尼龙丝牙刷好
【答案】E
【解析】考的是对保健牙刷的特点和作用的认识。答案比较容易区分。猪鬃毛牙刷因为其理化性能不如聚酯尼龙丝牙刷，而且不易干燥易于病菌滋生，现在已经基本被淘汰了。

【破题思路】合格的牙刷具有以下特点：
① 刷头小，以便在口腔内，特别是口腔后部转动自如。

②刷毛排列合理，一般为10～12束长，3～4束宽各束之间有一定间距，既有利于有效清除牙菌斑，又使牙刷本身容易清洗。
③刷毛较软，刷毛长度适当，刷毛顶端磨圆钝，避免牙刷对牙齿和牙龈的损伤。
④牙刷柄长度（160～180mm）、宽度适中，并具有防滑设计，使握持方便、感觉舒适。

15. 在给社区居民进行刷牙指导时，口腔医师强调指出应使用保健牙刷并告诉人们
A. 磨圆的刷毛端比平切刷毛端对牙龈损伤更小
B. 尼龙丝刷毛遇高温不易卷曲
C. 天然鬃毛容易干燥、耐磨损
D. 刷牙后应将刷头向下放在口杯中
E. 空气干燥法是消除牙刷细菌的最完善方法
【答案】A
【解析】牙刷毛端磨圆比平切者安全，可防止牙龈损伤。故本题答案是A。其他选项说法均是错误的。

【破题思路】	
牙刷的保管	刷牙后，牙刷毛间往往粘有口腔中的食物残渣，同时，也有许多细菌附着在上面。因此，要用清水多次冲洗牙刷，并将刷毛上的水分甩干，置于通风处充分干燥。牙刷应每人一把以防止交叉感染。尼龙牙刷不可浸泡在沸水中，更不能用煮沸法消毒，因为刷毛受高热易弯曲变形，牙刷用旧后刷毛卷曲不仅失去清洁作用且会擦伤牙龈，应及时更换。建议至少三个月换一把牙刷

16. 理想的牙刷刷毛应具有的特点是
A. 易吸水变软　　　B. 刷毛端有孔　　　C. 具有适当弹性
D. 防霉　　　　　　E. 直径与长度成比例
【答案】C
【解析】理想的刷毛应具有的特点：具有适当弹性、硬度，表面光滑，不易吸收水分，容易洗涤干燥，无臭无味等。故本题答案是C。

【破题思路】	
刷头的设计	刷头的设计：刷头的设计包括刷头的形状和刷毛两部分设计 刷头的形状和大小：传统的牙刷刷头是长圆形或长方形，新型的刷头设计成多种样式，如钻石形、菱形、小长方形、小圆形等。刷头的形状和大小应设计成便于刷头进入口腔内难刷部位 刷毛的设计：刷毛多为优质尼龙丝，优点是细软、吸水性差、适当弹性、回弹力好、表面光滑、易洗涤和干燥、无臭无味，其直径为0.20mm及以下 刷毛的硬度由以下几个方面来确定： ①刷毛的种类和类型 ②刷毛的直径和长度 ③毛束的多少和植毛孔径的大小 ④每束刷毛的数目和弹性 刷毛太硬容易造成牙龈损伤，刷毛太软又会影响刷牙的效率。中、软刷毛柔韧易弯，并能进入龈缘以下和牙间隙清除菌斑。优质尼龙丝在水中充分浸泡后，其硬度下降小 刷毛软硬适度，排列平齐，毛束排列不宜过多，一般为10～12束长、3～4束宽，各束之间要有一定间距；特异型牙刷是为了适应口腔的特殊情况和特殊目的 刷毛顶端呈圆形或椭圆形，防止牙龈损伤。软毛牙刷较好；波浪形刷面，有利于牙间隙的清洁

17. 没有去除菌斑作用的口腔卫生用品或方法是
A. 牙签　　　　　　B. 牙间隙刷　　　　C. 漱口
D. 氯己定漱口液　　E. 牙刷
【答案】C
【解析】考的是对几种口腔卫生用品和方法作用的认识。利用水流的冲刷作用，漱口可以清除口腔内滞留的食物残渣和牙面软垢，但对牙面附着牢固的菌斑是无法清除的。氯己定漱口液是清除菌斑的化学药物方法。牙刷和牙签则是用机械方法清除菌斑的。近1/4考生错在可能认为牙签用于饭后清除牙间隙的食物残渣而不是邻面菌斑。

【破题思路】漱口是最常用的清洁口腔的方法，但漱口不能代替刷牙，使用含某些药物的漱口液虽能抑制菌斑的生长但不能替代刷牙对菌斑的机械性清除作用，只能作为刷牙之外的日常口腔护理的辅助手段。

18. 能防止牙膏接触空气而硬化并使剂型保持稳定的是
A. 摩擦剂　　　　　　　　B. 洁净剂　　　　　　　　C. 胶黏剂
D. 润湿剂　　　　　　　　E. 防腐剂

【答案】D

【解析】润湿剂占牙膏组成的20%～40%，其作用是保持湿润，防止接触空气而硬化，并使剂型保持稳定。故本题答案是D。易误选A。

【破题思路】牙膏组成成分

组成	比例	作用	成分
摩擦剂	20%～60%（最多）	清洁、磨光、去除色素菌斑	常用的摩擦剂有碳酸钙、焦磷酸钙、磷酸二氢钙、不溶性偏磷酸钠、含水氧化铝、二氧化硅、硅酸盐等
洁净剂	1%～2%	又称发泡剂或表面活化剂 降低表面张力 菌斑变软不脱落	肥皂、十二烷基（酯）硫酸钠、N-十二烷基氨酸钠、椰子单酸甘油酯磺酸钠、月桂醇硫酸酯钠盐
润湿剂	20%～40%	保持湿润	甘油（丙三醇）、山梨醇、聚乙二醇
胶黏剂	1%～2%	防止固体与液体成分分离	有机亲水胶体、如藻酸盐、羧甲基纤维素钠、合成纤维素衍生物
防腐剂	2%～3%	防止细菌生长	乙醇、苯甲酸盐、二氯化酚、三氯羟苯醚（又称玉洁纯、三氯生）
甜味剂芳香剂	2%～3%	人们接受的调味剂	薄荷、山梨醇、甘油（山梨醇、甘油用作为润湿剂和甜味剂）
水	20%～40%	溶剂	蒸馏水、去离子水

19. 请为成年人推荐一种有效的清除牙龈缘附近及龈沟内菌斑的刷牙方法
A. 水平刷牙法　　　　　　B. 旋转刷牙法　　　　　　C. 巴斯刷牙法
D. 改良的Stillman刷牙法　　E. Fones刷牙法

【答案】C

【解析】巴斯刷牙法又称水平颤动法或龈沟法，可有效清除龈缘附近及龈沟内的菌斑。故本题答案是C。

【破题思路】

水平颤动法（巴斯Bass刷牙法）	目的与适应证	去除所有患者龈缘附近与龈沟内的牙菌斑，特别是邻间区，牙颈部与暴露的根面区，以及做过牙周手术的患者
	刷牙要领	①手持刷柄，刷毛指向根尖方向（上颌牙向上，下颌牙向下），虽然刷毛呈45°角，但通常对患者较容易和较安全的是先与牙长轴平行，然后稍作旋转，与龈缘呈45°角
水平颤动法（巴斯Bass刷牙法）	刷牙要领	②刷毛角度：把牙刷刷毛端放在直指龈沟的位置，刷毛约与牙长轴呈45°角 ③轻度加压勿使刷毛屈曲：轻度加压，使刷毛端进入龈沟 ④颤动牙刷：以短距离拂刷；来回颤动牙刷，勿使毛端离开龈沟，颤动5～10次 ⑤重新放置牙刷：将牙刷移至下一组2～3颗牙，注意重叠放置 ⑥重复拂刷：在上、下颌牙弓的唇、舌/腭面的每个部位重复拂刷 ⑦刷前牙的舌面、腭侧面位置，将牙刷竖放在前牙舌、腭侧牙面，使刷毛垂直并指向和进入龈沟
	缺点	用力过大会损伤龈缘
圆弧刷牙法（Fones刷牙法）	适应证	最易为年幼儿童学习理解和掌握

20.刷牙时每次牙刷设置的牙位最佳范围一般占

A. 1颗牙　　　　　　　　　B. 1～2颗牙　　　　　　　　C. 2～3颗牙
D. 3～4颗牙　　　　　　　　E. 4～5颗牙

【答案】C

【解析】刷牙时每次牙刷设置的牙位最佳范围一般占2～3颗牙。每次刷牙：动作的范围应与刷头长度基本一致。故本题答案是C。数据要牢记。

【破题思路】	
刷牙要领	①手持刷柄，刷毛指向根尖方向（上颌牙向上，下颌牙向下），虽然刷毛呈45°角，但通常对患者较容易和较安全的是先与牙长轴平行，然后稍作旋转，与龈缘呈45°角 ②刷毛角度：把牙刷刷毛端放在直指龈沟的位置，刷毛约与牙长轴呈45°角 ③轻度加压勿使刷毛屈曲：轻度加压，使刷毛端进入龈沟 ④颤动牙刷：以短距离拂刷；来回颤动牙刷，勿使毛端离开龈沟，颤动5～10次 ⑤重新放置牙刷：将牙刷移至下一组2～3颗牙，注意重叠放置 ⑥重复拂刷：在上、下颌牙弓的唇、舌/腭面的每个部位重复拂刷 ⑦刷前牙的舌面、腭侧面位置，将牙刷竖放在前牙舌、腭侧牙面，使刷毛垂直并指向和进入龈沟

21.学龄前儿童用含氟牙膏刷牙，含氟牙膏用量是

A. 豌豆粒大小　　　　　　　B. 牙刷长度的1/5　　　　　　C. 牙刷长度的1/4
D. 牙刷长度的1/3　　　　　　E. 牙刷长度的1/2

【答案】A

【解析】学龄前儿童用含氟牙膏刷牙，含氟牙膏用量是豌豆粒大小。为避免学龄前儿童吞服过量含氟牙膏，推荐其使用量为豌豆粒大小。故本题答案是A。

【破题思路】

目前大多数市售牙膏含氟量为1000～1100mg/kg。
①对于6岁以上的儿童和成人，每天用1000mg/kg牙膏刷牙2次，每次1g。
②3～6岁儿童每次用"豌豆"大小，同时在家长监督指导下使用。
③饮水氟含量过高或地方性氟病流行地区6岁以下不推荐使用含氟牙膏。
用含氟牙膏可使龋病患病率降低24%，含氟牙膏广泛应用是工业国家龋病患病率大幅降低的主要原因之一。
氟化钠牙膏：
含氟化钠浓度0.24%，pH接近中性，一般比较稳定没有使牙染色的缺点。
氟化钠是首先在牙膏中采用一种"离子"型氟化物，但早期由于氟化钠与牙膏中的碳酸钙、磷酸钙等摩擦剂不相容，使氟离子失去活性，防腐效果不明显。

22.牙膏的成分中有甜味剂，不能加入牙膏的甜味剂是

A. 糖精　　　　　　　　　　B. 蔗糖　　　　　　　　　　C. 山梨醇
D. 甘油　　　　　　　　　　E. 丙烷二醇

【答案】B

【解析】蔗糖被细菌利用，发酵产酸，有致龋作用。故本题答案是B。易误选E。

【破题思路】	
控制糖的摄入量 使用糖的代用品	①蔗糖最致龋，外来糖（游离糖）危害大 ②进食频率，频率越高越容易致龋 ③糖的来源：游离糖来源于零食，软饮料，餐桌上的糖 糖代用品 如山梨醇、甘露醇、木糖醇等可使致龋菌的葡聚糖产生减少 高甜度代用品：甜叶菊糖（比蔗糖甜20～400倍） 低甜度代用品：山梨醇、木糖醇、甘露醇、麦芽糖醇、异麦芽酮糖醇

23. 关于牙刷的描述错误的说法是
   A. 刷头要适合口腔的大小
   B. 刷毛太硬容易损伤牙龈
   C. 刷毛排列合理，利于清除牙菌斑
   D. 刷毛太软不能起到清洁的作用
   E. 刷柄越长，刷牙效果越好
   【答案】E
   【解析】答案比较容易区分，选项A、B、C、D都是肯定的。而刷柄的长度和宽度均应仅与使用方便、感觉舒适有关，与刷牙效果无关。因此答案选E。

> 【破题思路】合格的牙刷具有以下特点：
> ① 刷头小，以便在口腔内，特别是口腔后部转动自如。
> ② 刷毛排列合理，一般为10～12束长，3～4束宽各束之间有一定间距，既有利于有效清除牙菌斑，又使牙刷本身容易清洗。
> ③ 刷毛较软，刷毛长度适当，刷毛顶端磨圆钝，避免牙刷对牙齿和牙龈的损伤。
> ④ 牙刷柄长度（160～180mm）、宽度适中，并具有防滑设计，使握持方便、感觉舒适。

24. 牙刷的正确保管措施，不包括哪一项
   A. 每人一把，防止交叉感染
   B. 不能高温消毒
   C. 用完后清水冲刷几次，甩干水分
   D. 不用时放在牙刷盒里
   E. 3个月更换一把
   【答案】D

25. 适合年幼儿童的刷牙法是
   A. 巴斯刷牙法
   B. Fones刷牙法
   C. 改良的Stillman刷牙法
   D. 旋转刷牙法
   E. Charter刷牙法
   【答案】B

26. 牙膏成分中占比例最高的是
   A. 摩擦剂
   B. 芳香剂
   C. 润湿剂
   D. 洁净剂
   E. 防腐剂
   【答案】A

27. 以下哪些口腔卫生用品或方法没有去除菌斑的作用
   A. 牙签
   B. 牙间刷
   C. 漱口
   D. 氯己定漱口液
   E. 牙刷
   【答案】C

28. 有关清洁舌的正确描述不包括哪一项
   A. 清洁舌可以减少口腔食物残渣
   B. 清洁舌可以减少微生物数量
   C. 清洁舌可以延迟菌斑形成
   D. 清洁舌可以消除口臭
   E. 清洁舌可以延迟总体菌斑沉积
   【答案】D

29. 用于清洁矫治器、牙周夹板等的牙刷是
   A. 电动牙刷
   B. 通用型牙刷
   C. 波浪形牙刷
   D. 半球形牙刷
   E. 邻间刷
   【答案】E

30. 关于牙刷，下列哪一条是错误的
   A. 牙刷的刷头要适合口腔的大小
   B. 牙刷毛太硬容易损伤牙齿及牙龈
   C. 儿童、老年人或牙周疾病患者宜选用刷毛较软的牙刷
   D. 牙刷毛太软不能起到清洁牙面的作用
   E. 猪鬃毛牙刷较尼龙丝牙刷好
   【答案】E

31. 巴斯刷牙法的刷牙要领要求每个刷牙区牙刷应颤动
   A. 至少10次
   B. 8～9次
   C. 6～7次
   D. 4～5次
   E. 2～3次

【答案】A

32. 优质尼龙丝刷毛的直径为
A. 0.5mm
B. 0.45～0.49mm
C. 0.35～0.44mm
D. 0.25～0.34mm
E. <0.2mm

【答案】E

33. 牙膏基本成分中能去除色素沉着、菌斑沉积与滞留的是
A. 防腐剂
B. 洁净剂
C. 摩擦剂
D. 发泡剂
E. 润湿剂

【答案】C

34. 保健牙刷的主要优点中，除了
A. 刷毛表面光洁度好
B. 刷柄把握有力
C. 刷毛顶端磨圆
D. 刷毛吸水性好
E. 刷头大小适宜

【答案】D

35. 刷牙时每次牙刷放置的牙位最佳范围一般占
A. 2颗牙
B. 1～2颗牙
C. 2～3颗牙
D. 3～4颗牙
E. 4～5颗牙

【答案】C

36. 将牙刷沿着食物咀嚼作用中自然的流动渠道洗刷牙面的方法称
A. 圆弧法
B. 竖刷法
C. 生理刷牙法
D. 横刷法
E. 擦洗法

【答案】C

37. 儿童建议刷牙的方法是
A. 圆弧法
B. 竖刷法
C. 生理刷牙法
D. 横刷法
E. 擦洗法

【答案】A

38. 控制菌斑的方法中不能由个人自己操作的是
A. 牙线
B. 牙签
C. 牙间刷
D. 橡胶按摩器
E. 龈上洁治术

【答案】E

39. 将刷毛与牙长轴呈45°角，轻压入龈沟，短距离水平拂刷颤动牙刷的方法称
A. 圆弧法
B. Bass法
C. 生理刷牙法
D. 横刷法
E. 擦洗法

【答案】B

40. 巴斯刷牙法的特点是
A. 去除牙冠外形高点以下的颈部与暴露的邻面牙菌斑
B. 牙刷依食物咀嚼作用中自然的流动渠道洗刷牙面
C. 去除龈缘附近与龈沟内的牙菌斑
D. 最易为儿童学习理解和掌握
E. 用于牙龈相对健康的人群

【答案】C

41. 牙周病患者在使用牙线前应首先进行
A. 刷牙
B. 漱口
C. 牙签去除菌斑
D. 牙龈按摩
E. 龈上洁治和根面平整

【答案】E

42. 在个人保健措施中，去除邻面牙菌斑的最佳方法是使用
A. 牙签
B. 牙刷
C. 牙线
D. 牙间刷
E. 以上效果相同

【答案】C

43. 陈女士，因全口多颗牙龋损行牙体修复治疗后，主治医师叮嘱她可以通过以下方法自我保健清除牙面菌斑，除了

A. 牙间隙刷 B. 牙签 C. 漱口
D. 牙线 E. 刷牙

【答案】C

【解析】本题考核的知识点为刷牙、牙线、牙签、牙间隙刷是去除牙菌斑、清洁牙、保持口腔卫生的重要措施。一般漱口大多是利用水在口内流动的冲击力去除滞留的食物残屑，能暂时减少口腔微生物的数量，使口腔保持清新，但漱口的力量不足以去除牙菌斑。因此本题答案是C。

44. 机械性控制菌斑最常用的方法是
A. 早晚刷牙 B. 使用牙线 C. 药物含漱
D. 牙周洁治 E. 使用牙签

【答案】A

【解析】早晚有效刷牙是机械性控制菌斑最常用的方法。故本题答案是A。

【破题思路】刷牙是去除牙菌斑、软垢和食物残渣，保持口腔清洁的重要自我口腔保健方法，与其他卫生措施相比，刷牙适合于所有人群，因而具有普遍的公共卫生意义。

45. 不能清洁牙齿邻面菌斑的口腔保健用具是
A. 牙间隙刷 B. 牙签 C. 牙间冲洗器
D. 牙线 E. 橡胶按摩器

【答案】C

46. 在自我口腔保健措施中，控制菌斑最常用的有效方法是
A. 早晚刷牙 B. 使用牙线 C. 药物含漱
D. 牙周洁治 E. 使用牙签

【答案】A

47. 为培养儿童良好口腔卫生习惯，一般不采用的措施是
A. 少吃甜食和零食 B. 使用保健牙刷 C. 应用含氟牙膏
D. 早晚刷牙 E. 多吃坚果类食品

【答案】E

48. 巴斯刷牙法又称为
A. 水平颤动法 B. 旋转刷牙法 C. 圆弧刷牙法
D. 横刷法 E. 竖刷法

【答案】A

【解析】Bass刷牙法又称水平颤动法或龈沟法。故本题答案是A。

49. 不能清除牙菌斑的方法是
A. 用牙签 B. 用牙线 C. 用牙刷
D. 用水漱口 E. 用邻间刷

【答案】D

【解析】漱口不能去除牙表面附着的菌斑。

50. 去除菌斑的口腔清洁方法不包括
A. 使用牙签 B. 使用牙间刷 C. 清水漱口
D. 使用牙线 E. 使用牙刷

【答案】C

【解析】此题考核的是对几种口腔清洁方法作用的认识。通常清水漱口只是利用水流的冲刷作用，清除口腔内滞留的食物残渣和牙面软垢，但对牙面附着牢固的菌斑是无法清除的。牙刷、牙线和牙签则是用机械方法清除菌斑。一些化学漱口液如氯已定可以去除菌斑，但本题是清水漱口，因此没有去除菌斑的作用。只有选项C正确。

51. 以下关于牙膏摩擦剂的描述不正确的是
A. 摩擦剂占牙膏含量的20%～60% B. 摩擦剂可以帮助清洁与磨光牙面
C. 摩擦剂既有一定摩擦作用，又不损伤牙齿 D. 摩擦剂有碳酸钙、磷酸氢钙、氢氧化铝等
E. 摩擦剂内的酸性物质有利于去污和磨光

【答案】E

【解析】此题考核的是牙膏摩擦剂的作用。牙膏摩擦剂的作用和种类包括了A、B、C和D项而没有E项。牙膏不可能利用酸性物质来增加摩擦剂的作用而使牙齿受到损害。

52. 保存牙刷的错误做法是
  A. 使用后用清水冲洗干净
  B. 甩干刷毛上的水分
  C. 将牙刷头向上放入漱口杯中
  D. 用后的牙刷放入密闭的牙刷盒
  E. 牙刷毛卷曲了应及时更换

【答案】D

【解析】此题要求考生掌握保护牙刷的正确方法。清洗甩干、通风干燥和及时更换等做法都是保护牙刷的正确方法。选项D中将牙刷洗干净是正确的，但放入密闭的牙刷盒内则牙刷毛板易滋生致病性微生物，是错误的做法，因此正确答案是D。

53. 下列关于牙刷的说法，错误的是
  A. 尼龙丝牙刷较猪鬃毛牙刷好
  B. 牙刷的刷头大小要合适
  C. 牙刷毛越软，清洁作用越好
  D. 牙刷毛太硬容易损伤牙齿
  E. 牙刷不用时应刷头朝上放在牙杯中

【答案】C

第七单元 口腔健康促进

1. 口腔健康教育和口腔健康促进的关系是
   A. 相互独立的两个方面
   B. 教育在先，促进在后
   C. 有机结合，相辅相成
   D. 促进在先，教育在后
   E. 分属两个部门

【答案】C

【解析】口腔健康教育和口腔健康促进的关系是有机结合，相辅相成。

【破题思路】口腔健康教育与促进任务对比

教育	促进
提高社会人群口腔预防保健的知识水平	制定危险因素预防政策
深化口腔健康教育内容	制定有效的、有相关部门承诺的政策
引起社会各方人员对口腔健康问题的关注	加强国际国内和各级部门间的合作
争取各级行政领导与卫生行政领导的支持	协调政府、社会团体和个人的行动
传递最新的科学信息	组织社区口腔健康促进示范项目

2. 不属于口腔健康促进范围的是
   A. 调整自来水含氟浓度
   B. 推广使用窝沟封闭
   C. 给某儿童进行窝沟封闭处理
   D. 控制含糖食品的食用次数
   E. 开展有指导的口腔卫生措施并提供合格的口腔保健用品

【答案】C

【解析】调整自来水含氟浓度，推广使用窝沟封闭，控制含糖食品的食用次数，开展有指导的口腔卫生措施并提供合格的口腔保健用品，都属于口腔健康促进。

3. 口腔健康促进的主要任务是口腔疾病的
   A. 一级预防
   B. 二级预防
   C. 三级预防
   D. 综合治疗
   E. 疗效观察

【答案】A

【解析】口腔健康促进的主要任务是口腔疾病的一级预防。

(4～6题共用备选答案)
   A. 口腔专业人员就口腔健康问题与预防保健问题与患者、领导、家长、居委会成员、保健人员进行交谈、讨论的方法
   B. 社区座谈会、专家研讨会、专题讨论会、听取群众意见会等传播口腔健康信息和调查研究
   C. 通过报纸、杂志、电视、电影、广播、街头展播与宣传橱窗等传播口腔健康信息
   D. 为改善环境使之适合于保护口腔健康或使行为有利于口腔健康所采取的各种干预措施
   E. 城市街道、农村乡镇及社会团体与单位的有组织的活动，旨在使人们提高对口腔健康的认识，引起兴趣，产生强烈的口腔健康愿望

4. 组织小型讨论会
5. 组织社区活动
6. 个别交谈

【答案】B、E、A

【解析】社区座谈会、专家研讨会、专题讨论会、听取群众意见会等传播口腔健康信息和调查研究属于小型讨论会。城市街道、农村乡镇及社会团体与单位的有组织的活动，旨在使人们提高对口腔健康的认识，引起兴趣，产生强烈的口腔健康愿望，属于社区活动。口腔专业人员就口腔健康问题与预防保健问题与患者、领导、家长、居委会成员、保健人员进行交谈、讨论的方法，属于个别交谈。

(7～8题共用备选答案)

A. 通过有计划、有组织、有系统的教育活动促使公众自觉地采取有利于健康的行为和生活方式，预防和控制疾病、促进健康
B. 目的是使人们认识到并能终生保持口腔健康，通过采用教育手段促使人们主动采取利于口腔健康的行为
C. 为改善环境使之适合于保护健康或使行为有利于健康所采取的各种行政干预、经济支持和组织保证等措施
D. 为改善环境使之适合于保护口腔健康或使行为有利于口腔健康所采取的各种行政干预、经济支持和组织保证等措施
E. 属于城市街道、农村乡镇及社会团体与单位的有组织的活动，旨在使人们提高对口腔健康的认识，引起兴趣，产生强烈的口腔健康愿望

7. 健康教育
8. 健康促进

【答案】A、C
【解析】此题属于定义型题目，记忆为主。

9. 下列关于口腔健康教育说法错误的是
A. 其目的是使人认识到并终生保持口腔健康
B. 通过教育手段促使人们主动采取有利于口腔健康的行为
C. 口腔健康教育做好了可以代替预防方法
D. 通过行为矫正、口腔健康咨询、信息传播等建立口腔健康行为
E. 通过教育手段调动人们的积极性

【答案】C

10. 口腔健康教育的方法主要有
A. 高危途径　　　　　　B. 提供组织保证　　　　　　C. 进行口腔疾病的干预措施
D. 社区活动　　　　　　E. 全民途径

【答案】D

11. 属于口腔健康教育方法中双向信息交流的是
A. 组织小型讨论会　　　B. 个别交谈　　　　　　　　C. 借助大众传播渠道
D. 组织社区活动　　　　E. 以上均是

【答案】B
【解析】个别交谈属于口腔健康教育方法中双向信息交流。

12. 下列关于口腔健康教育说法错误的是
A. 其目的是使人认识到并终生保持口腔健康
B. 通过教育手段促使人们主动采取有利于口腔健康的行为
C. 口腔健康教育做好了可以代替预防方法
D. 通过行为矫正、口腔健康咨询、信息传播等建立口腔健康行为
E. 通过教育手段调动人们的积极性

【答案】C
【解析】口腔健康教育不能代替预防方法。

13. 下列有关口腔健康教育的原则错误的是
A. 口腔健康教育材料应有趣味性、思想性和艺术性
B. 应将口腔保健服务从单纯治疗型向综合保健型转变
C. 必须保证教育材料的科学性、准确性、知识性，对人群与疾病应有较强的针对性
D. 口腔健康教育有特殊性，故常单独处理
E. 口腔健康教育应因地制宜

【答案】D
【解析】口腔健康教育面对的是公众，具有普遍性，故D是错误的。

14. 口腔健康教育应在
A. 口腔治疗之前　　　　B. 口腔治疗之后　　　　　　C. 口腔预防方法采用之后
D. 口腔预防方法采用之前　E. 任何时间均可

【答案】D
【解析】口腔健康教育应在口腔预防方法采用之前。

15. 以下哪项口腔保健服务应包括口腔健康教育
   A. 集体刷牙 B. 窝沟封闭
   C. 氟水漱口 D. 服用氟片
   E. 以上都是
   【答案】E
   【解析】刷牙、窝沟封闭、氟水漱口、氟片的使用都需要口腔健康教育，故选E。

16. 口腔健康促进包括，除了
   A. 保证口腔卫生措施实施的条件 B. 各种具体的口腔预防措施
   C. 保证口腔卫生措施实施的制度 D. 增长人们的口腔保健知识
   E. 将口腔卫生措施纳入计划
   【答案】D
   【解析】增长人们的口腔保健知识属于口腔健康教育，故此题选D。

【破题思路】口腔健康教育与促进方法途径对比

教育	促进
大众传媒：通过网络、报刊等传播	行政干预、经济支持、组织保证
社区活动：街道、社会团体、单位的有组织活动	全民途径（水加氟）
小型讨论会：社区座谈、专家研讨	共同危险因素控制途径
个别交谈：与就诊患者、儿童家长交谈。椅旁教育	高危人群途径（窝沟封闭）

17. 1981年世界卫生组织制定的口腔健康标准是
   A. 牙清洁，无龋洞 B. 牙清洁，无龋洞，无痛感
   C. 牙清洁，牙龈颜色正常 D. 牙清洁，牙龈颜色正常，无出血现象
   E. 牙清洁，无龋洞，无痛感，牙龈颜色正常，无出血现象
   【答案】E

18. 以下哪项口腔保健服务应包括口腔健康教育
   A. 集体刷牙 B. 窝沟封闭 C. 氟水漱口
   D. 服用氟片 E. 以上都是
   【答案】E
   【解析】刷牙、窝沟封闭、氟水漱口、氟片的使用都需要口腔健康教育。

19. 口腔健康促进包括，除了
   A. 保证口腔卫生措施实施的条件 B. 各种具体的口腔预防措施 C. 保证口腔卫生措施实施的制度
   D. 增长人们的口腔保健知识 E. 将口腔卫生措施纳入计划
   【答案】D
   【解析】增长人们的口腔保健知识属于口腔健康教。

20. 在旁听口腔健康教育课时，高教授注意到卫生老师下面的一个说法是不正确的
   A. 刷牙可以有效预防窝沟龋和光滑面龋
   B. 混合牙列阶段要特别注意这是乳牙龋齿高峰期
   C. 年轻恒牙列阶段要特别注意保护第一、二磨牙，因其患龋高
   D. 恒牙发育钙化主要在婴儿时期，要注意补充钙磷氟和维生素
   E. 乳牙列阶段要特别注意保护第二磨牙和尖牙
   【答案】A
   【解析】刷牙是重要的口腔卫生护理的方法，并不能完全有效地预防光滑面龋坏的发生。

21. 口腔健康教育的任务之一是
   A. 探索自来水含氟浓度 B. 推广使用窝沟封闭
   C. 专业人员协助领导合理分配有限资源 D. 控制含糖食品的食用次数
   E. 引起全社会对口腔健康问题的关注
   【答案】E

【解析】引起社会各方人员对口腔健康问题的关注，为寻求口腔预防保健资源准备是口腔健康教育的任务。故本题答案是E。

22. 属于口腔健康教育方法的是
　　A. 举办小型讨论会　　　　B. 传递最新的科学信息　　　　C. 扩大口腔健康教育面
　　D. 争取卫生行政领导的支持　　E. 口腔健康教育应因地制宜
【答案】A
【解析】属于口腔健康教育方法的是举办小型讨论会。常见的4种口腔健康教育方法包括个别交谈、组织小型讨论会、借助大众传播渠道和组织社区活动。故本题答案是A。

23. 健康促进中起主导作用的是
　　A. 公众　　　　B. 牙防指导组　　　　C. 主要行政领导
　　D. 口腔医务工作者　　E. 口腔医学院校教师
【答案】D
【解析】卫生行政领导起着决定性作用，各级医务人员起主导作用。

【破题思路】

组成	口腔健康教育（核心部分）、口腔疾病预防和口腔健康保护，三者互相联系相互促进 卫生行政领导起着决定性作用，各级医务人员起主导作用，相辅相成，缺一不可
途径	① 全民途径：如自来水氟化项目中获得预防龋病的益处 ② 共同危险因素控制途径：许多不利于健康的因素，如不健康的饮食习惯、卫生习惯、吸烟、酗酒以及压力等不仅是口腔健康的危险因素，也是其他慢性病的危险因素 ③ 高危人群途径：如对有深窝沟的适龄儿童开展窝沟封闭预防龋齿

24. 口腔健康教育的方法主要有
　　A. 提供经济支持　　　　B. 提供组织保证　　　　C. 进行口腔疾病的干预措施
　　D. 个别交谈和讨论会　　E. 实施行政干预措施
【答案】D
【解析】要求考生熟悉口腔健康教育和口腔健康促进的方法和作用以及两者之间的差别。口腔健康教育一般采取4种方法：个别交谈、组织小型讨论会、借助大众传媒和组织社区活动。本题除了D是口腔健康教育方法，其他备选答案都是口腔健康促进的方法。

25. 关于口腔健康教育，不正确的说法是
　　A. 口腔预防保健项目　　　　B. 口腔公共卫生的基础　　　　C. 传递科学信息的途径
　　D. 争取领导支持的方法　　E. 提高健康意识的措施
【答案】A
【解析】本题考核的知识点是口腔健康教育的基本概念。口腔健康教育可以是口腔预防保健的基础、途径、方法和措施，可以是口腔预防保健项目的组成部分，但其本身不能单独成为口腔预防保健项目。

26. 其次应该对学生开展牙周保健的口腔健康教育活动，健康教育的重点应该是
　　A. 控制甜食摄入　　　　B. 加强口腔卫生　　　　C. 开展窝沟封闭
　　D. 应用含氟制品　　E. 咀嚼无糖口香糖
【答案】B
【解析】口腔健康教育的重点是加强口腔卫生的维护。以教育促进行动。

27. 口腔健康促进的基础是
　　A. 一级预防　　　　B. 二级预防　　　　C. 三级预防
　　D. 社区预防　　E. 高危及易感人群的特殊防护
【答案】A

28. 口腔健康教育和口腔健康促进结合起来可以
　　A. 开展集体刷牙　　　　B. 公共饮水加氟　　　　C. 定期口腔健康检查
　　D. 实施窝沟封闭　　E. 进行以上各项
【答案】E
【解析】选项中的所有内容都符合口腔健康教育和口腔健康促进结合，故选E。

29. 口腔健康促进不包括
A. 调整自来水含氟浓度   B. 采用糖的代用品
C. 保证措施实施的条例、制度与法律   D. 专业人员协助领导合理分配资源
E. 宣传口腔健康知识
【答案】E
【解析】宣传口腔健康知识属于口腔健康教育，此题选 E。

30. 口腔健康促进的方法有
A. 课堂教育   B. 个别交谈   C. 行政干预措施
D. 小型讨论会   E. 社区口腔卫生咨询
【答案】C
【解析】A、B、D、E 均属于口腔健康教育，行政干预属于口腔健康促进。

【破题思路】口腔健康教育与促进方法途径对比

教育	促进
大众传媒：通过网络、报刊等传播	行政干预、经济支持、组织保证
社区活动：街道、社会团体、单位的有组织活动	全民途径（水加氟）
小型讨论会：社区座谈、专家研讨	共同危险因素控制途径
个别交谈：与就诊患者、儿童家长交谈。椅旁教育	高危人群途径（窝沟封闭）

31. 促进行为改变不可缺少的因素是口腔健康
A. 知识   B. 意识   C. 态度
D. 信念   E. 目标
【答案】A
【解析】影响口腔健康的因素有很多，但是知识是必不可少的，故选 A。

【破题思路】

评价	① 口腔健康意识的变化 ② 口腔健康知识的变化（促进行为改变不可缺少的因素） ③ 对口腔健康问题所持态度的变化：这种方法可以对口腔健康教育项目、预防措施、口腔健康教育者的工作等作出评价，观察群体态度的变化 ④ 口腔健康行为的变化：从知到行之间有十分复杂的心理变化，也是健康教育的难点所在。观察行为的变化，一般多采用选择式、填空式、答题式的问卷进行调查，设计问卷时应注意准确性

32. 口腔健康教育的最终目的是
A. 定期口腔健康检查   B. 增长口腔保健知识   C. 建立口腔健康行为
D. 了解口腔保健措施   E. 积极治疗口腔疾病
【答案】C
【解析】口腔健康教育是为了最终在全民形成有益于口腔健康的生活方式和卫生习惯。口腔健康教育的实施，对于预防和减少口腔疾病的发生，提高全民族的口腔健康水平有十分重要的意义和作用。故选 C。

【破题思路】口腔健康教育

任务	① 提高社会人群口腔预防保健的知识水平 ② 深化口腔健康教育内容 ③ 引起社会各方人士对口腔健康问题的关注 ④ 争取各级行政领导与卫生行政领导的支持 ⑤ 传递最新的科学信息

第八单元　特定人群的口腔保健

1. 一位家长带小孩到医院检查牙齿，医师诊断患儿患有奶瓶龋，为此应建议家长
A. 母乳喂养　　　　　　　　B. 给孩子喝白开水　　　　　　C. 用纱布给孩子擦拭口腔
D. 不要让儿童含奶瓶睡觉　　E. 进食后给孩子用温开水漱口
【答案】D
【解析】奶瓶龋多为夜间睡觉时含奶瓶导致。为了孩子口腔健康，不要让其含奶瓶入睡。

【破题思路】	
婴儿期 （4周到1岁）	① 婴儿期常见的口腔问题：鹅口疮和马牙 ② 保持口腔清洁： 牙萌出前，哺乳和睡前用纱布或乳胶指套擦洗牙龈和腭部 牙萌出时，可使用硅胶训练器，锻炼颌骨和牙床 牙萌出后，婴儿6个月左右第一颗乳牙萌出时，用纱布和指套牙刷 ③ 避免致龋菌早期定植：微生物（变形链球菌）由母亲传播到婴幼儿口腔中的平均年龄是19～31个月之间，医学上称为"感染窗口期" ④ 预防早期婴幼儿龋（ECC）：提倡母乳喂养，定期哺乳，避免随意哺乳 ⑤ 关注颌面部生长发育：注意喂养姿势，经常偏于一侧，长期可导致面部发育不对称；人工喂养时，奶瓶不能紧压下颌或者过高抬起，会导致下颌过分前伸造成下颌前突畸形 ⑥ 首次口腔检查：第一颗乳牙萌出后6个月内

2. 老年人随着年龄的增长，口腔疾病主要增加的是
A. 根面龋　　　　　　　　　B. 牙髓炎　　　　　　　　　　C. 口干
D. 牙列不齐　　　　　　　　E. 口吃
【答案】A
【解析】老年人多发根面龋。

【破题思路】	
老年人 （60岁作为人口进入老年阶段的分界线）	① 老年人常见口腔问题一般包括龋病、牙龈退缩和根面龋、牙周病、牙和牙列缺损及缺失、口腔黏膜病和口腔癌、口腔卫生差和治疗率低 ② 老年人提高自我口腔保健能力：预防和及时治疗口腔疾病，养成良好口腔卫生习惯，掌握科学的口腔保健方法 ③ 注重个人口腔卫生：刷牙和漱口，使用间隙刷、牙签、牙线 ④ 定期进行口腔检查，一般至少应一年检查一次 ⑤ 及时修复缺失牙：修复缺失牙一般在拔牙后2～3个月后进行

3. 关于社区口腔保健问题中，残疾人口腔健康的主要问题是
A. 龋齿和牙周疾病　　　　　B. 牙齿逐步丧失　　　　　　　C. 牙结石与牙龈萎缩
D. 牙列不齐　　　　　　　　E. 口腔黏膜疾病
【答案】A
【解析】残疾人的主要口腔问题是龋齿和牙周病。

【破题思路】	
残疾人	残疾人靠帮助，需要家庭、医务工作者、社会共同配合 ① 帮助残疾儿童根据具体情况，选择合理方法，采用合适的体位，张口困难的可以采用压舌板帮助操作 ② 残疾人应该选择合理的保健用品。可使用电动牙刷，合理使用其他工具 ③ 采用合理方法，提高口腔保健服务，应用氟化物，窝沟封闭，减少糖的摄入，定期口腔检查

4. 妊娠期口腔预防的重点是
A. 龋病　　　　　　　　B. 牙龈炎　　　　　　　　C. 牙周炎
D. 磨损　　　　　　　　E. 牙创伤
【答案】B
【解析】妊娠期由于激素水平的变化，容易发生妊娠期龈炎等疾病。

【破题思路】

妊娠期妇女	妊娠前：主动接受口腔健康检查，去掉始动因素牙菌斑，减少妊娠期龈炎和龋病的发生 妊娠期： ① 提供口腔健康知识（学习口腔知识，提高保健能力） ② 注重口腔健康维护（采用机械或化学方法，去除牙菌斑） ③ 注意膳食营养平衡 　妊娠初期（1～3个月）：保证乳牙正常发育和矿化 　妊娠中期（4～6个月）：保证恒牙正常发育和矿化 　妊娠后期（7～9个月）：继续保证充足营养，促使乳恒牙继续发育 ④ 避免不良刺激，慎重用药：妊娠12周为药物致畸最敏感的时期 ⑤ 口腔就诊时机 　前3个月：仅限急症处理，不可X线照射，避免致畸 　4～6个月：治疗最佳时期，可照X线，避免照射盆腔、腹部 　后3个月：尽可能避免口腔治疗，保守治疗为主，避免早产

5. 老年人健康状况与口腔功能有关内容不包括
A. 吃饭　　　　　　　　B. 购物　　　　　　　　C. 打电话
D. 个人口腔卫生（刷牙）能力　　E. 缺失牙数
【答案】B
【解析】口腔功能主要是咀嚼食物（吃饭），发音（打电话），个人刷牙能力（口腔卫生的维护），缺失牙（缺失牙过多影响咀嚼，影响营养的摄入），故此题不包括购物，选B。

6. 婴儿口腔清洁法操作哪项是错误的
A. 每次喂奶之后，用清洁纱布裹于手指或用指套牙刷轻柔擦洗口腔组织及牙龈
B. 第一颗牙萌出后用儿童牙刷帮助刷牙
C. 预防奶瓶龋，喂给不含蔗糖的饮料与流食
D. 喂药或其他营养品后应用清洁水帮助洁牙
E. 针对某些危险因素保持一定的预防措施
【答案】B
【解析】第一颗牙萌出后用纱布或指套牙刷帮助清洁。

7. 妊娠期口腔保健内容不包括
A. 口腔健康教育　　　　B. 口腔卫生指导　　　　C. 口腔健康检查
D. 定期产前检查　　　　E. 产前咨询教育
【答案】D
【解析】产前检查不属于口腔保健内容，应归属妇产科。

（8～11题共用备选答案）
A. 维持最基本的口腔功能状态，尽可能康复口腔功能
B. 以帮助刷牙、洁牙的方式保持口腔卫生
C. 预防第一恒磨牙龋坏
D. 培养儿童建立口腔卫生习惯，掌握刷牙方法
E. 以无龋及完全保持牙龈健康为口腔健康的目标
8. 残疾人最好的口腔卫生措施是
9. 老年人口腔卫生保健的目的是
10. 中小学生口腔卫生保健的目的是
11. 婴幼儿期口腔卫生保健的目的是
【答案】B、A、C、E

【解析】残疾人最好的口腔卫生措施是以帮助刷牙、洁牙的方式保持口腔卫生；老年人口腔卫生保健的目的是维持最基本的口腔功能状态，尽可能康复口腔功能；中小学生是龋病好发阶段，要预防第一恒磨牙龋坏；婴幼儿期以无龋及完全保持牙龈健康为口腔健康的目标。

【破题思路】

婴儿期 （4周到1岁）	① 婴儿期常见的口腔问题：鹅口疮和马牙 ② 保持口腔清洁： 牙萌出前，哺乳和睡前用纱布或乳胶指套擦洗牙龈和腭部 牙萌出时，可使用硅胶训练器，锻炼颌骨和牙床 牙萌出后，婴儿6个月左右第一颗乳牙萌出时，用纱布和指套牙刷 ③ 避免致龋菌早期定植：微生物（变形链球菌）由母亲传播到婴幼儿口腔中的平均年龄是19～31个月之间，医学上称为"感染窗口期" ④ 预防早期婴幼儿龋（ECC）：提倡母乳喂养，定期哺乳，避免随意哺乳 ⑤ 关注颌面部生长发育：注意喂养姿势，经常偏于一侧，长期可导致面部发育不对称；人工喂养时，奶瓶不能紧压下颌或者过高抬起，会导致下颌过分前伸造成下颌前突畸形 ⑥ 首次口腔检查：第一颗乳牙萌出后6个月内
幼儿期 （1～3岁）	① 养成良好口腔清洁习惯（2岁以下帮助刷牙） ② 培养良好饮食习惯（1岁以上停止奶瓶喂养及夜奶） ③ 适量补充氟化物（局部：含氟涂料；全身：氟片、氟滴剂） ④ 定期检查与治疗乳牙龋（1岁以后半年检查一次，熟悉口腔科环境） ⑤ 预防乳牙外伤（家长加强监护，外伤多松动，处理考虑恒牙胚情况）
学龄儿童 学龄前期（3～6岁） 学龄期（6～12岁） 青少年期（12～18岁）	① 3～6岁，培养良好的口腔卫生习惯 ② 及时治疗乳牙龋，发挥正常咀嚼功能 ③ 保护第一恒磨牙，应终身保持牙列的完整和健康 ④ 戒除口腔不良习惯 ⑤ 积极防止错颌畸形，乳牙矫治在4～5岁 ⑥ 积极治疗牙龈炎，有效刷牙去除牙菌斑 ⑦ 预防牙外伤，可佩戴护牙托
老年人 （60岁作为人口进入老年阶段的分界线）	① 老年人常见口腔问题一般包括龋病、牙龈退缩和根面龋、牙周病、牙和牙列缺损及缺失、口腔黏膜病和口腔癌、口腔卫生差和治疗率低 ② 老年人提高自我口腔保健能力：预防和及时治疗口腔疾病，养成良好口腔卫生习惯，掌握科学的口腔保健方法 ③ 注重个人口腔卫生：刷牙和漱口，使用间隙刷、牙签、牙线 ④ 定期进行口腔检查，一般至少应一年检查一次 ⑤ 及时修复缺失牙：修复缺失牙一般在拔牙后2～3个月后进行
残疾人	残疾人靠帮助，需要家庭、医务工作者、社会共同配合 ① 帮助残疾儿童根据具体情况，选择合理方法，采用合适的体位，张口困难的可以采用压舌板帮助操作 ② 残疾人应该选择合理的保健用品。可使用电动牙刷，合理使用其他工具 ③ 采用合理方法，提高口腔保健服务，应用氟化物，窝沟封闭，减少糖的摄入，定期口腔检查

（12～15题共用题干）

社区口腔健康咨询中群众提出了若干问题，口腔预防保健人员进行了认真分析，准备进行宣传教育活动。

12. 在中小学中提倡

A. 努力学习健康知识　　　B. 爱护牙齿从小做起　　　C. 德智体全面发展

D. 培养良好卫生习惯　　　E. 定期口腔检查

13. 在老年人中提倡

A. 叩齿　　　B. 刷牙　　　C. 健康的牙齿伴终生

D. 人老牙越好　　　E. 义齿恢复口腔功能

14. 重视残疾人口腔保健，根据我国国情应该

A. 国家建立残疾人口腔保健网络　　　B. 全社会资助建设口腔医院　　　C. 以家庭口腔保健和护理为主

D. 口腔医院免费提供保健　　　E. 医院优惠残疾人就诊

15. 应该以社区为单位，积极开展

A. 初级口腔预防保健　　　B. 牙病治疗　　　C. 义齿修复

D. 拔补镶一条龙服务　　　　　　　E. 检查并预约患者

【答案】B、C、C、A

【解析】中小学应该爱护牙齿从小做起；老年人以牙齿健康为主；残疾人应以家庭口腔保健护理为主；社区一般以预防为主。

16. 女，24岁。妊娠5个月，因牙龈肿痛就诊。口腔检查：DI-S 为2，CI-S 为0，GI 为1，余未见异常。对该患者正确的处理措施是

A. 口腔健康维护　　　　　B. 补充高蛋白食物　　　　　C. 口服消炎药物
D. 龈上洁治术　　　　　　E. 龈下刮治术

【答案】A

【解析】考核知识点是妊娠期妇女口腔保健的内容。由于口腔检查结果为：DI-S 为2，CI-S 为0，GI 为1，表示软垢较多，没有结石，探诊不出血，所以只需进行口腔健康维护就可以解决问题。选项C和E是此时不适宜进行的。因为没有牙石，选项D为干扰项。

17. 在社区口腔保健人员培训课程中，老师强调口腔健康教育的原则时指出口腔健康教育是

A. 一项口腔预防措施　　　　　　　　B. 必须由专业工作人员去做
C. 口腔预防项目的组成部分　　　　　D. 以课上老师讲解为主的教育活动
E. 以宣传项目为主的宣传活动

【答案】C

【解析】考核知识点是口腔健康育与口腔健康促进的内容。口腔健康教育的概念中，口腔健康教育是口腔预防项目的重要组成部分。

18. 口腔保健咨询时，对于第一恒磨牙窝沟封闭的适宜时间，张教授是这样回答家长的

A. 6～9岁　　　　　　　B. 6～7岁　　　　　　　C. 7～8岁
D. 7～9岁　　　　　　　E. 8～9岁

【答案】B

【解析】牙萌出后达到平面即适宜做窝沟封闭，封闭最佳时期是牙齿完全萌出、龋齿尚未发生的时候。第一恒磨牙6岁左右萌出，所以6～7岁为最适宜年龄，故选B。

【破题思路】窝沟封闭术又称点隙窝沟封闭术，是指不去除牙体组织在牙合面、颊面、舌面、点隙裂沟涂布一层粘接性树脂保护釉质不受细菌代谢产物侵蚀达到预防龋病发生的一种有效防龋方法。

19. 口腔保健咨询时，对于窝沟封闭剂是什么材料的提问，李大夫是这样回答家长的

A. 封闭牙齿窝沟的药物　　　B. 一种光固化材料　　　C. 高分子树脂材料
D. 由树脂和稀释剂等组成　　E. 预防龋齿的药物

【答案】C

【解析】窝沟封闭使用的高分子材料，称为窝沟封闭剂。

【破题思路】

适应证	①深的窝沟，特别是能卡住探针的牙包括可疑龋 ②对侧同名牙患龋，有患龋倾向的牙齿 ③一般牙萌出后4年之内，牙萌出达咬合平面，适宜做窝沟封闭 ④窝沟封闭时间：乳磨牙为3～4岁，第一恒磨牙为6～7岁，第二恒磨牙为11～13岁
非适应证	①牙合面无深的沟裂点隙、自洁作用好 ②患较多邻面龋损者 ③牙萌出4年以上未患龋 ④患者不合作，不能配合正常操作 ⑤已做充填的牙 ⑥牙尚未完全萌出，牙龈覆盖

20. 预防早期婴幼儿童龋的论述中，不正确的是

A. 长期睡前含奶瓶可导致上前牙龋坏　　　B. 提倡母乳喂养
C. 不定时哺乳　　　　　　　　　　　　　D. 龋的发生与饮食密切相关

E. 避免随意哺乳

【答案】C

21. 对于老年人的口腔检查，最优的时间为

A. 每半年一次 B. 每年一次 C. 每两年一次
D. 每五年一次 E. 不用检查

【答案】A

【解析】对于老年人的口腔检查最好半年一次，一般至少也应1年检查一次，发现问题，及时治疗处理。

22. 6岁以上学龄儿童应

A. 无需刷牙 B. 有条件即刷牙 C. 每天至少刷三次牙
D. 每天早上至少刷一次牙 E. 在家长的督促下每天早晚刷牙

【答案】E

23. 口腔保健咨询时，对孩子吃糖的问题，田大夫这样回答家长的

A. 尽量满足孩子的要求 B. 吃糖以甜饮料为主 C. 减少孩子吃糖次数
D. 控制孩子吃糖量 E. 不让孩子吃糖

【答案】C

【解析】进食糖类，次数越多越不利于口腔健康。

【破题思路】	
控制糖的摄入量 使用糖的代用品	① 蔗糖最致龋，外来糖（游离糖）危害大 ② 进食频率，频率越高越容易致龋 ③ 糖的来源：游离糖来源于零食，软饮料，餐桌上的糖 糖代用品 如山梨醇、甘露醇、木糖醇等可使致龋菌的葡聚糖产生减少 高甜度代用品：甜叶菊糖（比蔗糖甜20～400倍） 低甜度代用品：山梨醇、木糖醇、甘露醇、麦芽糖、异麦芽酮糖醇

24. 在摄入各种糖对菌斑pH值变化的研究实验中，老师认为研究生甲得出的结果可以用于临床患者的口腔卫生指导

A. 进糖的频率影响菌斑pH值变化大 B. 进糖的量影响菌斑pH值变化大
C. 进糖后要漱口 D. 进糖后要刷牙
E. 不要进糖

【答案】A

【解析】进食频率，频率越高越容易致龋。故此题选A。

25. 下列说法正确的是

A. 整个妊娠期间不适宜牙科治疗 B. 整个妊娠期间均适宜牙科治疗
C. 妊娠前3个月适宜牙科治疗 D. 妊娠4～6个月适宜牙科治疗
E. 妊娠后3个月适宜牙科治疗

【答案】D

【解析】在怀孕早期和晚期接受复杂口腔治疗，会因为紧张和疼痛增加胎儿流产或早产的风险。妊娠期前3个月，口腔治疗一般仅限于处理急症，避免X线照射；妊娠4～6个月是治疗口腔疾病的适宜时期，这个阶段母体处于较稳定的时期，若有未处理或正在治疗中的口腔疾病，应抓紧时间进行治疗，但也应注意在保护措施下拍照X线片，不要直接照射盆腔和腹部；妊娠期后3个月则应尽可能避免口腔治疗，如果发现有口腔疾病，应以保守治疗为主，不可接受拔牙及长时间复杂的根管治疗等创伤性治疗，以免引起早产。故选D。

26. 婴幼儿口腔保健应开始于

A. 孩子1岁以后 B. 第一颗牙齿萌出后 C. 婴儿出生后
D. 乳牙全部萌出后 E. 幼儿园开始

【答案】C

27. 婴儿口腔保健内容里没有

A. 哺乳后擦洗口腔 B. 进糖后给温开水 C. 用指套牙刷刷牙
D. 教孩子刷牙方法 E. 补充和强化营养素

【答案】D

【解析】本题考核的知识点是婴幼儿口腔保健方法。婴儿时期口腔保健的内容都是由大人帮助完成的，这时期婴儿是不可能学习刷牙并自己刷牙的。

28. 小学生应重点保护的牙是
A. 乳切牙   B. 乳磨牙   C. 恒切牙
D. 第一恒磨牙   E. 第二恒磨牙

【答案】D

【解析】本题考核的知识点是中小学生口腔保健内容。小学生应重点保护的牙是第一恒磨牙，因为此牙在牙列中位置和作用重要并且萌出较早，容易发生窝沟龋。

29. 学龄儿童最适宜的防龋措施是
A. 学校氟水漱口   B. 龋齿充填治疗   C. 学校饮水加氟
D. 牙颌畸形矫治   E. 含氟牙膏刷牙和窝沟封闭

【答案】E

【解析】90%学龄儿童患龋的部位是窝沟，窝沟封闭是最好的预防措施；含氟牙膏刷牙可以促进牙釉质再矿化，即培养良好的口腔卫生习惯对防龋效果好。学校口腔保健选择这两项措施可以说是最佳的。

30. 老年人自我口腔保健方法不包括
A. 使用牙签   B. 叩齿   C. 洁治
D. 刷牙   E. 漱口

【答案】C

【解析】题干中已说明是自我口腔保健方法，而不是专业人员对老年人的口腔保健。所以，洁治不是老年人自我口腔保健方法。

31. 母亲为婴幼儿进行口腔保健时应注意
A. 睡前清洁口腔   B. 睡前喂甜牛奶   C. 教会孩子刷牙
D. 少吃水果蔬菜   E. 多吃奶糖糕点

【答案】A

【解析】B、D和E是不利于口腔保健的，C也不是婴幼儿能做到的，只有A是母亲可以做到的婴幼儿口腔保健措施。

32. 幼儿氟防龋措施不适宜采用
A. 口服氟片   B. 局部涂氟   C. 氟水漱口
D. 牛奶加氟   E. 氟滴剂

【答案】C

【解析】由于幼儿吞咽反射尚不完善，容易将漱口的氟水不自觉地咽下造成摄氟过量。因此氟水漱口防龋措施不适宜用于幼儿。

33. 女，5岁。家长带来医院进行口腔健康检查并咨询有关口腔保健知识，家长向医师了解幼儿刷牙能否用含氟牙膏时，医师的回答是
A. 最好不用   B. 应该不用   C. 监督使用
D. 可以使用   E. 随意使用

【答案】C

【解析】牙膏本身含有甜味剂，致儿童使用时可能会吞食一部分，过多吞咽含氟牙膏有导致氟牙症的可能，因此，6岁以下的儿童应该在家长监督下使用含氟牙膏。

【破题思路】	
含氟牙膏	目前大多数市售牙膏含氟量为1000～1100mg/kg ①对于6岁以上的儿童和成人，每天用1000mg/kg牙膏刷牙2次，每次1g ②3～6岁儿童每次用"豌豆"大小同时在家长监督指导下使用 ③饮水氟含量过高或地方性氟病流行地区6岁以下不推荐使用含氟牙膏 用含氟牙膏可使龋病患病率降低24%，含氟牙膏广泛应用是工业国家龋病患病率大幅降低的主要原因之一

34. 女，25岁，妊娠第8周。主诉牙痛。检查：有龋损，牙体破坏大，需拔除，应急处理后拔除的时间应为
A. 妊娠1周以内　　　　　B. 妊娠3个月　　　　　　C. 妊娠4～6个月
D. 妊娠7～8个月　　　　E. 分娩后
【答案】C
【解析】本题考核的知识点是妊娠期妇女口腔保健的内容。妊娠期妇女口腔治疗适宜期是妊娠4～6个月。

35. 残疾人最主要的口腔疾病是
A. 牙齿缺失　　　　　　　B. 咀嚼和吞咽困难　　　　C. 颌面外伤
D. 语言功能障碍　　　　　E. 龋病和牙周病
【答案】E
【解析】残疾人主要的口腔疾病是龋病和牙周病，其他还包括先天性缺陷、颌面外伤等。故本题答案是E。

36. 出生后，第一次需做口腔检查的时间是
A. 3个月，乳牙未萌出　　B. 6个月，第一颗乳牙萌出　　C. 1岁，下中、侧切牙萌出
D. 2岁，多数乳牙已萌出　E. 2岁半，乳牙全部萌出
【答案】B
【解析】出生后，第一次需做口腔检查的时间是6个月，第一颗乳牙萌出后推荐进行第一次口腔检查。故本题答案是B。

37. 对婴幼儿开始进行口腔检查和保健的时间是
A. 出生时　　　　　　　　B. 满月后　　　　　　　　C. 牙萌出时
D. 上学前　　　　　　　　E. 换牙时
【答案】C
【解析】当婴儿6个月左右萌出第一颗乳牙时，就应进行第一次的口腔检查和保健。故本题答案是C。

38. 婴幼儿口腔健康的目标是
A. 乳牙按时萌出　　　　　B. 乳牙整齐美观　　　　　C. 颌骨发育正常
D. 无龋及牙龈健康　　　　E. 促进牙齿钙化
【答案】D
【解析】婴幼儿口腔健康的目标是无龋以及完全保持牙龈健康。故本题答案是D。易误选A。

【破题思路】

特定人群	保健特点
婴幼儿期	以无龋及完全保持牙龈健康作为口腔健康的目标
儿童3～6岁	培养儿童建立口腔卫生习惯，掌握刷牙方法
中小学生	龋病好发阶段，预防第一恒磨牙龋坏
老年人	维持最基本的口腔功能状态，尽可能康复口腔功能
残疾人	以帮助刷牙、洁牙的方式保持口腔卫生
妊娠期妇女	处理口腔隐患，避免发生口腔急症 使孕妇了解婴幼儿口腔保健的特点

39. 学校口腔保健内容中不包括
A. 学生的心理测试　　　　B. 口腔卫生习惯培养　　　C. 预防牙外伤
D. 防治错𬌗畸形　　　　　E. 戒除口腔不良习惯
【答案】A
【解析】考查知识点是学校口腔保健的内容。只有心理测试不是口腔预防保健的内容。

40. 幼儿园老师应教会孩子口腔保健方面的内容是
A. 口腔健康检查　　　　　B. 有效刷牙方法　　　　　C. 局部用氟
D. 使用牙线　　　　　　　E. 菌斑染色
【答案】B
【解析】考核知识点是幼儿园口腔保健的内容幼儿园老师应帮儿童养成良好的刷牙的口腔卫生习惯，包括有效的刷牙方法。

41. 某老人口腔中有多个因重度牙周病而造成的Ⅲ度松动牙，此时首先对该老人要做的属于牙周病

A. 一级预防的促进健康　　　B. 二级预防的早期诊断　　　C. 三级预防的治疗措施
D. 三级预防的重建功能　　　E. 三级预防的康复

【答案】C

【解析】此题要求考生掌握牙周疾病三级预防的概念和每一级预防的内容要点。一级预防是在疾病发生前进行；二级预防旨在早期发现、早期诊断、早期治疗；而三级预防的内容是重度牙周病的治疗、重建功能和康复，该老人的情况是重度牙周病的治疗，所以正确答案是C。

42. 女，26岁。妊娠8个月，前来口腔诊所进行产前咨询教育时，牙医给她提供的建议不包括

A. 清洁婴儿口腔的方法

B. 婴儿出生后半年内，拍摄X线片检查牙胚的情况

C. 婴儿第一颗牙齿萌出到萌出后半年之内，进行口腔检查

D. 清洁婴儿牙齿的方法

E. 不要让婴儿含着甜饮料入睡

【答案】B

【解析】妊娠8个月，前来口腔诊所进行产前咨询教育时，牙医给她提供的建议不包括婴儿出生后半年内，拍摄X线片检查牙胚的情况。其余均为婴幼儿口腔保健内容。故本题答案是B（该项"不包括"），而A、C、D、E项为"包括"的范围。

【破题思路】	
妊娠期妇女	妊娠前：主动接受口腔健康检查，去掉始动因素牙菌斑，减少妊娠期龈炎和龋病的发生 妊娠期： ①提供口腔健康知识（学习口腔知识，提高保健能力） ②注重口腔健康维护（采用机械或化学方法，去除牙菌斑） ③注意膳食营养平衡 　妊娠初期（1～3个月）：保证乳牙正常发育和矿化 　妊娠中期（4～6个月）：保证恒牙正常发育和矿化 　妊娠后期（7～9个月）：继续保证充足营养，促使乳恒牙继续发育 ④避免不良刺激，慎重用药：妊娠12周为药物致畸最敏感的时期 ⑤口腔就诊时机 　前3个月：仅限急症处理，不可X线照射，避免致畸 　4～6个月：治疗最佳时期，可照X线，避免照射盆腔、腹部 　后3个月：尽可能避免口腔治疗，保守治疗为主，避免早产

(43～46题共用题干)

为了提高妇女口腔健康意识，省妇幼保健院对妊娠期妇女进行了口腔保健知识讲座，主要内容包括：

43. 妊娠期妇女的口腔保健目的是

A. 使孕妇了解胎儿的生长发育　　B. 维护胎儿的生长发育　　C. 了解胎儿是否患口腔疾病
D. 维护胎儿的口腔健康　　　　　E. 使孕妇了解婴幼儿口腔保健的特点

44. 妊娠期妇女易发生口腔疾病的原因

A. 运动太少　　　　　　B. 进食软食较多　　　　C. 菌斑形成
D. 妊娠期间睡眠较多　　E. 营养品摄入过多

45. 妊娠期前3个月应注意避免

A. 龋充填治疗　　　　　B. 牙周检查　　　　　　C. 牙髓治疗
D. X线照射　　　　　　E. 龈上洁治

46. 建立良好的生活习惯，应避免以下有害因素侵袭，不包括

A. 病毒感染　　　　　　B. 外伤　　　　　　　　C. 搬运物品
D. 酗酒　　　　　　　　E. 吸烟

【答案】E、C、D、C

【解析】妊娠期间激素水平改变可改变组织反应，导致口腔软组织容易发生炎症。妊娠期前3个月为易发生流产的时间，口腔医疗一般仅限于急症处理，要避免X线照射。四环素除抑制胎儿生长发育外，还可影响乳、恒牙胚矿化发育；而庆大霉素、链霉素、卡拉霉素则有致畸作用。

(47～52题共用题干)

我市残疾人联合会和市牙预防组针对全市5千多残疾儿童的口腔保健现状，拟订了改进方案以促进口腔预防保健工作，考虑到残疾人丧失或部分丧失了自我口腔保健能力和本市发展现状。

47. 除呼吁政府重视此项工作外，强调要
   A. 社会参与　　　　　　　　B. 含氟牙膏刷牙　　　　　　C. 重点服务对象
   D. 开展初级口腔卫生保健　　E. 家庭口腔保健和特殊护理

48. 口腔专业人员应该为残疾人
   A. 行动起来　　　　　　　　B. 上门服务　　　　　　　　C. 随叫随到
   D. 健康教育　　　　　　　　E. 定期口腔保健

49. 预防龋齿要在可能的条件下
   A. 全身和局部用氟方法各1种　B. 口服氟片　　　　　　　　C. 食盐加氟
   D. 含氟凝胶　　　　　　　　E. 含氟牙膏

50. 给残疾人进行口腔治疗比较困难专业人员应该
   A. 能将就就将就　　　　　　B. 尽量简化治疗操作　　　　C. 加强信息交流
   D. 满腔热情精益求精　　　　E. 要求家属予以配合

51. 专业人员应该掌握残疾人口腔保健方法，教会家长为残疾孩子
   A. 喂药　　　　　　　　　　B. 限制饮食　　　　　　　　C. 讲口腔卫生知识
   D. 检查口腔卫生　　　　　　E. 每天彻底刷牙1次

52. 帮助残疾儿童刷牙应选择好
   A. 牙刷和牙膏　　　　　　　B. 方便的体位和姿势　　　　C. 海绵垫子和轮椅
   D. 椅子和带子固定　　　　　E. 镜子和座椅

【答案】E、E、A、D、E、B

(53～58题共用题干)

老年人口腔保健受到乡政府的高度重视，请来口腔保健专家指导卫生院的工作。经过讨论研究，全乡1000多名60岁以上老年人口腔保健的详细计划方案形成了。

53. 为掌握基础资料，首先对全乡60岁以上老年人进行口腔健康，应采用的调查方法为
   A. 分层调查　　　　　　　　B. 抽样调查　　　　　　　　C. 预调查
   D. 捷径调查　　　　　　　　E. 普查

54. 调查结果显示，老年人的牙齿健康问题主要是
   A. 楔状缺损和冠龋　　　　　B. 楔状缺损和牙齿丧失　　　C. 冠龋和根面龋
   D. 根面龋和牙齿丧失　　　　E. 根面龋和楔状缺损

55. 调查结果显示，老年人牙周健康问题主要是
   A. 牙龈炎和牙龈出血　　　　B. 牙周袋形成　　　　　　　C. 牙结石和牙周袋溢脓
   D. 牙龈萎缩和牙槽骨吸收　　E. 牙龈萎缩和牙结石

56. 调查结果显示，老年人需求不断增长的主要是
   A. 牙周洁治　　　　　　　　B. 龋齿充填　　　　　　　　C. 义齿修复
   D. 保健牙刷　　　　　　　　E. 拔牙

57. 掌握了老年人口腔健康基本资料后，制定的口腔保健目标是
   A. 保持全口牙完好　　　　　B. 纠正不良卫生习惯　　　　C. 消除牙周袋
   D. 义齿修复　　　　　　　　E. 至少保持20颗功能牙

58. 第一步采取的切实可行的口腔保健措施是
   A. 提高自身口腔保健能力　　B. 保护基牙　　　　　　　　C. 牙签剔牙和药物漱口
   D. 含氟牙膏和保健牙刷刷牙　E. 戒除烟酒嗜好

【答案】E、D、D、C、E、A

第九单元　社区口腔卫生服务

1. 社区口腔卫生服务的内容包括
   A. 口腔健康教育　　　　B. 口腔预防　　　　C. 口腔医疗
   D. 口腔保健　　　　　　E. 以上均包括
   【答案】E
   【解析】社区口腔卫生服务的内容从广义上讲，应包括各级卫生机构和社会相关部门为提高社区居民口腔健康状况而开展的一切活动，涉及口腔健康教育、口腔预防、口腔医疗、口腔保健、康复等初级口腔卫生保健的内容。

2. 在社区口腔保健人员培训课程中，老师特别强调重视老年人口腔保健，其措施主要是
   A. 提高自身抗病能力　　　B. 戒除生活不良嗜好　　　C. 定期口腔健康检查
   D. 康复机体基本功能　　　E. 养成良好的生活习惯
   【答案】C
   【解析】考核知识点是老年人口腔保健的内容。开展老年人口腔保健的主要措施是定期口腔健康检查，然后进行各种有针对性的口腔保健措施。其他均为干扰项。

【破题思路】	
老年人 60岁作为人口进入老年阶段的分界线	① 老年人常见口腔问题一般包括龋病、牙龈退缩和根面龋、牙周病、牙和牙列缺损及缺失、口腔黏膜病和口腔癌、口腔卫生差和治疗率低 ② 老年人提高自我口腔保健能力：预防和及时治疗口腔疾病，养成良好口腔卫生习惯，掌握科学的口腔保健方法 ③ 注重个人口腔卫生：刷牙和漱口，使用间隙刷、牙签、牙线 ④ 定期进行口腔检查，一般至少应一年检查一次 ⑤ 及时修复缺失牙：修复缺失牙一般在拔牙后2～3个月后进行

3. 社区口腔卫生服务的任务包括
   A. 提高人群口腔健康水平　　　　　　B. 提供基本口腔卫生服务
   C. 满足社区日益增长的口腔卫生服务需求　　D. 营造口腔健康社区
   E. 以上均包括
   【答案】E
   【解析】社区口腔卫生服务的任务：提高人群口腔健康水平、改善生活质量；提供基本口腔卫生服务、满足社区居民日益增长的口腔卫生服务需求；营造口腔健康社区；保证区域卫生规划的实施、保证医疗卫生体制改革和城镇职工基本医疗保险制度改革的实施；完善社区口腔卫生服务机构的功能。

（4～6题共用备选答案）
   A. 口腔问卷调查　　　　B. 口腔健康调查　　　　C. 口腔健康咨询
   D. 口腔保健规划　　　　E. 口腔预防保健措施

4. 在新社区开展口腔卫生保健工作，首先要制定
   【答案】D

5. 了解社区人群口腔健康知识、态度和行为状况要进行
   【答案】A

6. 开展爱牙日活动最常采用的形式是
   【答案】C

7. 社区口腔卫生服务的特点是
   A. 以人的健康为中心　　　B. 以患者为中心　　　C. 以疾病为中心
   D. 以家属为中心　　　　　E. 以上都正确
   【答案】A

8. 社区口腔卫生服务的基本内容是相互联系、有机结合在一起的，具有
   A. 综合性　　　　　　　　B. 可及性　　　　　　　C. 整体性

D. 协调性　　　　　　　　　E. 以上都正确

【答案】E

【解析】社区口腔卫生服务的基本内容是相互联系.有机结合在一起的。针对同一社区的人群或个体，社区口腔卫生服务所提供的是一种基本的口腔卫生服务，是包括上述内容的综合性、可及性、连续性、整体性、协调性的服务。

9. 社区卫生服务的范围是

A. 国家　　　　　　B. 乡镇　　　　　　C. 城市
D. 社区　　　　　　E. 社会

【答案】D

【解析】社区卫生服务是在政府领导、社区参与、上级卫生机构指导下，以基层卫生机构为主体，全科医师为骨干，合理使用社区卫生资源和适宜技术，以人的健康为中心、家庭为单位、社区为范围、需求为导向，以妇女、儿童、老年人、慢性病患者、残疾人等为重点，以解决社区主要卫生问题、满足基本卫生服务需求为目的，融合预防、医疗、保健、康复、健康教育、计划生育技术服务等为一体的，有效、经济、方便、综合、连续的基层卫生服务。

10. 属于社区卫生服务特点的是

A. 以人群为对象　　　　　B. 提供综合服务　　　　　C. 以基层卫生保健为主要内容
D. 提供协调性服务　　　　E. 以上均正确

【答案】E

(11～13题共用题干)

社区口腔健康咨询中群众提出了不少问题，许多认识是不正确的，口腔预防保健人员进行了认真分析，采取多种方式进行了宣传教育活动。

11. 针对"氟化物有害健康"的错误认识，应提倡

A. 氟化物有益健康　　　　B. 氟化物有益口腔健康　　　C. 氟化物过多有害
D. 氟化物过少有损口腔健康　　E. 除氟害兴氟利

【答案】E

12. 针对"人老要掉牙"的错误认识，应讲清道理，说明

A. 人老就要掉牙　　　　　B. 人老牙也要老　　　　　C. 人老掉牙及时义齿修复
D. 健康牙齿可以伴人终生　　E. 尽量保护牙齿不要丧失

【答案】D

13. 针对"牙不疼不用看牙医"的错误认识，应提倡

A. 尽早看牙医　　　　　　B. 定期口腔检查　　　　　C. 每2年看1次
D. 牙疼及时看　　　　　　E. 牙龈出血也要看

【答案】B

14. 最近10年，我国在农村与贫苦地区发展的社区综合口腔保健项目为

A. 社区学校、幼儿园的口腔保健项目　　　　B. 急诊保健、保健教育、预防措施
C. 社区牙周保健项目　　　　　　　　　　　D. 龋病与牙周病及其相关疾病的危险因素研究
E. 以上皆是

【答案】E

第十单元 口腔医疗保健中的感染与控制

1. 口腔医务人员可能被感染的途径不包括
   A. 接触受感染的血液及分泌物
   B. 接触受感染的病损区
   C. 接触含有感染源的飞沫
   D. 被污染的器械刺伤
   E. 食用被污染的食品

【答案】E

【解析】考核知识是口腔保健中的感染与控制口腔医务人员可能被感染的途径中没有食用被污染的食品这一条，其他均为在临床操作中可能被污染的途径。

【破题思路】感染传播需要三个环节：感染源、传播途径、易感人群。

感染源	①患者和病原体的携带者 ②污染的环境（涡轮手机洁牙机水雾混有患者血液、唾液形成气溶胶） ③污染的口腔医疗器械	
传播途径	接触传播	直接接触：血液或其他血液污染的体液直接传播
		间接接触：通过接触被污染的物品而造成的传播，常见医护人员污染的手
	飞沫传播：带有病原微生物的飞沫核（>5μm），在空气中移行短距离后移植到上呼吸道导致的传播，是一种近距离（1m以内）传播	
	空气传播：病原微生物经由悬浮在空气中的微粒如飞沫核（≤5μm）、菌尘来传播的方式	
易感人群	对某种疾病或传染病缺乏免疫力的人群	

2. 综合治疗台的表面感染控制最好选用
   A. 布巾覆盖
   B. 纸巾覆盖
   C. 毛巾覆盖
   D. 塑料布覆盖
   E. 表面擦拭

【答案】D

【解析】综合治疗台的表面感染控制采用隔离膜或者塑料布覆盖，可一人一更换，有利于感染控制，最佳答案D。

【破题思路】采用屏障保护技术的优点在于完成一位患者的治疗后，只要丢弃这些屏障，被覆盖的部分不需要进行清洁消毒（除非有破损），治疗区域其他暴露部分及缺损部位在治疗两位患者之间必须清洁。这样既保持了物体表面的清洁又节省了时间。

3. 在口腔治疗中艾滋病病毒传播的主要方式是
   A. 血液传播
   B. 空气传播
   C. 唾液传播
   D. 接触传播
   E. A+C+D

【答案】E

【解析】艾滋病病毒传播的途径一般是通过血液、体液、接触传播，题干中在口腔治疗中的主要方式是血液和唾液传播，选E。

【破题思路】由接触传播的微生物

微生物	疾病
乙型肝炎病毒	病毒性肝炎
丙型肝炎病毒	病毒性肝炎

续表

微生物	疾病
丁型肝炎病毒	病毒性肝炎
单纯疱疹病毒Ⅰ型	疱疹
单纯疱疹病毒Ⅱ型	疱疹
人类免疫缺陷病毒HIV	艾滋病
淋病双球菌	淋病
梅毒螺旋体	梅毒
铜绿假单胞菌	化脓感染
金黄色葡萄球菌/白色	化脓感染
破伤风杆菌	破伤风

4. 口腔医师操作中最易感染的是
A. 真菌　　　　　　　　B. 病毒　　　　　　　　C. 细菌
D. 支原体　　　　　　　E. 放线菌

【答案】B
【解析】口腔医生操作中多接触血液、唾液和空气为媒介的感染源，易感染各类病毒，选B。

【破题思路】经由空气传染的微生物及疾病

微生物	疾病
水痘病毒	水痘
麻疹病毒	麻疹
风疹病毒	风疹
流行性腮腺炎病毒	流行性腮腺炎
流感病毒	流感
腺病毒	儿童呼吸道感染
结核分枝杆菌	结核
化脓性链球菌	化脓性感染
白念珠菌	念珠菌病

5. 污染手机消毒的方法最好用
A. 干热灭菌　　　　　　B. 化学浸泡　　　　　　C. 高温高压灭菌
D. 紫外线消毒　　　　　E. 消毒剂擦拭

【答案】C
【解析】污染手机属于高危器械，高温高压灭菌是污染手机消毒灭菌最好的方式，选C。

【破题思路】

高度危险器械	接触患者口腔伤口、血液、破损黏膜或进入口腔无菌组织，或穿破口腔软组织进入骨组织或牙齿内部的各类口腔器械
中度危险器械	仅接触完整的黏膜或破损的皮肤，而不进入无菌组织器官的口腔器械
低度危险器械	不接触患者口腔或间接接触患者口腔

6. 口腔科感染控制的最突出问题是
A. 手机头消毒较困难　　　　　　　　B. 对消毒灭菌原理知之不多
C. 对制度执行不严格　　　　　　　　D. 消毒灭菌缺少严格分类

E. 是对控制感染的正确评估

【答案】E

【解析】A、B、C、D都是可以解决的问题，口腔科感染控制的最突出问题是对控制感染的正确评估、衡量及认识。

【破题思路】医务人员防护	
树立职业安全防护意识	① 评估感染风险及后果 ② 掌握医院感染"标准预防"并在必要时采取适当隔离措施 ③ 发生职业暴露及时登记报告并做相应处理
接种疫苗	① 所有结核菌素试验阴性以及乙型肝炎血清学指标阴性的口腔医务人员都应该进行疫苗接种 ② 女性医务工作者特别预防风疹病毒，预防受孕后胎儿畸形和流产
使用个人防护用品	手套、口罩、防护眼镜和面罩、工作服和工作帽
采用手卫生措施	包括医务人员洗手、卫生手消毒和外科手消毒 最重要、最简单、最经济的措施

7. 口腔科医师最易受感染的途径是

A. 被污染器械刺伤皮肤　　B. 操作后不洗手　　C. 空气消毒不严

D. 食物消毒不严　　E. 接触患者血液和唾液

【答案】A

【解析】口腔科医师最易受染的途径是器械锐器伤。

【破题思路】安全使用尖锐器械：传递探针、镊子避免锐端朝向接受者；尖锐器械不可"手对手式传递"，而是由护士准备好放在治疗桌上。手上部位的伤口冲洗后，用消毒液（75%乙醇或0.5%碘伏）进行消毒。HBV阳性患者血液、体液污染的锐器损伤，应在24h内注射高价乙肝免疫球蛋白，同时进行血液乙型肝炎标志物检查，阴性者皮下注射乙肝疫苗10μg、5μg、5μg（按0、1个月、6个月间隔）。

8. 保护性工作服应

A. 每日更换　　B. 每个患者更换　　C. 每3天更换

D. 每2天更换　　E. 每周更换

【答案】A

【解析】保护性工作服应每日更换。

9. 口腔科特有的诊疗环境给预防交叉感染增加了难度，其中最难解决的问题是

A. 看患者前后洗手　　B. 紫外线消毒空气　　C. 手术器械高压灭菌

D. 机头的消毒　　E. 个人的防护

【答案】D

10. 看见医师接诊每位患者时都更换了手套就认为防护措施做得比较规范，其实除了更换手套外还应进行

A. 接诊每位患者前洗手　　B. 接诊每位患者前后洗手　　C. 接诊每位患者后洗手

D. 戴手套接诊后洗手，再换手套　　E. 接诊每位患者后换手套

【答案】B

11. 口腔临床上推荐的表面消毒剂是

A. 碘伏、次氯酸钠、酚类合成物　　B. 次氯酸钠、碘伏、乙醇　　C. 碘伏、戊二醛溶液、乙醇

D. 碘伏、氯己定溶液、乙醇　　E. 碘伏、氯己定溶液、戊二醛溶液

【答案】A

12. 在医院感染控制检查中，专家组建议进行牙科设备消毒时，吸唾装置、电源开关等可考虑使用

A. 消毒液擦拭　　B. 毛巾覆盖　　C. 纱布覆盖

D. 塑料布覆盖　　E. 一次性治疗巾覆盖

【答案】D

13. 口腔操作中的感染传播依赖因素不包括

A. 感染源　　　　　　　　　B. 传播媒介和载体　　　　　　C. 传播途径

D. 消毒方法不正确　　　　　E. 易感宿主

【答案】D

14. 有人调查，我国口腔医务工作者中，HBV 血清阳性率为

A. 5% 左右　　　　　　　　B. 10% 左右　　　　　　　　C. 15% 左右

D. 20% 左右　　　　　　　 E. 25% 左右

【答案】E

15. 口腔医疗保健中由接触传染的主要疾病是

A. 水痘　　　　　　　　　　B. 麻疹　　　　　　　　　　　C. 流行性腮腺炎

D. 结核病　　　　　　　　　E. 病毒性肝炎

【答案】E

16. 乙肝高危人群不包括

A. 吸毒者　　　　　　　　　B. 男性同性恋和双性恋者　　　C. 经常接受血或血制品的患者

D. 口腔卫生及有关人员　　　E. 食品加工业的劳动者

【答案】E

17. 口腔医师被感染的主要危险来自

A. 直接接触感染的血及分泌物或感染性病损　　B. 经污染器械伤害传播

C. 经术者手部伤口传播　　　　　　　　　　　D. 经空气飞溅传播

E. 术者手部接触污染器械传播

【答案】B

18. HIV 的传播途径不包括

A. 性接触　　　　　　　　　B. 母婴传播　　　　　　　　　C. 接受血或血制品

D. 吸毒　　　　　　　　　　E. 共用餐具

【答案】E

19. 供选用的口腔临床消毒液没有

A. 酚类溶液　　　　　　　　B. 乙醇溶液　　　　　　　　　C. 碘伏溶液

D. 煤酚皂溶液　　　　　　　E. 次氯酸钠溶液

【答案】D

20. 95℃时杀灭 HBV 需要的时间至少是

A. 5min　　　　　　　　　　B. 10min　　　　　　　　　　C. 15min

D. 20min　　　　　　　　　 E. 25min

【答案】A

21. 器械灭菌前理想的浸泡溶液是

A. 戊二醛　　　　　　　　　B. 合成酚溶液　　　　　　　　C. 氯制剂

D. 75% 酒精　　　　　　　　E. 氯己定

【答案】B

22. 口腔器材灭菌方法中，安全系数最大的是

A. 化学蒸汽压力灭菌法　　　B. 高压蒸汽灭菌法　　　　　　C. 化学熏蒸灭菌法

D. 玻璃球/盐灭菌法　　　　 E. 干热灭菌法

【答案】B

23. 避免用高压蒸汽灭菌法消毒灭菌的是

A. 优质不锈钢器械　　　　　B. 耐高温消毒手机　　　　　　C. 布类

D. 石蜡　　　　　　　　　　E. 橡胶制品

【答案】D

24. 手机应尽可能选用的消毒方法是

A. 高压蒸汽灭菌法　　　　　B. 化学蒸汽压力灭菌法　　　　C. 戊二醛浸泡法

D. 酒精浸泡法　　　　　　　E. 碘伏表面消毒法

【答案】A

25. 效果最差的器械消毒方法是
A. 高压蒸汽灭菌法	B. 化学蒸汽压力灭菌法	C. 干热灭菌法
D. 酒精浸泡法	E. 碘伏表面消毒法
【答案】D

26. 口腔科器械常用的消毒方法中，除了
A. 碘酒 + 酒精浸泡	B. 超声波清洁	C. 干热灭菌
D. 化学熏蒸	E. 高压蒸汽
【答案】B

27. 口医疗保健中由接触传染的主要疾病是
A. 水痘	B. 麻疹	C. 流行性腮腺炎
D. 念珠菌病	E. 病毒性肝炎
【答案】E

(28～29题共用题干)
口腔临床应注意的一些问题。

28. 口腔临床感染最危险又最典型的是
A. 真菌感染	B. 细菌感染	C. 病毒感染
D. 衣原体感染	E. 原虫感染
【答案】C

29. 高速涡轮牙钻雾化，产生的颗粒在空气中可传播
A. 化脓性感染	B. 单纯疱疹	C. 乙型肝炎
D. 流感	E. 伤寒
【答案】D

30. 对于传播途径以下说法正确的是
A. 清除各种传播途径，减少传播的可能性	B. 阻断各种传播途径，减少传播的可能性
C. 控制各种传播途径，减少传播的可能性	D. 减少各种传播途径，减少传播的可能性
E. 消除各种传播途径，减少传播的可能性
【答案】C

31. 高速涡轮牙钻雾化，产生不同大小的颗粒，飘浮在空气中可传播
A. 乙型肝炎、艾滋病	B. 化脓性感染	C. 伤寒、痢疾
D. 单纯疱疹、带状疱疹	E. 结核、感冒
【答案】E

32. 在洗手时用做到以下几点，除外的是
A. 洗手之前应先摘除手部饰物，剪短指甲，指甲边缘圆钝
B. 最好采用非手接触式水龙头
C. 任何一次洗手后须擦干或晾干
D. 可选择刺激性小的手卫生产品
E. 需要戴手套检查时无需洗手
【答案】E

【解析】①洗手之前应先摘除手部饰物，剪短指甲，指甲边缘圆钝。②最好采用非手接触式水龙头；如采用自动感应式，脚踏控制式水管装置。③任何一次洗手后，须擦干。一定要用干净的个人专用毛巾或一次性消毒纸巾擦干，或者使用自动干手机烘干。不能使用用过的毛巾，不能用工作服擦手。若没有条件，可让"湿手"自动晾干。④经常使用肥皂和抗菌剂洗手易引起慢性刺激性接触性皮炎，可选择刺激性小的手卫生产品和洗手后使用润肤产品以减少这类皮炎。使用石油提炼的乳剂可能会破坏乳胶手套的完整性，所以这一类润肤乳应在一天工作结束后使用。

33. 在对口腔医生进行上岗培训时，指出口腔医务人员发生口腔临床感染的主要危险来自
A. 被污染器械刺伤	B. 操作后不洗手	C. 空气传播
D. 接触血液及唾液	E. 高速手机的飞沫
【答案】A

【解析】有研究报道牙科医生平均1年起码有1次被刺伤机会，研究表明针刺伤后乙型肝炎感染的危险性为20%～25%，因此，被污染器械刺伤是口腔医务人员临床感染的主要危险。

34. 目前国际上把预真空高压蒸汽灭菌器分3个等级其中S级指的是
A. 灭菌前没有抽真空　　　　B. 灭菌前抽1次真空　　　　C. 灭菌前抽2次真空
D. 灭菌前抽3次真空　　　　E. 灭菌前抽4次真空
【答案】B

35. 避免用高压蒸汽灭菌法消毒灭菌的是
A. 优质不锈钢器械　　　　B. 耐高温消毒手机　　　　C. 布类
D. 明胶海绵　　　　E. 橡胶类
【答案】D

36. 不耐热、不耐湿以及贵重物品可选择
A. 压力蒸汽灭菌法　　　　B. 干热灭菌　　　　C. 低温蒸汽甲醛气体消毒、灭菌
D. 浸泡灭菌　　　　E. 真空高温高压灭菌法
【答案】C

37. 口腔感染源不包括
A. 已治愈的传染病患者　　　　B. 急性传染病发作期患者　　　　C. 潜伏期感染者
D. 已知携带病源者　　　　E. 未知携带病源者
【答案】A

38. 在口腔医疗保健中可由接触传播的病毒不包括
A. 乙型肝炎病毒　　　　B. 甲型肝炎病毒　　　　C. 风疹病毒
D. 单纯疱疹Ⅰ型和Ⅱ型病毒　　　　E. 丁型肝炎病毒
【答案】C

39. 在口腔医疗保健中经由空气传播的疾病是
A. 淋病　　　　B. 结核　　　　C. 梅毒
D. 破伤风　　　　E. 铜绿假单胞菌化脓感染
【答案】B

40. 在口腔医疗保健中不属于空气传播的病毒是
A. 流行性腮腺病毒　　　　B. 水痘病毒　　　　C. 麻疹病毒
D. 人类免疫缺陷病毒　　　　E. 腺病毒
【答案】D
【解析】人类免疫缺陷病毒属于接触传播。

【破题思路】经由空气传播的微生物及疾病

微生物	疾病
水痘病毒	水痘
麻疹病毒	麻疹
风疹病毒	风疹
流行性腮腺炎病毒	流行性腮腺炎
流感病毒	流感
腺病毒	儿童呼吸道感染
结核分枝杆菌	结核
化脓性链球菌	化脓性感染
白念珠菌	念珠菌病

41. 在科室预防交叉感染的讨论会上，大家查找工作中的问题，张主任提出了正确的控制感染原则是
A. 消除各种传播途径，减少传播的可能性　　　　B. 控制各种传播途径，减少传播的可能性
C. 改变各种传播途径，减少传播的可能性　　　　D. 减清各种传播途径，减少传播的可能性
E. 监测各种传播途径，减少传播的可能性
【答案】B

【解析】控制各种传播途径，减少传播的可能性，可正确有效控制感染的传播。

【破题思路】感染传播需要三个环节：感染源、传播途径、易感人群。

感染源	①患者和病原体的携带者 ②污染的环境（涡轮手机洁牙机水雾混有患者血液唾液形成气溶胶） ③污染的口腔医疗器械

42. 气水枪是极易被污染的，特别是气水枪的尖端，我们选择不同的措施来减少交叉感染，你认为合理的是
   A. 每位患者用完后更换气水枪枪头　　B. 包裹手柄
   C. 增设防回流装置　　　　　　　　　D. A+B
   E. A+B+C

【答案】E

【解析】临床使用的气水枪是极容易污染的。减少交叉感染的措施应包括每人使用一个气水枪枪头，气枪要包裹手柄及增加防回流装置。故选E。

43. 口腔医疗保健中由接触传播的主要疾病是
   A. 水痘　　　　　　B. 麻疹　　　　　　C. 流行性腮腺炎
   D. 念珠菌病　　　　E. 病毒性肝炎

【答案】E

【解析】本题考核常见口腔医疗保健中感染的传播途径。水痘、麻疹、流行性腮腺炎、念珠菌病分别由水痘病毒、麻疹病毒、流行性腮腺炎病毒和白念珠菌经由空气传播感染，病毒性肝炎是由于接触相应的肝炎病毒引起感染。

44. 口腔医疗保健中由空气传播的微生物是
   A. HIV　　　　　　B. 乙型肝炎病毒　　　C. 单纯疱疹Ⅰ型
   D. 腺病毒　　　　　E. 破伤风杆菌

【答案】D

【解析】本题考核常见口腔医疗保健中感染的传播途径。HIV、乙型肝炎病毒、单纯疱疹Ⅰ型、破伤风杆菌均经由接触传播感染，腺病毒则由空气传播。

45. 张教授在对口腔医师进行上岗培训时，指出口腔医务人员发生口腔临床感染的风险较大的直接接触传播是
   A. 接触被污染的设备　　B. 污染的印模　　　　C. 空气中的微粒
   D. 裸手反复接触血液及唾液　　E. 高速手机的飞沫

【答案】D

【解析】考查考生是否掌握口腔临床感染传播的途径。A、B属间接传播，C属空气传播，E是飞沫传播，D是正确答案。

46. 在对牙科诊所进行院内感染检查中，专家组建议：对治疗椅的头靠可考虑使用以下方法控制
   A. 消毒液擦拭　　　　B. 毛巾覆盖　　　　C. 纱布覆盖
   D. 塑料纸覆盖　　　　E. 治疗巾覆盖

【答案】D

【解析】本题考核的知识点是口腔医疗保健中的感染与控制内容。在感染控制的措施及方法中提到：治疗椅的头靠可采用屏障防护技术，即塑料纸覆盖。

47. 避免用高压蒸汽灭菌法消毒灭菌的器械是
   A. 优质不锈钢器械　　B. 耐高温消毒手机　　C. 布类
   D. 橡胶制品　　　　　E. 针头

【答案】E

【解析】优质不锈钢器械、耐高温消毒手机、布类、玻璃杯、大吸唾管、包扎的器械以及耐热塑料器械适用于高压蒸汽灭菌。针头、油类、粉类、蜡类不应高温灭菌。该题考查高压蒸汽灭菌法的适用物品。

48. 对酚类消毒剂描述正确的是
   A. 能杀灭芽孢　　　　B. 不能用作表面消毒　　C. 需每周配制
   D. 浸泡消毒需30min接触时间　　E. 能损坏塑料和橡皮

【答案】E

【解析】对细菌、病毒、结核菌都有杀灭作用，但对芽孢无此作用。作为表面和浸泡消毒，需10min接触时间，应每日新鲜配制，无臭，但可能损坏塑料和橡皮。该题考查酚类消毒剂的特性。

49. 口腔医疗保健中由接触传染的主要疾病是

A. 水痘 B. 麻疹 C. 流行性腮腺炎
D. 念珠菌病 E. 病毒性肝炎

【答案】E

【解析】口腔医疗保健中由接触传染的主要疾病是病毒性肝炎。其他均属于经空气传播的疾病。故本题答案是E。

50. 口腔临床上推荐的表面消毒液是

A. 碘溶液 B. 次氯酸钠 C. 戊二醛溶液
D. 氯己定溶液 E. 乙醇

【答案】A

【解析】口腔临床上推荐的表面消毒液是碘溶液。碘溶液常用于外科手术前的皮肤、黏膜以及医疗器械、玻璃制品的消毒。故本题答案是A。易误选B。

51. 戊二醛-酚溶液使用的稀释度是

A. 1∶32 B. 1∶16 C. 1∶8
D. 1∶4 E. 1∶2

【答案】B

52. 牙科设备消毒时，综合治疗台的表面可考虑用

A. 一次性纸巾覆盖 B. 布巾覆盖 C. 塑料布覆盖
D. 消毒液擦拭 E. 毛巾覆盖

【答案】C

53. 口腔手术中乙型肝炎病毒的传染通常是

A. 由患者传播给口腔科医师 B. 由口腔科医师传播给患者 C. 患者之间相互传播
D. 医师之间相直传播 E. 通过血液制品传播给患者

【答案】A

【解析】口腔手术中乙型肝炎病毒的传染通常是由患者传播给口腔科医师。乙型肝炎病毒除了血液以及血液制品传播以外，还可通过涎液、尿液、胆汁、乳汁、汗液、羊水、月经、精液、阴道分泌物等传播。所以一旦接触到上述物质，就有可能会感染乙型肝炎病毒。患者之间不易直接传播病毒，更多的是患者造成医师感染，因此医师的自我防护十分重要。故选A。

基础医学综合

第一单元　生物化学

1. 蛋白质的二级结构是指
   A. 肽链中某一区段氨基酸残基的相对空间位置　　B. 多肽链中氨基酸的排列顺序
   C. 整条多肽链中全部氨基酸残基的相对空间位置　　D. 主要靠肽键形成的结构
   E. 多肽链的主链结构

【答案】A

【解析】蛋白质的一级结构是指蛋白质分子中从 N 端到 C 端的氨基酸残基的排列顺序，即多肽链的主链结构，氨基酸残基间以肽键相连接；蛋白质的二级结构是指蛋白质分子中某一段肽链的空间结构；蛋白质的三级结构是指蛋白质分子中整条肽链中全部氨基酸残基的空间结构；蛋白质的四级结构是指蛋白质分子中各亚基的空间排布及亚基接触部位的布局和相互作用，每一条具有完整三级结构的多肽链称为蛋白质亚基。

2. 蛋白质功能中可被糖或脂肪代替的是
   A. 维持组织的生长、更新和修复　　B. 参与细胞各级膜结构组成　　C. 维持体液胶体渗透压
   D. 维持运输及储存功能　　E. 氧化供能

【答案】E

【解析】蛋白质具有多种生理功能，有些功能与糖、脂类共同具有，有些是糖、脂类所不具有，或不能被糖、脂类所取代的。例如，维持体液胶体渗透压、运输或储存功能是某些蛋白质独自具有的功能，糖、脂类不能取代；参与各级膜组成，维持生长、更新和修复应是糖、脂类和蛋白质共同属性，但所起角色或作用不同，也不能相互取代。在三类物质间所执行功能相同，作为蛋白质功能之一，能被糖、脂类代替的就是氧化供能，A、B、C、D 都是蛋白质的功能。

3. 发生在肝生化转化第二阶段的是
   A. 葡糖醛酸结合反应　　B. 氧化反应　　C. 还原反应
   D. 水解反应　　E. 脂化反应

【答案】A

【解析】肝生物转化分为两个阶段，第一阶段包括：氧化、还原、水解、脂化反应等，第二阶段为葡糖醛酸结合反应。B、C、D、E 都属于肝生化转化第一阶段。

4. 蛋白质分子中不存在的氨基酸是
   A. 半胱氨酸　　B. 赖氨酸　　C. 鸟氨酸
   D. 脯氨酸　　E. 组氨酸

【答案】C

【解析】蛋白质分子中不存在鸟氨酸。

5. DNA 变性时其结构变化表现为
   A. 磷酸二酯键断裂　　B. N—C 糖苷键断裂　　C. 戊糖内 C—C 键断裂
   D. 碱基内 C—C 键断裂　　E. 对应碱基间氢键断裂

【答案】E

【解析】DNA 变性是双链 DNA 间碱基的氢键断开，变单链。在极端的 pH（加酸或碱）和受热条件下，DNA 分子中双链间的氢键断裂，双螺旋结构解开，这就是 DNA 的变性。依变性因素不同，有 DNA 的酸变性、碱变性，或 DNA 的热变性之分。因为变性时碱基对之间的氢键断开，相邻碱基对之间的堆积力也受到破坏（但不伴有共价键断裂），所以变性后的 DNA 在 260nm 的紫外光吸收增强，称为高色效应。在 DNA 变性中以 DNA 的热变性意义最大。

6. 多种辅酶的组成成分中均含有不同的 B 族维生素，例如构成 NAD^+ 的维生素是
   A. 磷酸吡哆醛　　B. 核黄素　　C. 叶酸
   D. 尼克酰胺　　E. 硫胺素

【答案】D

【解析】多种辅酶的组成成分中均含有不同的 B 族维生素，例如构成 NAD^+ 的维生素是烟酰胺尼克酰胺。

7. 丙酮酸氧化脱羧生成的物质是
   A. 丙酰-CoA　　B. 乙酰-CoA　　C. 羟甲戊二酰-CoA
   D. 乙酰乙酰-CoA　　E. 琥珀酸-CoA

【答案】B

【解析】酵解途径产生的丙酮酸在缺氧状态下还原为乳糖。在有氧状态下，酵解产生 NADH+H⁺ 进入线粒体，经电子传递链的氧化作用生成 H_2O，并生成 ATP，同时丙酮酸也进入线粒体经氧化脱羧生成乙酰 CoA。后者进入三羧酸循环彻底氧化成 CO_2、水并释放能量。

8. 正常细胞糖酵解途径中，利于丙酮酸生成乳酸的条件是
   A. 缺氧状态　　　　　　　　B. 酮体产生过多　　　　　　　C. 缺少辅酶
   D. 糖原分解过快　　　　　　E. 酶活性降低

【答案】A

【解析】酵解途径产生的丙酮酸在缺氧状态下还原为乳酸，在有氧的条件下进入线粒体进行三羧酸循环，最终经生物氧化成为 CO_2 和 H_2O。

9. 呼吸链电子传递过程中可直接被磷酸化的物质是
   A. CDP　　　　　　　　　　B. ADP　　　　　　　　　　　C. GDP
   D. TDP　　　　　　　　　　E. UDP

【答案】B

【解析】电子传递过程中释放的能量使 ADP 磷酸化是 ATP 生成的主要方式。呼吸链电子传递的氧化过程与 ADP 磷酸化，生成 ATP 相偶联的过程称氧化磷酸化。

10. 体内细胞色素 C 直接参与的反应是
    A. 生物氧化　　　　　　　　B. 脂肪酸合成　　　　　　　　C. 糖酵解
    D. 肽键形成　　　　　　　　E. 叶酸还原

【答案】A

【解析】细胞色素（Cyt）是一类含铁卟啉辅基的色蛋白，广泛出现于细胞内。细胞色素可分为 a、b 和 c 三类。体内有两条电子传递链，一条是以 NADH 为起始的，另一条以 FAD 起始的电子传递链。两条电子传递链的顺序分别为：NADH → FMN → 辅酶 Q → Cyt b → Cyt c → Cytaa3 → O_2 和 $FADH_2$ → 辅酶 Q → Cyt b → Cyt c → Cytaa3 → O_2。细胞色素 C 参与生物氧化。

11. 体内脂肪大量动员时，肝内乙酰-CoA 主要生成的物质是
    A. 葡萄糖　　　　　　　　　B. 酮体　　　　　　　　　　　C. 胆固醇
    D. 脂肪酸　　　　　　　　　E. 二氧化碳和水

【答案】B

【解析】正常情况下，血中酮体含量很少，约为 0.03～0.5mmol/L（0.5～5mg/dL）。在饥饿、高脂低糖膳食及糖尿病时，葡萄糖利用减少，脂肪动员加强，脂肪酸分解增多，乙酰-CoA 大量生成而逐渐堆积，造成肝中酮体生成过多。

12. DNA 和 RNA 彻底水解后的产物
    A. 戊糖相同，碱基不完全相同　　B. 戊糖不完全相同，碱基相同　　C. 戊糖相同，碱基也相同
    D. 戊糖不同，部分碱基不同　　　E. 部分戊糖、部分碱基不同

【答案】D

【解析】DNA 和 RNA 都是右磷酸戊糖和碱基构成，二者的磷酸相同，戊糖和碱基有区别。RNA 含核糖和尿嘧啶。DNA 含脱氧核糖和胸腺嘧啶。DNA 分子中出现的碱基有 A、T、C 和 G，戊糖为脱氧核糖。RNA 分子中所含的碱基是 A、U、C 和 G，戊糖为核糖。DNA 分子由 2 条脱氧核糖核苷酸链组成，RNA 分子由 1 条核糖核苷酸链组成。

13. 机体可以降低外源性毒物毒性的反应是
    A. 肝生物转化　　　　　　　B. 肌糖原磷酸化　　　　　　　C. 三羧酸循环
    D. 乳酸循环　　　　　　　　E. 三酰甘油分解

【答案】A

【解析】非营养物质，如物质代谢过程所产生的终产物、生物活性物质（如激素）、外界进入机体的各种异物（如药物及其他化学物质）、毒物或从肠道吸收的腐败产物等在肝经代谢转变，使极性弱的脂溶性物质变为极性强的水溶性物质，使易于经胆汁或尿液排出体外，这一过程称肝脏的生物转化作用。

14. 生物转化作用的正确论述是
    A. 营养物质在体内的代谢过程　　B. 氧化供能　　　　　　　　　C. 机体的解毒反应
    D. 清除自由基　　　　　　　　　E. 增强非营养物质的极性有利于排泄

【答案】E

【解析】各种非营养物质，如物质代谢中产生的各种活性物质、代谢终产物以及药物、异物等在体内（主要是肝）经代谢转变为极性强、易溶于水、以利排泄的物质，这过程称（肝）生物转化。生物转化不是氧化供能途径，同时具有"解毒""致毒"双重作用。A 叙述的是"营养物质在体内的代谢过程"，不属肝生物转化范畴。

15. 下列是含有 B 族维生素的辅酶，例外的是
    A. 细胞色素 b   B. 磷酸吡哆醛   C. NADH
    D. 四氢叶酸   E. 硫胺素焦磷酸
【答案】A
【解析】细胞色素 b 含铁卟啉而不含 B 族维生素。

16. 生命活动中能量的直接供体是
    A. 三磷酸腺苷   B. 脂肪酸   C. 氨基酸
    D. 磷酸肌酸   E. 葡萄糖
【答案】A
【解析】葡萄糖、氨基酸、脂肪酸、磷酸肌酸经代谢后均可产生能源物质 ATP（三磷酸腺苷）为机体供能。

17. 呼吸链中细胞色素的排列顺序是
    A. b → c → c1 → aa3 → O_2 B. c → b → c1 → aa3 → O_2 C. c1 → c → b → aa3 → O_2
    D. b → c1 → c → aa3 → O_2 E. c → c1 → b → aa3 → O_2
【答案】D
【解析】呼吸链中细胞色素的排列顺序为：b → c1 → c → aa3 → O_2。

18. 下列属于营养必需脂肪酸的是
    A. 软脂酸   B. 亚麻酸   C. 硬脂酸
    D. 油酸   E. 月桂酸
【答案】B
【解析】多不饱和酸如亚油酸（十八碳二烯酸）、亚麻酸（十八碳三烯酸）和花生四烯酸（二十碳四烯酸）不能在体内合成，必须由食物提供，称为营养必需脂肪酸。

19. 通常生物氧化是指生物体内
    A. 脱氢反应   B. 营养物氧化成 H_2O 和 CO_2 的过程   C. 加氧反应
    D. 与氧分子结合的反应 E. 释出电子的反应
【答案】B
【解析】生物氧化是指营养物质在生物体内进行氧化，产生 CO_2 和 H_2O 及能量 ATP 的过程，生物氧化的方式包括：加氧、脱氢、失电子等。

20. 合成脂肪酸的乙酰 CoA 主要来自
    A. 糖的分解代谢   B. 脂肪酸的分解代谢   C. 胆固醇的分解代谢
    D. 生糖氨基酸的分解代谢 E. 生酮氨基酸的分解代谢
【答案】A
【解析】脂肪酸合成原料主要为乙酰辅酶 A 和 NADPH，合成时需要 ATP 提供能量。乙酰辅酶 A 来自糖的分解代谢，NADPH 主要由磷酸戊糖途径生成。

21. 下列有关酮体的叙述中错误的是
    A. 酮体是脂肪酸在肝中氧化的中间产物   B. 糖尿病时可引起血酮体增高
    C. 酮体包括丙酮、乙酰乙酸和 β-羟丁酸   D. 酮体可以从尿中排出
    E. 饥饿时酮体生成减少
【答案】E
【解析】酮体是脂肪酸在肝中氧化的中间产物，包括丙酮、乙酰乙酸和 β-羟丁酸，酮体是肝内合成肝外利用，是心、脑的重要能源物质；糖尿病时糖代谢障碍，脂肪大量动员，可引起血酮体增高，血酮超过肾阈值时，可随尿排出，尿酮升高；饥饿时胰高血糖素等脂解激素分泌增多，脂肪动员加强，生成大量酮体供能。

22. 关于脂肪酸 β 氧化的叙述错误的是
    A. 酶系存在于线粒体中   B. 不发生脱水反应
    C. 需要 FAD 及 NAD^+ 为受氢体   D. 脂肪酸的活化是必要的步骤
    E. 每进行一次 β 氧化产生 2 分子乙酰 CoA
【答案】E

【解析】脂肪酸在β氧化之前必须在细胞液中活化为酯酰CoA，进入线粒体从酯酰基β碳原子开始，在酶的催化下，经历脱氢、加水、再脱氢、硫解4步酶促反应，形成比原来少2个碳原子的酯酰CoA和1分子的乙酰CoA过程，第一次脱下的氢由FAD接收，进入FADH呼吸链，产生2个ATP；第二次脱下的氢由NAD^+接受，进入NADH呼吸链，产生3个ATP。

23. 胆固醇不能转化成
    A. 维生素D B. 雄激素 C. 雌激素
    D. 醛固酮 E. 胆色素
    【答案】E
    【解析】胆固醇在体内转化和去路有三条途径：①转化为胆汁酸盐（最主要的去路）；②转化为类固醇激素，即在肾上腺皮质转化为皮质醇、醛固酮、雄激素；在睾丸间质细胞转化为睾酮；在卵巢及黄体转化为雌激素；③转化为7-脱氢胆固醇，后者在紫外线的照射下转化为维生素D_3，调节钙磷代谢。胆色素为衰老红细胞的代谢产物。

24. 胆固醇合成的关键酶是
    A. 柠檬酸裂解酶 B. HMG-CoA 合酶 C. HMG-CoA 裂解酶
    D. HMG-CoA 还原酶 E. 鲨烯合酶
    【答案】D
    【解析】HMG-CoA还原酶为胆固醇合成的限速酶，HMG-CoA合酶为酮体合成的限速酶。其余酶均不是限速酶。

25. 胆汁酸合成的关键酶是
    A. 3α羟化酶 B. 6α羟化酶 C. 5α羟化酶
    D. 4α羟化酶 E. 7α羟化酶
    【答案】E
    【解析】胆汁酸合成的关键酶是7α羟化酶，其余选项均不是。

26. 肌肉中最主要的脱氨基方式是
    A. 嘌呤核苷酸循环 B. 加水脱氨基作用 C. 氨基移换作用
    D. D-氨基酸氧化脱氨基作用 E. L-谷氨酸氧化脱氨基作用
    【答案】A
    【解析】肝、肾组织主要以联合脱氨基、转氨基、L-谷氨酸氧化脱氨基等方式进行，但肌肉组织中缺乏L-谷氨酸氧化脱氢酶，故主要通过嘌呤核苷酸循环方式脱氨基。

27. 转氨酶的辅酶是
    A. 磷酸吡哆醛 B. 焦磷酸硫胺素 C. 生物素
    D. 四氢叶酸 E. 泛酸
    【答案】A
    【解析】转氨酶转氨基时，辅酶磷酸吡哆醛从α-氨基酸上接受氨基转变为磷酸吡哆胺，后者将其氨基转给α-酮酸，辅酶又恢复为磷酸吡哆醛，在催化中起着传递氨基的作用。

28. 合成血红素的原料是
    A. 乙酰CoA、甘氨酸、Fe^{2+} B. 琥珀酰CoA、甘氨酸、Fe^{2+} C. 乙酰CoA、甘氨酸、Fe^{2+}
    D. 丙氨酰CoA、组氨酸、Fe^{2+} E. 草酰CoA、丙氨酸、Fe^{2+}
    【答案】B
    【解析】合成血红素的主要原料为：琥珀酰辅酶A、Fe^{2+}、甘氨酸。

29. 嘌呤从头合成的氨基酸是
    A. 鸟氨酸 B. 谷氨酸 C. 天冬酰胺
    D. 天冬氨酸 E. 丙氨酸
    【答案】D
    【解析】嘌呤从头合成的氨基酸为天冬氨酸、谷氨酰胺、甘氨酸、CO_2、甲酰基（来自FH_4）。

30. 嘌呤碱在体内分解的终产物是
    A. 次黄嘌呤 B. 黄嘌呤 C. 别嘌呤醇
    D. 氨、CO_2和有机酸 E. 尿酸
    【答案】E
    【解析】腺嘌呤、鸟嘌呤可能转变为黄嘌呤，黄嘌呤再经黄嘌呤氧化酶催化生成尿酸，是嘌呤的终产物。

第一单元 生物化学

31. 镰状红细胞贫血患者，其血红蛋白β链N端第六个氨基酸残基谷氨酸被下列哪种氨基酸代替
    A. 缬氨酸   B. 丙氨酸   C. 丝氨酸
    D. 酪氨酸   E. 色氨酸
【答案】A
【解析】镰状红细胞贫血是一种常染色体显性遗传性血红蛋白病，因其血红蛋白β链N端第六个氨基酸残基谷氨酸被缬氨酸替代，构成镰状血红蛋白，从而引起贫血的发生。

32. 反密码子UAG识别的mRNA上的密码子是
    A. GTC   B. ATC   C. AUC
    D. CUA   E. CTA
【答案】C
【解析】在RNA分子中，遵循碱基配对规律，[A]＝[U]；[C]＝[G]，反密码子UAG识别mRNA上的密码子是AUC。

33. 蛋白质合成后经化学修饰的氨基酸是
    A. 半胱氨酸   B. 羟脯氨酸   C. 甲硫（蛋）氨酸
    D. 丝氨酸   E. 酪氨酸
【答案】B
【解析】除羟脯氨酸外，其余选项中的氨基酸均为天然存在的氨基酸，故羟脯氨酸需要进行修饰。

34. 下列具有受体酪氨酸蛋白激酶活性的是
    A. 甲状腺素受体   B. 雌激素受体   C. 乙酰胆碱受体
    D. 表皮生长因子受体   E. 肾上腺素受体
【答案】D
【解析】酪氨酸蛋白激酶（PTK）可催化蛋白质分子中的酪氨酸残基磷酸化，PTK有两种类型：①受体型PTK，主要经受体型PTK-Ras-MAPK通路进行信号转导，如表皮生长因子受体、胰岛素受体、某些原癌基因（erb-B、kit、fms）编码的受体；②非受体型，主要经酪氨酸蛋白激酶通路信息转导，如底物酶JAK、某些原癌基因（src家族成员等），常与非催化型受体偶联发挥作用。

35. 关于重组DNA技术的叙述，错误的是
    A. 质粒、噬菌体可作为载体   B. 限制性内切酶是主要工具酶之一
    C. 重组DNA由载体DNA和目标DNA组成   D. 重组DNA分子经转化或传染可进入宿主细胞
    E. 进入细胞内的重组DNA均可表达目标蛋白
【答案】E
【解析】重组DNA导入宿主细胞后，需经筛选才可表达，其余选项为重组DNA技术的特点。

36. 下列关于血红蛋白合成的叙述，正确的是
    A. 以甘氨酸、天冬氨酸为原料   B. 只有在成熟红细胞才能进行
    C. 与珠蛋白合成无关   D. 受肾分泌的促红细胞生成素调节
    E. 合成全过程仅受ALA合酶的调节
【答案】D
【解析】血红蛋白是红细胞最主要的成分，由珠蛋白和血红素组成，血红素是血红蛋白、肌红蛋白、细胞色素、过氧化物酶等的辅基。参与血红蛋白组成的血红素主要是在骨髓的幼红细胞和网织红细胞的胞质和线粒体中合成，以琥珀酰辅酶A、Fe^{2+}、甘氨酸为原料，在限速酶ALA合成酶和其他酶的作用下合成血红素，与珠蛋白结合成为血红蛋白。肾脏分泌的促红细胞生成素（EPO），能促进有核红细胞的发育成熟及血红素和血红蛋白的合成。

37. 天然蛋白质中不存在的氨基酸是
    A. 胱氨酸   B. 谷氨酸   C. 瓜氨酸
    D. 蛋氨酸   E. 丝氨酸
【答案】C
【解析】瓜氨酸是在鸟氨酸循环过程中，由氨基甲酰磷酸与鸟氨酸反应生成，其余选项均为天然存在的氨基酸。

38. 蛋白质变性后将会产生下列后果
    A. 大量氨基酸游离出来 B. 大量肽碎片游离出来 C. 等电点变为零
    D. 一级结构破坏   E. 空间结构改变

【答案】E

【解析】蛋白质变性是指在理化因素的作用下维持蛋白质稳定的氢键发生断裂，蛋白质的空间构象被破坏，导致其理化性质的改变和生物活性的丧失。但并不涉及一级结构中氨基酸的排列顺序的改变。

39. 下列哪种氨基酸为非编码氨基酸

　A. 半胱氨酸　　　　　　　　B. 组氨酸　　　　　　　　C. 鸟氨酸
　D. 丝氨酸　　　　　　　　　E. 亮氨酸

【答案】C

【解析】鸟氨酸是在鸟氨酸循环过程中，由精氨酸水解生成的，生成的鸟氨酸再次参与生成瓜氨酸。其余选项均为天然存在的氨基酸，由遗传密码编码。

40. 天然蛋白质中有遗传密码的氨基酸有

　A. 8 种　　　　　　　　　　B. 61 种　　　　　　　　　C. 12 种
　D. 20 种　　　　　　　　　 E. 64 种

【答案】D

【解析】天然蛋白质中有 20 种氨基酸，均由遗传密码编码。遗传密码共有 64 个，其中有 61 个密码子为 20 种氨基酸编码，其余 3 个为终止密码。

41. 蛋白质分子中的肽键

　A. 是一个氨基酸的 α-氨基和另一个氨基酸的 α-羧基形成的
　B. 是由谷氨酸的 γ-羧基与另一个氨基酸的 α-氨基形成的
　C. 氨基酸的各种氨基和各种羧基均可形成肽键
　D. 是由赖氨酸的 ε-氨基与另一分子氨基酸的 α-羧基形成的
　E. 以上都不是

【答案】A

【解析】蛋白质分子中，一个氨基酸的 α-氨基和另一个氨基酸的 α-羧基脱水缩合形成肽键（酰胺键）。

42. 多肽链中主链骨架的组成是

　A. —CNCCNCNCCNCNCCNC—　　B. —CNHOCCHNOCCHNOC—　　C. —CCONHCCONHCCONHC—
　D. —CCNOHCCNOHCCNOHC—　　E. —CCHNOCCHNOCCHNOC—

【答案】C

【解析】蛋白质分子中，一个氨基酸的 α-氨基和另一个氨基酸的 α-羧基脱水缩合形成肽键（酰胺键）。在选项中找酰胺键即为正确答案。

43. 蛋白质的一级结构是指下面的哪一种情况

　A. 氨基酸种类的数量　　　　B. 分子中的各种化学键　　C. 多肽链的形态和大小
　D. 氨基酸的排列顺序　　　　E. 分子中的共价键

【答案】D

【解析】蛋白质有 4 种结构，蛋白质的一级结构是指蛋白质分子中从 N 端到 C 端的氨基酸残基的排列顺序，即多肽链的主链结构，氨基酸残基间以肽键相连接；蛋白质的二级结构是指蛋白中分子中某一段肽链的空间结构；蛋白质的三级结构是指蛋白中分子中整条肽链中全部氨基酸残基的空间结构；蛋白质的四级结构是指蛋白质分子中各亚基的空间排列及亚基接触部位的布局和相互作用，每一条具有完整三级结构的多肽链称为蛋白质亚基。

44. 维持蛋白质分子一级结构的主要化学键是

　A. 盐键　　　　　　　　　　B. 氢键　　　　　　　　　C. 疏水键
　D. 二硫键　　　　　　　　　E. 肽键

【答案】E

【解析】肽键（酰胺键）是维持蛋白质分子一级结构的主要化学键；氢键是维持蛋白质分子二级结构的主要化学键；疏水键、二硫键、氢键等是维持蛋白质分子三级结构的主要化学键；氢键、离子键维持蛋白质的四级结构。

45. 蛋白质分子中氨基酸的排列顺序的决定因素是

　A. 氨基酸的种类　　　　　　B. tRNA　　　　　　　　　C. 转肽酶
　D. mRNA 分子中单核苷酸的排列顺序　　　　　　　　　　E. 核糖体

【答案】D

【解析】蛋白质的生物合成是以 mRNA 为模板，按照 mRNA 分子中由核苷酸组成的密码信息合成的。

46. 下列有关密码子的叙述错误的是
A. 密码子无标点符号　　　　B. 有终止密码子和起始密码子　　　　C. 密码子有简并性
D. 密码子有通用性　　　　　E. 蛋白质中的氨基酸均有一个相应的密码子

【答案】E

【解析】密码子的特点：①方向性。组成密码子的各碱基在 mRNA 序列中具有方向性，只能从 5'-3' 逐一阅读，直至终止密码。②连续性。mRNA 的密码子之间没有间隔核苷酸。③简并性。64 个密码子中，有 61 个密码子编码 20 种氨基酸，因此有些氨基酸可由几个密码子编码，称为简并性；另有 3 个不编码任何氨基酸，而作为肽链合成的终止密码子。④摆动性。密码子的翻译通过与 tRNA 的反密码子配对反应而实现，有时可能出现不严格的配对，出现摆动。⑤通用性。从细菌到人类都通用一套遗传密码。

47. 下列关于变性蛋白质的主要特点叙述错误的是
A. 易被蛋白酶水解　　　　B. 分子量增加　　　　C. 溶解性降低
D. 生物学活性丧失　　　　E. 共价键被破坏

【答案】E

【解析】在某些理化因素作用下，蛋白质空间结构（高级结构）破坏，但不涉及肽键断裂，从而引起蛋白质某些理化性质改变、生物学活性丧失，称蛋白质变性。变性的蛋白质水溶性降低，结晶能力消失，溶液黏度增加，易被蛋白酶水解。

48. 维系 DNA 双链间碱基配对的化学键是
A. 氢键　　　　　　　　　B. 磷酸二酯键　　　　C. 肽键
D. 疏水键　　　　　　　　E. 糖苷键

【答案】A

【解析】DNA 双链间形成氢键，使两条链的碱基相互配对，从而起到稳定螺旋的作用。故维系 DNA 双链间碱基配对的化学键是氢键。

49. 不存在于人体蛋白质分子中的氨基酸是
A. 鸟氨酸　　　　　　　　B. 丙氨酸　　　　　　C. 谷氨酸
D. 甘氨酸　　　　　　　　E. 亮氨酸

【答案】A

【解析】鸟氨酸是一种碱性氨基酸。虽在蛋白质中不能找到，但存在于短杆菌酪肽、短杆菌肽 S 等的抗菌性肽中，是由精氨酸碱或精氨酸酶作用分解生成。

50. 下列哪种核酸的二级结构具有"三叶草"型
A. mRNA　　　　　　　　B. 质粒 DNA　　　　　C. tRNA
D. 线粒体 DNA　　　　　 E. rRNA

【答案】C

【解析】核酸分为 DNA 和 RNA，DNA 的二级结构为反相平行的双螺旋结构，RNA 包括 mRNA、tRNA、rRNA，其中 tRNA 二级结构为"三叶草"型，三级结构为"倒 L"型。

51. ATP 的生理功能不包括
A. 为生物反应供能　　　　B. 合成 RNA　　　　　C. 储存化学能
D. 合成 DNA　　　　　　 E. 转变为 cAMP

【答案】B

【解析】ATP 的生理功能：①是机体能量的暂时储存形式，为生物反应提供能量；DNA 的复制和蛋白质的合成需 ATP 供能，RNA 的转录无须 ATP 供能；②是机体其他能量形式的来源，如 UTP、CTP、GTP 等；③可生成 cAMP，参与激素的作用。

52. DNA 分子中不包括
A. 磷酸二酯键　　　　　　B. 糖苷键　　　　　　C. 氢键
D. 二硫键　　　　　　　　E. 范德华力

【答案】D

【解析】除二硫键外，其余均为 DNA 分子中的化学键。核糖与碱基之间为糖苷键，核苷与磷酸之间的结合键为磷酯键，核苷酸之间的结合键为 3',5'-磷酸二酯键，碱基之间以氢键连接。

53. 嘌呤核苷酸与嘧啶核苷酸合成的共同原料是
A. 丙氨酸　　　　　　　　B. 谷氨酸　　　　　　C. 甘氨酸
D. 天冬酰胺　　　　　　　E. 天冬氨酸

【答案】E

【解析】嘌呤的合成有两条途径：①从头合成，主要原料为甘氨酸、天冬氨酸、谷氨酰胺、CO_2、磷酸戊糖、一碳单位；②补救合成，游离的嘌呤碱基、磷酸核糖焦磷酸。嘧啶合成有两条途径：①从头合成，主要原料为：天冬氨酸、谷氨酰胺、CO_2、磷酸戊糖；②补救合成，嘧啶碱基和嘧啶核糖焦磷酸。

54. 嘧啶核苷酸补救途径的主要酶是
 A. 尿苷激酶 B. 嘧啶磷酸核糖转移酶 C. 胸苷激酶
 D. 胞苷激酶 E. 氨基甲酰磷酸合成酶

【答案】B

【解析】嘧啶核苷酸补救途径的主要酶是嘧啶磷酸核糖转移酶。

55. 可承载生物遗传信息的分子结构是
 A. 多不饱和脂肪酸的双键位置 B. 氨基酸的侧链基团 C. 脂蛋白的脂质组成
 D. 核酸的核苷酸序列 E. 胆固醇的侧链碳原子

【答案】D

【解析】DNA的一级结构是核酸中核苷酸的排列顺序，而遗传信息记录在碱基排列顺序里面。

56. 竞争性抑制剂的作用特点是
 A. 与酶的底物竞争激活剂 B. 与酶的底物竞争酶的活性中心
 C. 与酶的底物竞争酶的辅基 D. 与酶的底物竞争酶的必需基团
 E. 与酶的底物竞争酶的变构剂

【答案】B

【解析】抑制剂与底物的结构相似，在酶促反应中，抑制剂与底物相互竞争酶的活性中心，阻碍酶与底物结合，这种抑制称为竞争性抑制。

57. 下列哪一项不是 K_m 值的功能
 A. K_m 值是酶的特征性物理常数 B. K_m 值可以表示酶和底物之间的亲和力
 C. K_m 值可以预见系列反应中哪一步是限速反应 D. 用 K_m 值可以选择酶的最适底物
 E. 比较 K_m 值可以估计不同酶促反应速度

【答案】E

【解析】K_m 值：①是酶的特征性常数之一，只与酶的结构、底物、温度、pH、离子强度有关，与酶浓度无关；②一种酶有多种底物时，每种底物的 K_m 值各不相同，所以 K_m 与底物、pH等有关；③如有几种底物时，K_m 最小的一种底物叫天然底物；④对于同一底物，不同的酶有不同的 K_m 值；⑤K_m 表示酶的亲和力，K_m 值越小，表示亲和力越大。酶促反应的速率由温度、pH、离子强度等多种因素决定。

58. 下列常见抑制剂中，除哪个外都是不可逆抑制剂
 A. 有机磷化合物 B. 有机汞化合物 C. 有机砷化合物
 D. 氰化物 E. 磺胺类药物

【答案】E

【解析】凡能使酶活性下降而不引起酶蛋白变性的物质称为抑制剂。根据抑制剂与酶结合的紧密程度不同，分为不可逆性抑制和可逆性抑制，不可逆性抑制剂与酶共价键结合，此类物质不能用透析等方法予以清除，如有机磷中毒、重金属离子、二硫丙醇、氰化物等；可逆性抑制剂与酶非共价键结合，采用透析、超滤等方法可以将抑制剂去除，如药物等。

59. 酶原激活的实质是
 A. 激活剂与酶结合使酶激活
 B. 酶蛋白的变构效应
 C. 酶原分子一级结构发生改变从而形成或暴露出酶的活性中心
 D. 酶原分子的空间构象发生了变化而一级结构不变
 E. 改变酶的生理功能

【答案】C

【解析】酶原激活的实质是酶原分子一级结构发生改变从而形成或暴露出酶的活性中心。

60. 一碳单位的载体是
 A. 二氢叶酸 B. 四氢叶酸 C. 生物素
 D. 焦磷酸硫胺素 E. 硫辛酸

【答案】B

【解析】一碳单位的载体是四氢叶酸。

61. 下列哪一项不是辅酶的功能
   A. 转移基团　　　　　　　　B. 传递氢　　　　　　　　C. 传递电子
   D. 某些物质分解代谢时的载体　　E. 决定酶的专一性
【答案】E
【解析】酶是由酶蛋白与辅酶组成，它们以非共价键疏松结合，可用透析或超滤的方法去除。酶的专一性是由酶蛋白决定的，余选项均为辅酶的功能。

62. 哪项不是受体与配体结合的特点
   A. 高度专一性　　　　　　　B. 高度亲和力　　　　　　C. 可饱和性
   D. 不可逆性　　　　　　　　E. 非共价键结合
【答案】D
【解析】受体与配体结合的特点：①饱和性，受体数量是有限的，因此具有饱和性；②特异性，受体对它的配体有高度的识别能力，特定的受体只能与特定的配体结合；③可逆性，绝大多数配体与受体结合是通过范德华力、离子键、氢键等非共价键结合，是可逆的；④灵敏性，受体能识别周围环境中微量的配体，只要很低浓度的配体就能与受体结合而产生显著的效应；⑤多样性，同一受体可广泛分布于不同种族或同一组织不同区域，受体密度不同。

63. 受体的特异性取决于
   A. 活性中心的构象和活性基团　　　　B. 结合域的构象和活性基团
   C. 细胞膜的构象和活性基团　　　　　D. 信息传导部分的构象和活性基团
   E. G 蛋白的构象和活性基团
【答案】B
【解析】受体的特异性取决于结合域的构象和活性基团。

64. 关于体内酶促反应特点的叙述，错误的是
   A. 具有高催化效率　　　　　　　　　B. 温度对酶促反应速率没有影响
   C. 可大幅降低反应活化能　　　　　　D. 只能催化热力学上允许进行的反应
   E. 具有可调节性
【答案】B
【解析】酶的化学本质主要是蛋白质，在某些理化因素如高温、高压、强酸、强碱等，都会使酶丧失活性。

65. 糖异生的关键酶是
   A. 3-磷酸甘油醛脱氢酶　　B. 丙酮酸脱氢酶　　　　C. 葡萄糖-6-磷酸酶
   D. 柠檬酸合酶　　　　　　E. 乳酸脱氢酶
【答案】C
【解析】糖异生指的是非糖化合物（乳酸、丙酮酸、甘油、生糖氨基酸等）转变为葡萄糖或糖原的过程。它是糖酵解的逆过程。糖异生保证了机体的血糖水平处于正常水平。糖异生的主要器官是肝。糖异生的限速酶主要有以下 4 个酶：丙酮酸羧化酶、磷酸烯醇式丙酮酸羧激酶、果糖二磷酸酶-1 和葡萄糖-6-磷酸酶。

66. 不能补充血糖的生化过程是
   A. 食物中糖类的消化吸收　　B. 肌糖原分解　　　　　C. 糖异生
   D. 肝糖原分解　　　　　　　E. 葡萄糖在肾小管的重吸收
【答案】B
【解析】体内肝糖原和肌糖原是糖储存的主要形式，当血糖降低时，肝糖原可迅速释放出来维持血糖的稳定，但肌细胞中缺乏葡萄糖-6-磷酸酶，故肌细胞只能合成肌糖原，但不能利用糖原维持血糖的稳定。

67. 下列途径中哪个主要发生在线粒体中
   A. 糖酵解途径　　　　　　　B. 三羧酸循环　　　　　C. 戊糖磷酸途径
   D. 脂肪酸合成（从头合成）　　E. C3 循环
【答案】B
【解析】糖酵解途径、戊糖磷酸途径和脂肪酸的从头合成途径均在细胞质中进行，C3 循环在植物细胞的叶绿体中进行，只有三羧酸循环在线粒体中进行。

68. 下列化合物中除哪个外，均可抑制三羧酸循环
   A. 亚砷酸盐　　　　　　　　B. 丙二酸　　　　　　　C. 氟乙酸
   D. 乙酰 CoA　　　　　　　　E. 琥珀酰 CoA

【答案】D

【解析】亚砷酸盐抑制 α-酮戊二酸脱氢酶，氟乙酸抑制顺乌头酸酶，丙二酸抑制琥珀酸脱氢酶。琥珀酰 CoA 可与乙酰 CoA 竞争，因此可以抑制柠檬酸合成酶及 α-酮戊二酸脱氢酶。

69. 正常情况下，肝获得能量的主要途径是
   A. 葡萄糖进行糖酵解氧化　　　　B. 脂肪酸氧化　　　　C. 葡萄糖的有氧氧化
   D. 磷酸戊糖途径　　　　E. 以上都是

【答案】B

【解析】肝细胞的线粒体富含营养物质代谢所需的酶。在正常情况下，肝获得能量的主要途径是脂肪酸氧化供能；葡萄糖的有氧氧化是机体正常情况下获能的主要方式；糖酵解是在缺氧或剧烈运动时获能的主要方式，也是红细胞的主要获能方式；在长期饥饿或糖供应不足时，脑等组织可利用酮体氧化供能；磷酸戊糖途径使体内获得磷酸戊糖，为核酸的合成提供原料，生成的 NADPH 为胆固醇的合成提供供氢体。

70. 不能经糖异生合成葡萄糖的物质是
   A. α-磷酸甘油　　　　B. 丙酮酸　　　　C. 乳酸
   D. 乙酰 CoA　　　　E. 生糖氨基酸

【答案】D

【解析】糖异生指的是非糖化合物（乳酸、丙酮酸、甘油、生糖氨基酸等）转变为葡萄糖或糖原的过程。它是糖酵解的逆过程，乙酰 CoA 是糖、脂肪、蛋白质共同的中间代谢产物，通过生物氧化生成 ATP、CO_2 和 H_2O。

71. 丙酮酸羧化酶是哪一个途径的关键酶
   A. 糖异生　　　　B. 磷酸戊糖途径　　　　C. 胆固醇合成
   D. 血红素合成　　　　E. 脂肪酸合成

【答案】A

【解析】糖异生是糖酵解的逆过程，糖异生的限速酶主要有以下几种：丙酮酸羧化酶、磷酸烯醇式丙酮酸羧激酶、果糖二磷酸酶、葡萄糖-6-磷酸酶。丙酮酸激酶是糖酵解的限速酶之一。

72. 动物饥饿后摄食，其肝细胞的主要糖代谢途径是
   A. 糖异生　　　　B. 糖有氧氧化　　　　C. 糖酵解
   D. 糖原分解　　　　E. 磷酸戊糖途径

【答案】A

【解析】糖异生是指将非糖物质转变为葡萄糖或糖原的过程，其最重要的生理意义就是维持血糖的稳定。当机体饥饿后摄食，可将非糖物质快速转变为糖，供机体利用。

73. 在有氧条件下，下列反应中能产生 $FADH_2$ 的步骤是
   A. 琥珀酸→延胡索酸　　　　B. 异柠檬酸→α-酮戊二酸　　　　C. α-酮戊二酸→琥珀酰 CoA
   D. 琥珀酰 CoA→琥珀酸　　　　E. 苹果酸→草酰乙酸

【答案】A

【解析】柠檬酸循环中共有 4 次脱氢反应，其中只有琥珀酸→延胡索酸过程中脱下的氢由 FAD 接受，生成 $FADH_2$。其余三条途径：异柠檬酸→α-酮戊二酸、α-酮戊二酸→琥珀酰 CoA、苹果酸→草酰乙酸过程中脱下的氢均由 NAD^+ 接受，生成 $NADH+H^+$。

74. 位于糖酵解、糖异生、磷酸戊糖途径、糖原合成和糖原分解各条代谢途径交汇点上的化合物是
   A. 1-磷酸葡萄糖　　　　B. 6-磷酸葡萄糖　　　　C. 1,6-二磷酸果糖
   D. 3-磷酸甘油酸　　　　E. 6-磷酸果糖

【答案】B

【解析】糖异生是糖酵解的逆过程，糖酵解、糖异生、磷酸戊糖途径、糖原合成和糖原分解各条代谢途径交汇点的化合物为 6-磷酸葡萄糖。

（75～76 题共用备选答案）
   A. 丙酮酸羧化　　　　B. 乙酰 CoA 缩合　　　　C. 糖原分解
   D. 黄嘌呤氧化　　　　E. 糖合成

75. 生成酮体的中间反应是

【答案】B

76. 三羧酸循环中草酰乙酸的来源是

【答案】A

【解析】丙酮酸在丙酮酸羧化酶的作用下可生成草酰乙酸。此外，D 选项黄嘌呤氧化生成尿酸。

(77~78题共用备选答案)

A. 增大　　　　　　　　　　B. 不变　　　　　　　　　　C. 减小
D. 无规律　　　　　　　　　E. 先增大，后减小

77. 非竞争性抑制时，酶促反应表现 K_m 值的变化是

【答案】B

78. 反竞争性抑制时，酶促反应表现 V_m 值的变化是

【答案】C

【解析】竞争性抑制，K_m 增大，V_m 不变。非竞争性抑制，K_m 不变，V_m 减小。反竞争性抑制 K_m 减小，V_m 减小。

(79~80题共用选备用答案)

A. 分子量降低　　　　　　　B. 蛋白质的沉淀　　　　　　C. 蛋白质凝固
D. 不易被蛋白酶水解　　　　E. 生物学活性丧失

79. 变性后的蛋白质，其主要特点是

【答案】E

【解析】一般认为蛋白质变性主要发生在二硫键与非共价键的破坏，不涉及一级结构中氨基酸序列的改变。蛋白质变性后，其理化性质及生物学性状发生改变，如溶解度降低，黏度上升，结晶能力消失，生物活性丧失，易被蛋白酶水解等。

80. 鸡蛋煮熟后流动的蛋清变成固体状，此为什么现象

【答案】C

【解析】结絮作用所生成的絮状物仍能再溶于强酸或强碱中。如再加热，则絮状物变为比较坚固的凝块，此凝块不易再溶于强酸或强碱中。这种现象称为蛋白质的凝固作用。鸡蛋煮熟后本来流动的蛋清变成了固体状，豆浆中加少量氯化镁即可变成豆腐；都是蛋白质凝固的典型例子。

第二单元 药理学

1. β-内酰胺类药物的抗菌作用机制是其抑制了细菌的
   A. DNA 螺旋酶
   B. 细胞壁合成
   C. 二氢叶酸合成酶
   D. 核酸合成
   E. 蛋白质合成
   【答案】B
   【解析】β-内酰胺类药物抑制了细菌细胞壁的合成，造成胞壁缺损，使菌体在渗透压和自溶酶的作用下破裂、死亡，而产生了抗菌作用。

2. 有机磷酸酯类中毒症状中，不属于 M 样症状的是
   A. 瞳孔缩小
   B. 流涎流泪
   C. 腹痛腹泻
   D. 小便失禁
   E. 肌肉震颤
   【答案】E
   【解析】有机磷酸酯类中毒的表现是体内乙酰胆碱大量积聚并作用于胆碱受体引起的。分为 M 样作用与 N 样作用。M 样作用症状：多数眼睛缩瞳；腺体分泌增加，流涎，出汗，中毒严重的患者可出现大汗淋漓；支气管腺体分泌增加，支气管痉挛，引起呼吸困难，严重时出现肺水肿；肠道平滑肌兴奋引起恶心、呕吐、腹泻、腹痛；膀胱逼尿肌兴奋引起大小便失禁；此外还有心动过缓、血压下降等。N 样作用症状：肌肉震颤；抽搐，常从颜面部开始并波及全身。

3. 主要用于预防Ⅰ型变态反应所致哮喘的药物是
   A. 氨茶碱
   B. 肾上腺素
   C. 特布他林
   D. 色甘酸钠
   E. 异丙肾上腺素
   【答案】D
   【解析】色甘酸钠稳定肥大细胞膜、阻止肥大细胞释放过敏介质，主要用于预防Ⅰ型变态反应所致的哮喘。

4. 属于Ⅰc类的抗心律失常的药物是
   A. 奎尼丁
   B. 利多卡因
   C. 普罗帕酮
   D. 胺碘酮
   E. 维拉帕米
   【答案】C
   【解析】普罗帕酮属于Ⅰc类的抗心律失常药物，明显阻滞钠通道。A属于Ⅰa类，B属于Ⅰb类。

5. 急性肾衰遇时，可用何药与利尿剂配伍来增加尿量
   A. 多巴胺
   B. 麻黄碱
   C. 去甲肾上腺素
   D. 异丙肾上腺素
   E. 肾上腺素
   【答案】A
   【解析】多巴胺临床应用：①用于各种休克。滴注给药时必须补足血容量，同时需纠正酸中毒。②与利尿药联合应用于急性肾衰竭。

6. 既有较强平喘作用，又具有强心利尿作用，并可用于心源性哮喘的药物是
   A. 吗啡
   B. 氨茶碱
   C. 异丙肾上腺素
   D. 肾上腺素
   E. 特布他林
   【答案】B
   【解析】氨茶碱使支气管平滑肌舒张。主要用于慢性哮喘的维持治疗及预防急性发作，此外，由于其具有强心作用和利尿作用，故尚可用于治疗心源性哮喘与心源性水肿。

7. 强心苷治疗心房颤动的机制是
   A. 缩短心房的有效不应期
   B. 降低浦肯野纤维自律性
   C. 抑制心房的异位起搏点
   D. 减慢房室传导
   E. 抑制窦房结
   【答案】D
   【解析】心房颤动的主要危害是心室率过快、心室充盈不足，不能有效地射出血液，强心苷通过抑制房室传导而减慢心室率，从而缓解心功能不全的症状。

8. 治疗甲状腺功能亢进引起的窦性心动过速应首选
   A. 奎尼丁
   B. 普萘洛尔
   C. 胺碘酮

D. 苯妥英钠　　　　　　　　　　E. 维拉帕米

【答案】B

【解析】普萘洛尔主要用于室上性心律失常。对于窦性心动过速，尤其是由于交感神经过度兴奋有关的窦性心动过速效果较好。一般认为甲状腺功能亢进引起的窦性心动过速常与体内交感神经活性过高有关。

9. 为了延长局麻药的局麻作用和减少不良反应，可加用
   A. 肾上腺素　　　　　　　B. 异丙肾上腺素　　　　　　C. 多巴胺
   D. 去甲肾上腺素　　　　　E. 府黄碱

【答案】A

【解析】肾上腺素加入局麻药注射液中，可延缓局麻药的吸收，延长局麻药的麻醉时间。

10. 对各型癫痫都有一定疗效的药物是
    A. 乙琥胺　　　　　　　　B. 苯妥英钠　　　　　　　　C. 卡马西平
    D. 丙戊酸钠　　　　　　　E. 苯巴比妥

【答案】D

【解析】丙戊酸钠为一种不含氮的广谱抗癫痫药。本品对多种原因引起的惊厥，均有不同程度的对抗作用。对各型癫痫如对各型小发作、肌阵挛性癫痫、局限性发作、大发作和混合型癫痫均有效。口服吸收快而完全，主要分布在细胞外液，在血中大部分与血浆蛋白结合。多用于其他抗癫痫药无效的各型癫痫患者，尤以小发作为最佳。

11. 可用于治疗尿崩症的利尿药为
    A. 呋塞米　　　　　　　　B. 依他尼酸　　　　　　　　C. 氨苯蝶啶
    D. 氢氯噻嗪　　　　　　　E. 螺内酯

【答案】D

【解析】尿崩症是由于抗利尿激素缺乏、肾小管重吸收水的功能障碍，从而引起以多尿、烦渴、多饮与低比重尿为主要表现的一种疾病。氢氯噻嗪增加 NaCl 和水的排出的同时对磷酸二酯酶有抑制作用，增加了远曲小管和集合管细胞内 cAMP 的含量，而增加了水的通透性；NaCl 排出增加，导致血浆渗透压下降，口渴感和饮水量减少。

12. 患者，男，34 岁，建筑工人。一次事故严重外伤，大量出血，血压下降少尿，经抢救低血压和血容量已纠正后，尿量仍很少，为避免肾衰竭的进展，应给哪种药物
    A. 氢氯噻嗪　　　　　　　B. 呋塞米　　　　　　　　　C. 螺内酯
    D. 氨苯蝶啶　　　　　　　E. 卡托普利

【答案】B

【解析】呋塞米属于袢利尿剂，临床上可用于：①急性肺水肿和脑水肿；②其他严重水肿：可治疗心、肝、肾性水肿等各类水肿；③急、慢性肾衰竭：袢利尿剂可增加尿量和 K^+ 排出，冲洗肾小管，减少肾小管的萎缩和坏死，但不延缓肾衰竭的进程，大剂量呋塞米可治疗慢性肾衰竭，增加尿量；④高钙血症；⑤加速某些毒物的排泄。

13. 有关糖皮质激素的叙述正确的是
    A. 小剂量抑制体液免疫，大剂量抑制细胞免疫
    B. 可直接中和细菌内毒素和细菌外毒素
    C. 抑制胃酸分泌，促进胃黏液分泌
    D. 能兴奋中枢，出现欣快、激动等，甚至可诱发精神病
    E. 能明显增加血液中性粒细胞数，增强其游走吞噬功能

【答案】D

【解析】糖皮质激素的药理作用包括：①抗炎作用。在炎症早期可减轻渗出、水肿，从而改善红、肿、热、痛，在炎症后期防止粘连和瘢痕形成，减轻后遗症，并不是直接中和细菌内毒素和细菌外毒素。②免疫抑制与抗过敏作用。小剂量时可抑制细胞免疫，大剂量时才能抑制体液免疫。③抗休克。④其他作用。能刺激骨髓造血功能，使红细胞和血红蛋白含量增加，增加中性粒细胞数，但游走、吞噬、消化及糖酵解等功能被降低；能提高中枢神经系统的兴奋性，出现欣快、激动、失眠等，偶可诱发精神病。

14. 环丙沙星抗菌作用不包括
    A. 铜绿假单胞菌　　　　　B. 肺炎球菌　　　　　　　　C. 肠球菌
    D. 沙眼衣原体　　　　　　E. 金黄色葡萄球菌

【答案】D

【解析】环丙沙星具有较强的抗菌作用，其对多种细菌均具有明显的作用，如铜绿假单胞菌、肺炎球菌、肠球菌和金黄色葡萄球菌等，但对沙眼衣原体则没有作用。

15. 氯丙嗪对何种原因所致呕吐无效
    A. 急性胃肠炎　　　　　　　B. 放射病　　　　　　　　C. 恶性肿瘤
    D. 药物　　　　　　　　　　E. 晕动病
    【答案】E
    【解析】氯丙嗪为抗精神病药物，主要作用为：①抗精神病；②体温调节；③镇吐作用，氯丙嗪具有较强的镇吐作用，除对前庭刺激引起的晕动症呕吐无效外，对于其他呕吐均有效。

16. 治疗胆绞痛宜选用
    A. 阿托品+哌替啶　　　　　　B. 吗啡+氯丙嗪　　　　　C. 阿托品+氯丙嗪
    D. 阿托品+阿司匹林　　　　　E. 哌替啶+氯丙嗪
    【答案】A
    【解析】胆绞痛是由于胆囊或胆道痉挛引起的疼痛，治疗上应对症治疗给予止痛剂（吗啡或哌替啶），同时应对因治疗给予M受体阻断剂（阿托品、山莨菪碱等）舒张胆道和胆囊。不能单独应用哌替啶等止痛剂，因单独使用可引起胆道括约肌的收缩而加重胆绞痛。

17. 吗啡对哪种疼痛的适应证最有效
    A. 分娩阵痛　　　　　　　　B. 颅脑外伤剧痛　　　　　C. 诊断未明的急腹症疼痛
    D. 癌症剧痛　　　　　　　　E. 感冒头痛
    【答案】D
    【解析】吗啡较其他镇痛剂易成瘾，临床上除癌症剧痛外，一般仅短期应用于其他镇痛药无效时。

18. 阿司匹林的镇痛适应证是
    A. 内脏绞痛　　　　　　　　B. 外伤所致急性锐痛　　　C. 分娩阵痛
    D. 炎症所致慢性钝痛　　　　E. 胃肠道溃疡所致慢性钝痛
    【答案】D
    【解析】阿司匹林属于解热镇痛抗炎药，主要用于炎症引起的疼痛。

19. 与吗啡相比，哌替啶可用于分娩止痛是由于它
    A. 不抑制呼吸
    B. 无成瘾性
    C. 镇痛作用较吗啡强10倍
    D. 不影响子宫收缩，不延缓产程
    E. 镇痛时间比吗啡持久
    【答案】D
    【解析】吗啡止痛作用强大，但是不能应用产妇生产中的疼痛，因为其能延缓产程，哌替啶比吗啡作用弱，不影响子宫收缩，不延缓产程，因此可用于分娩止痛，但是哌替啶可抑制新生儿呼吸，因此生产前的2～4个小时禁用。

20. 小剂量阿司匹林预防血栓形成的作用机制是
    A. 能直接抑制血小板聚集
    B. 阻止维生素K参与合成凝血因子
    C. 抑制血栓素A_2合成酶，阻止TXA_2合成
    D. 抑制PGI_2酶，阻止PGI_2合成
    E. 激活纤溶酶，增强纤溶过程
    【答案】C
    【解析】低剂量阿司匹林可减少血栓素A_2（TXA_2）的合成而影响血小板聚集及抗血栓形成达到抗凝作用。

21. 吗啡治疗心源性哮喘与其哪些作用相关
    A. 镇静、镇痛、镇咳
    B. 镇痛、强心、扩张支气管
    C. 镇静、抑制呼吸、扩张外周血管
    D. 镇静、镇痛、兴奋呼吸中枢
    E. 扩张血管、强心、兴奋呼吸中枢
    【答案】C
    【解析】吗啡可扩张外周血管降低外周阻力，同时其镇静作用有利于消除患者的焦虑恐惧情绪，因而可减轻心脏负荷，此外，吗啡降低呼吸中枢对CO_2的敏感性。

22. 糖尿病酮症酸中毒宜选用
    A. 甲苯磺丁脲　　　　　　　B. 苯乙双胍　　　　　　　C. 阿卡波糖
    D. 胰岛素　　　　　　　　　E. 珠蛋白锌胰岛素
    【答案】D

【解析】磺酰脲类可促进胰岛素分泌；用于 2 型糖尿病轻且单用饮食控制无效者；双胍类用于轻型糖尿病肥胖人群；阿卡波糖用于餐后血糖高的 2 型糖尿病患者。珠蛋白锌胰岛素主要用于轻、中度糖尿病。胰岛素用于 2 型糖尿病经饮食控制或口服降血糖药未能控制者，糖尿病发生各种急性或严重并发症者如酮症酸中毒及非酮症高血糖高渗性昏迷。

23. 心绞痛急性发作时，硝酸甘油常用的给药方法是
A. 口服　　　　　　　　B. 气雾吸入　　　　　　　　C. 舌下含化
D. 皮下注射　　　　　　E. 静脉滴注
【答案】C
【解析】硝酸甘油能松弛血管平滑肌，改变心肌血液的分布，扩张外周血管，降低心肌耗氧量；增加缺血区血液灌注，是抗稳定型心绞痛的首选药，但是口服硝酸甘油存在首过消除效应，为了降低首过消除效应常采用舌下含化方式给药。

24. 氨基糖苷类抗生素的抗菌机制是
A. 抑制细菌细胞壁合成　　　B. 抑制菌体蛋白质合成　　　C. 影响细菌胞浆膜通透性
D. 抑制核酸代谢　　　　　　E. 抑制叶酸代谢
【答案】B
【解析】β-内酰胺类（青霉素、头孢菌素）可抑制细菌细胞壁合成；氨基糖苷类、大环内酯类、林可霉素类、四环素类、氯霉素类抑制细菌蛋白质合成；喹诺酮类抑制细菌 DNA 合成；磺胺类药抑制细菌叶酸合成酶。

25. 对室上性心律失常无效的药物是
A. 奎尼丁　　　　　　　B. 利多卡因　　　　　　C. 普萘洛尔
D. 维拉帕米　　　　　　E. 胺碘酮
【答案】B
【解析】利多卡因参与动作电位复极 2 期的少量钠内流，缩短浦肯野纤维和心室肌的动作电位时程，主要用于快速室性心律失常、室早、室速、室颤、急性心肌梗死或强心苷中毒所致的室性心动过速或心室纤颤，对室上性心律失常无效，其他几个选项药物对室上性心律失常都有效。

26. 下列疾病首选青霉素，但除外
A. 咽炎　　　　　　　　B. 鼠咬热　　　　　　　　C. 气性坏疽
D. 钩端螺旋体病　　　　E. 伤寒
【答案】E
【解析】青霉素的抗菌活性包括大多数 G^+ 球菌、G^+ 杆菌、G^- 球菌、少数 G^- 杆菌、螺旋体和放线菌等。对大多数 G^- 杆菌（如伤寒沙门菌）作用较弱，对真菌、原虫、立克次体、病毒等无作用。

27. 何种原因所致的心力衰竭，强心苷治疗效果好
A. 高血压　　　　　　　B. 肺源性心脏病　　　　　　C. 甲状腺功能亢进症
D. 维生素 B_1 缺乏症　　E. 严重贫血
【答案】A
【解析】强心苷的主要药理作用是：强心、减慢心率、抑制房室传导、利尿（一正二负三利尿），因此高血压所致的心力衰竭，强心苷治疗效果好。

28. 对水肿患者能利尿而对尿崩症患者能抗利尿的药物是
A. 呋塞米　　　　　　　B. 布美他尼　　　　　　C. 螺内酯
D. 氢苯蝶啶　　　　　　E. 氢氯噻嗪
【答案】E
【解析】噻嗪类利尿药通过抑制远曲小管对 NaCl 的重吸收而产生利尿作用，同时因排 Na^+ 使血浆渗透压降低而减轻口渴感，减少尿崩症患者的尿量和口渴症状。

29. 预防急性肾衰竭可用
A. 甘露醇　　　　　　　B. 高渗葡萄糖　　　　　　C. 螺内酯
D. 氨苯蝶啶　　　　　　E. 阿米洛利
【答案】A
【解析】甘露醇是渗透性利尿药，能在肾小管液中发生渗透效应阻止水分再吸收，维持足够的尿流量且使肾小管内有害物质稀释，从而保护肾小管使其免于坏死，可用来预防急性肾衰竭，选项 B、C、D、E 都不能预防急性肾衰竭。

30. 头孢氨苄的抗菌特点是
   A. 对 G⁺ 菌作用强　　　　　　　B. 对 G⁻ 菌作用强　　　　　　　C. 对 β-内酰胺酶稳定
   D. 对肾脏基本无毒性　　　　　　E. 半衰期长
   【答案】A
   【解析】一代头孢菌素到三代头孢菌素对 G⁺ 菌作用越来越弱，对 G⁻ 菌作用越来越强，对 β-内酰胺酶的稳定性越来越强；肾毒性越来越小；对铜绿假单胞菌一、二代无效，三代有效，头孢氨苄属于一代头孢菌素。

31. 静脉注射过快易引起心律失常、血压骤降甚至惊厥的平喘药是
   A. 氨茶碱　　　　　　　　　　　B. 沙丁胺醇　　　　　　　　　　C. 异丙托溴铵
   D. 酮替酚　　　　　　　　　　　E. 氢化可的松
   【答案】A

32. 氨基糖苷类抗生素对哪种细菌具有高度抗菌活性
   A. 大肠埃希菌　　　　　　　　　B. 伤寒杆菌　　　　　　　　　　C. 淋球菌
   D. 肺炎球菌　　　　　　　　　　E. 支原体
   【答案】A
   【解析】氨基糖苷类抗生素对各种需氧革兰阴性菌如大肠埃希菌、克雷伯菌属、肠杆菌属、变形杆菌属等具高度抗菌活性。此外，对沙雷菌属、产碱杆菌属、布鲁菌、沙门菌、痢疾杆菌、嗜血杆菌及分枝杆菌也具有抗菌作用。对革兰阴性球菌如淋球菌、脑膜炎球菌的作用较差。

33. 奥美拉唑抑制胃酸分泌的机制是
   A. 阻断 H₂ 受体　　　　　　　　B. 抑制胃壁细胞质子泵的功能　　C. 阻断 M 受体
   D. 阻断胃泌素受体　　　　　　　E. 直接抑制胃酸分泌
   【答案】B
   【解析】奥美拉唑具有强大而持久的抑制胃酸分泌作用，作用机制：抑制 H⁺-K⁺-ATP 酶即胃壁细胞质子泵，是抑制胃酸药中最强、最有效的药物。

34. 杀灭继发性红外期裂殖体，主要用于抗复发的药物是
   A. 氯喹　　　　　　　　　　　　B. 青蒿素　　　　　　　　　　　C. 奎宁
   D. 乙胺嘧啶　　　　　　　　　　E. 伯氨喹
   【答案】E
   【解析】抗疟药中，氯喹、青蒿素、奎宁可控制症状发作，乙胺嘧啶用来预防，伯氨喹用于抗复发和传播。

35. 喹诺酮类的抗菌作用机制是
   A. 抑制细菌细胞壁合成　　　　　B. 抑制菌体蛋白质合成　　　　　C. 影响胞浆膜通透性
   D. 抑制细菌 DNA 回旋酶　　　　E. 抑制二氢叶酸合成酶
   【答案】D
   【解析】喹诺酮类药物抗革兰阴性菌的靶点是 DNA 回旋酶，抗革兰阳性菌的靶点是拓扑异构酶Ⅳ。

36. 弥散性血管内凝血早期可用
   A. 华法林　　　　　　　　　　　B. 氨甲苯酸　　　　　　　　　　C. 肝素
   D. 尿激酶　　　　　　　　　　　E. 阿司匹林
   【答案】C
   【解析】肝素在 DIC 早期应用可以防止因纤维蛋白和凝血因子的消耗而引起的继发性出血。

37. 四环素对 8 岁以下儿童禁用是因其
   A. 胃肠道反应　　　　　　　　　B. 二重感染　　　　　　　　　　C. 肝损害
   D. 对骨骼和牙齿生长的影响　　　E. 过敏反应
   【答案】D
   【解析】四环素类经血液到新形成的牙齿组织，与牙齿中的羟磷灰石晶体结合形成四环素-磷酸钙复合物，后者呈淡黄色。造成恒齿永久性棕色色素沉着，牙釉质发育不全，对骨组织也有相同作用，可抑制胎儿、婴幼儿骨骼发育，8 岁以下儿童禁用。

38. 妨碍铁吸收的物质是
   A. 维生素 C　　　　　　　　　　B. 稀盐酸　　　　　　　　　　　C. 半胱氨酸
   D. 果糖　　　　　　　　　　　　E. 氢氧化铝
   【答案】E

39. 长期大量使用可致视神经炎的药物是
A. 异烟肼　　　　　　　　　B. 链霉素　　　　　　　　　C. 利福平
D. 乙胺丁醇　　　　　　　　E. 吡嗪酰胺
【答案】D
【解析】异烟肼的不良反应主要为神经系统毒性和肝毒性；利福平主要为消化道反应、肝损害、流感综合征、肾脏损害；乙胺丁醇可引起球后视神经炎；链霉素主要不良反应是过敏反应。

40. 胰岛素的药理作用是
A. 促进葡萄糖氧化分解　　　B. 促进脂肪分解　　　　　　C. 促进蛋白质分解
D. 提高血钾　　　　　　　　E. 保钠排钾
【答案】A
【解析】胰岛素的药理作用主要是降低血糖；促进脂肪、蛋白质合成和抑制其分解；降低血钾。

41. 甲硝唑具有的药理作用是
A. 抗阿米巴作用　　　　　　B. 抗G^+细菌作用　　　　　C. 抗G^-细菌作用
D. 抗螺旋体作用　　　　　　E. 抗立克次体作用
【答案】A
【解析】甲硝唑属于人工合成的抗菌药物，可以抗厌氧菌，对需氧菌和兼性需氧菌无效，是治疗滴虫病、阿米巴病和破伤风的首选药物。

42. 关于药物的副反应描述正确的是
A. 是难以避免的　　　　　　B. 较严重的药物不良反应　　C. 药物作用选择性高所致
D. 与药物治疗目的有关的效应　E. 剂量过大时产生的不良反应
【答案】A
【解析】副作用是指在治疗剂量时出现的一种反应，多数轻微，这是因为药物选择性低，是一种难以避免的反应。

43. 下列有关药物的副作用描述错误的是
A. 为治疗剂量时所产生的药物反应　　　　B. 为一种难以避免的药物反应
C. 为不太严重的药物反应　　　　　　　　D. 为与治疗目的有关的药物反应
E. 为药物作用选择性低时所产生的反应
【答案】D
【解析】副作用是指在治疗剂量下，与治疗目的无关，不严重、可预知、不可避免的一种不良反应。是药物的选择性低造成的。

44. 长期应用氢化可的松突然停药可发生上述哪种反应
A. 高敏性　　　　　　　　　B. 耐药性　　　　　　　　　C. 成瘾性
D. 反跳现象　　　　　　　　E. 快速耐受性
【答案】D
【解析】肾上腺皮质激素类药物的不良反应有类肾上腺皮质功能亢进综合征，诱发或加重感染，消化系统并发症，长期应用超剂量糖皮质激素患者，将引起糖代谢的紊乱，长期应用突然停药可引起医源性肾上腺皮质功能不全、反跳现象。

45. 下列关于药物依赖的叙述，正确的是
A. 个体对药物产生精神依赖　B. 个体对药物产生躯体依赖　C. 个体对药物产生耐受性增加
D. 个体对药物产生耐受性降低　E. 个体对药物产生精神和躯体依赖
【答案】E
【解析】传统上将依赖分为躯体依赖和心理依赖。躯体依赖也称为生理依赖，它是由于反复用药所造成的一种病理适应状态，表现为耐受性增加和戒断状态。心理依赖又称精神依赖，它使使用者产生一种愉快满足或欣快的感觉，驱使使用者为寻求这种感觉而反复使用药物，表现所谓的渴求状态。

46. 下列关于药物毒性反应的叙述，正确的是
A. 与药物剂量无关　　　　　B. 与机体高敏性有关　　　　C. 与药物的使用时间无关
D. 大多为难以预知的反应　　E. 一般不造成机体的病理性损害
【答案】B
【解析】指在剂量过大或蓄积过多时发生的危害性反应，一般比较严重，但是可以预知也是应该避免发生的不良反应。其特点为：①剂量使用过大（超量）；②慢性蓄积过多；③可以避免。

47. 治疗指数是指
   A. ED_{50}/LD_{50}
   B. ED_{50}/TD_{50}
   C. LD_{50}/ED_{50}
   D. 比值越大越不安全
   E. 比值越大，药物毒性越大

【答案】C

【解析】LD_{50}/ED_{50} 的比值称为治疗指数，是药物的安全性指标。此值越大越安全。

48. 用药的间隔时间主要取决于下列哪项指标
   A. 药物的排泄速度
   B. 药物的吸收速度
   C. 药物的分布速度
   D. 药物的消除速度
   E. 药物与血浆蛋白的结合率

【答案】D

【解析】半衰期即 $t_{1/2}$ 常指血浆半衰期或消除半衰期。是药物血浆浓度下降一半所需要的时间，以小时为单位计算，反应药物在体内的消除速度，是确定给药时间的依据。

49. 下列有关按一级消除动力学的药物特点描述正确的是
   A. 药物的半衰期与剂量有关
   B. 为绝大多数药物的消除方式
   C. 单位时间内实际消除的药量递增
   D. 单位时间内实际消除的药量不变
   E. 体内药物经 2～3 个 $t_{1/2}$ 后，可基本清除干净

【答案】B

【解析】一级消除动力学是指体内药物按恒定比例消除，在单位时间内消除量与血浆药物浓度成正比。绝大多数药物都按一级动力学消除，这些药物在体内经过 5 个 $t_{1/2}$ 后，体内药物可基本消除干净。药物消除半衰期恒定，与药物浓度和剂量无关。

50. 下列哪种给药途径可引起首关消除
   A. 皮下注射
   B. 舌下给药
   C. 口服给药
   D. 直肠给药
   E. 吸入给药

【答案】C

【解析】首关消除主要途径是口服，主要器官是肝脏，结果是真正入血药量减少，舌下和直肠给药可以避免首关消除。

51. 下列哪种受体支配虹膜环形肌
   A. M 受体
   B. α 受体
   C. β 受体
   D. N 受体
   E. 多巴胺受体

【答案】A

【解析】M 受体可分布于虹膜环形肌、心肌、血管平滑肌、腺体等，α 受体主要分布于外周毛细血管，β 受体可分布于心肌、呼吸道平滑肌，N 受体主要分布于骨骼肌等。

52. 有机磷酸酯类急性中毒表现为
   A. 腺体分泌减少、胃肠平滑肌兴奋
   B. 支气管平滑肌松弛、唾液腺分泌增加
   C. 膀胱逼尿肌松弛、呼吸肌麻痹
   D. 神经节兴奋、心血管作用复杂
   E. 脑内乙酰胆碱水平下降、瞳孔扩大

【答案】D

【解析】有机磷酸酯类与 AchE 结合后难以水解，结果使 AchE 失去水解 Ach 的活性，导致 Ach 在体内大量堆积，引 M 样症状、N 样症状和中枢神经系统症状，表现为瞳孔缩小、流涎和出汗，严重者可见口吐白沫，大汗淋漓。支气管平滑肌收缩和腺体分泌增加；胃肠道平滑肌兴奋及有机磷酸酯类对胃肠道黏膜的刺激作用，出现恶心、呕吐、腹痛和腹泻等症状。严重患者可由于膀胱逼尿肌痉挛性收缩而引起小便失禁，甚至出现心率减慢及血压下降。当患者同时有 N 样症状时，则血压有时可升高，故此时心血管作用较为复杂。

53. 阿托品抢救有机磷类中毒时能
   A. 复活 AchE
   B. 促进 Ach 的排泄
   C. 阻断 M 受体，解除 M 样作用
   D. 阻断 M 受体和 N_2 受体
   E. 与有机磷结合成无毒产物而解毒

【答案】C

【解析】阿托品为 M 胆碱受体阻断剂，当有机磷中毒时，可阻断 M 受体，对抗 M 样作用，从而缓解有机磷中毒的症状。

54. 关于异丙肾上腺素的作用描述正确的是
   A. 收缩血管、舒张支气管、增加组织耗氧量
   B. 舒张血管、舒张支气管、降低组织耗氧量
   C. 舒张血管、舒张支气管、增加组织耗氧量
   D. 收缩血管、舒张支气管、降低组织耗氧量

E. 舒张血管、收缩支气管、降低组织耗氧量

【答案】C

【解析】异丙肾上腺素主要激动β受体，对$β_1$和$β_2$受体选择性很低。对α受体几乎无作用。对心脏$β_1$受体具有强大的激动作用，使心肌收缩力增强、心率加快，收缩期和舒张期缩短。激动$β_2$受体使骨骼肌血管舒张，对冠状血管也有舒张作用，也有增加组织血流量的作用。舒张支气管平滑肌，并具有抑制组胺等过敏性物质释放的作用。还可增加组织耗氧量。增加肝糖原、肌糖原分解。

55. 使用过量氯丙嗪的精神病患者，在使用肾上腺素后，主要表现为
A. 升压　　　　　　　　　B. 降压　　　　　　　　　C. 血压不变
D. 心率不变　　　　　　　E. 心率减慢

【答案】B

【解析】氯丙嗪具有α阻断作用，能使肾上腺素升压作用翻转为降压。

56. 关于多巴胺的药理作用描述错误的是
A. 激动心脏β受体　　　　B. 激动血管α受体　　　　C. 大剂量可使肾血管舒张
D. 促进去甲肾上腺素的释放　　E. 激动血管多巴胺受体

【答案】C

【解析】小剂量多巴胺激动多巴胺受体，使血管扩张。大剂量多巴胺激动血管α受体，使血管收缩。

57. 关于β受体阻断药的描述正确的是
A. 可使心率加快、心排出量增加　　B. 有时可诱发或加重哮喘发作　　C. 升高眼内压作用
D. 促进肾素分泌　　　　　　　　　E. 促进脂肪分解

【答案】B

【解析】β受体阻断作用：心血管系统作用为减慢心率，减少心排出量，抑制心肌收缩力。支气管平滑肌作用为收缩平滑肌，增加呼吸道阻力。

58. 具有明显舒张肾血管，增加肾血流的药物是
A. 肾上腺素　　　　　　　B. 异丙肾上腺素　　　　　C. 麻黄碱
D. 多巴胺　　　　　　　　E. 去甲肾上腺素

【答案】D

【解析】低浓度的多巴胺可作用于D_1受体，舒张肾血管，使肾血流量增加，肾小球的滤过率也增加。同时具有排钠利尿作用。大剂量时，可使肾血管明显收缩。

59. 外周血管痉挛性疾病可选用何药治疗
A. 山莨菪碱　　　　　　　B. 异丙肾上腺素　　　　　C. 间羟胺
D. 普萘洛尔　　　　　　　E. 酚妥拉明

【答案】E

【解析】酚妥拉明为α受体阻断药，能使血管舒张，血压下降，可用于外周血管痉挛性疾病，如肢端动脉痉挛性疾病等。

60. 妊娠患者最不宜选用的降压药为
A. 利尿剂　　　　　　　　B. α受体阻断药　　　　　C. β受体阻断药
D. 血管紧张素转换酶抑制剂　　E. 二氢吡啶类钙离子通道阻滞剂

【答案】D

【解析】血管紧张素转化酶抑制剂（ACEI）主要不良反应如下：①首剂低血压；②高血钾；③血管神经性水肿；④肾功能受损，对肾血管狭窄者更甚；⑤咳嗽，以刺激性干咳最多见；⑥低血糖；⑦对妊娠与哺乳的影响；⑧可产生味觉障碍、皮疹与白细胞缺乏等。禁忌证：高血钾、双侧肾动脉狭窄、妊娠等。

61. 局麻药的作用机制是
A. 阻滞Na^+内流　　　　B. 阻滞K^+外流　　　　C. 阻滞Cl^-内流
D. 阻滞Ca^{2+}内流　　　E. 降低静息电位

【答案】A

【解析】神经动作电位的产生是由于神经受刺激时引起膜通透性的改变，产生Na^+内流和K^+外流。局麻药的作用是阻止这种通透性的改变，使Na^+在其作用期间内不能进入细胞。

62. 下列主要用于表面麻醉的药物是
A. 丁卡因　　　　　　　　B. 奎尼丁　　　　　　　　C. 普鲁卡因
D. 利多卡因　　　　　　　E. 苯妥英钠

【答案】A

【解析】丁卡因对黏膜的穿透力强，常用于表面麻醉，本药因毒性大，一般不用于浸润麻醉。普鲁卡因亲脂性低，对黏膜的穿透力弱，一般不用于表面麻醉；利多卡因具有起效快、作用强而持久、穿透力强及安全范围较大等特点，可用于多种形式的局部麻醉，主要用于传导麻醉和硬膜外麻醉。奎尼丁和苯妥英钠不用于麻醉。

63. 关于丁卡因的作用说法正确的是
   A. 可用于浸润麻醉　　　　　B. 脂溶性低　　　　　　　C. 穿透力弱
   D. 作用较普鲁卡因弱　　　　E. 可用于表面麻醉

【答案】E

【解析】丁卡因最常用于黏膜表面麻醉，其局麻作用比普鲁卡因强约10倍，吸收后毒性也相应增加，能穿透黏膜，作用迅速，1～3min显效，持续2h以上。

64. 不适合普萘洛尔治疗的疾病是
   A. 心律失常　　　　　　　　B. 心绞痛　　　　　　　　C. 支气管哮喘
   D. 甲状腺功能亢进　　　　　E. 高血压

【答案】C

【解析】主要用于治疗心律失常、心绞痛、高血压、甲状腺功能亢进等。

65. 男，37岁。在心脏手术过程中，患者心电图表明：突然发生Ⅲ度房室传导阻滞。此时该用何药作紧急处置
   A. 静注阿托品　　　　　　　B. 静滴异丙肾上腺素　　　C. 静注肾上腺素
   D. 静滴山莨菪碱　　　　　　E. 静滴去甲肾上腺素

【答案】B

【解析】异丙肾上腺素可用于治疗房室传导阻滞，舌下含药或静脉滴注给药，治疗Ⅱ、Ⅲ度房室传导阻滞。

66. 患者，男性，45岁，半年前体检检查出肝硬化，夜晚突发消化道出血，下列哪那种药物能够快速止血
   A. 去甲肾上腺素　　　　　　B. 对乙酰氨基酚　　　　　C. 阿司匹林
   D. 新斯的明　　　　　　　　E. 毛果芸香碱

【答案】A

【解析】去甲肾上腺素有强大的收缩皮肤黏膜血管的作用，此患者消化道出血可以使用去甲肾上腺素进行稀释后口服，可使消化道黏膜血管收缩，从而快速止血。

（67～68题共用备选答案）
   A. 普萘洛尔　　　　　　　　B. 去甲肾上腺素　　　　　C. 左旋多巴
   D. 酚妥拉明　　　　　　　　E. 肾上腺素

67. 临床上常用的升压药物是

【答案】B

【解析】去甲肾上腺素对α受体具有强大激动作用，对心脏β$_1$受体作用较弱，对β$_2$受体几乎无作用。去甲肾上腺素的主要作用是：收缩血管、兴奋心脏、升高血压。

68. 能减弱心肌收缩力并减慢心率的药物是

【答案】A

【解析】普萘洛尔有β受体阻断作用：①阻断心脏β$_1$受体，可使心率减慢，心肌收缩力减弱，心排出量减少；②使心肌耗氧量下降，冠脉血流量下降；③对高血压患者可使其血压下降；④还能延缓心房和房室结的传导，延长心电图的P-R间期（房室传导时间）。

（69～70题共用备选答案）
   A. 抑郁症　　　　　　　　　B. 躁狂症　　　　　　　　C. 晕动病
   D. 精神分裂症　　　　　　　E. 重症肌无力

69. 氯丙嗪主要用于

【答案】D

【解析】氯丙嗪主要用于Ⅰ型精神分裂症（精神运动性兴奋和幻觉妄想为主）的治疗，尤其对急性患者效果显著，对慢性精神分裂症患者疗效较差。

70. 丙米嗪主要用于

【答案】A

【解析】丙米嗪用于各种原因引起的抑郁症，对内源性抑郁症、更年期抑郁症效果较好。对反应性抑郁症次之，对精神病的抑郁成分效果较差。此外，抗抑郁药也可用于强迫症的治疗。

第三单元 医学免疫学

1. NK 细胞是
A. 特殊的 T 淋巴细胞　　　　　B. 吞噬细胞　　　　　　　　　C. 抗原提呈细胞
D. 介导 ADCC 的细胞　　　　　E. B 淋巴细胞
【答案】D
【解析】NK 细胞通过 CD16 间接识别被 IgG 致敏的靶细胞，发挥 ADCC。

【破题思路】本题考查知识点免疫细胞。

2. 黏膜局部抵御病原微生物感染的重要屏障，是人体的黏膜防御屏障的是
A. PP　　　　　　　　　　　　B. FDC　　　　　　　　　　　C. PALS
D. MALT　　　　　　　　　　 E. spleen
【答案】D
【解析】MALT 是人体的黏膜防御屏障，其中的 B 细胞受抗原刺激后产生大量 SIgA，经黏膜上皮细胞分泌至黏膜表面，构成黏膜局部抵御病原微生物感染的重要屏障。

【破题思路】本题考查知识点人体的黏膜防御屏障。

3. Ⅱ型超敏反应性疾病是
A. 过敏性休克　　　　　　　　B. 溶血　　　　　　　　　　　C. 过敏性鼻炎
D. 血清病　　　　　　　　　　E. 荨麻疹
【答案】B
【解析】输血反应是Ⅱ型超敏反应。荨麻疹、过敏性鼻炎和过敏性休克属于Ⅰ型，血清病属于Ⅲ型反应。

【破题思路】本题考查知识点超敏反应性疾病类型。

4. Th2 细胞主要分泌
A. IFN-α　　　　　　　　　　 B. IL-4　　　　　　　　　　　C. IFN-γ
D. TNF-α　　　　　　　　　　E. IL-2
【答案】B
【解析】Th2 分泌 IL-4、IL-5、IL-6、IL-10、IL-13。Th1 细胞产生 IL-2、IFN-γ、TFN-α。

【破题思路】本题考查知识点 T 淋巴细胞类型及其功能。

5. T 淋巴细胞阴性选择的部位是
A. 骨髓　　　　　　　　　　　B. 淋巴结　　　　　　　　　　C. 胸腺
D. 肝　　　　　　　　　　　　E. 外周血
【答案】C
【解析】三阴细胞（不表达 CD4、CD8、TCR 分子的 T 细胞）进入胸腺。所以，T 淋巴细胞阴性选择的部位是胸腺。骨髓为 B 细胞成熟的场所。

【破题思路】本题考查知识点 T 淋巴细胞发育成熟过程。

6. 介导固有免疫的细胞是
A. 中性粒细胞　　　　　　　　B. NK 细胞　　　　　　　　　C. 浆细胞
D. 辅助性 T 淋巴细胞　　　　　E. 细胞毒性 T 淋巴细胞
【答案】B

【解析】固有免疫细胞包括NK细胞、吞噬细胞、NKT细胞、B细胞等。

【破题思路】本题考查知识点固有免疫细胞的类型。

7. 参与TD-Ag刺激机体产生抗体的细胞
   A. B细胞
   B. T细胞和B细胞
   C. 巨噬细胞、B细胞、T细胞
   D. 巨噬细胞和B细胞
   E. 巨噬细胞和T细胞

【答案】C

【解析】体液免疫应答主要由B细胞介导，但也（除TI抗原外）需要Th细胞和APC（巨噬细胞、树突细胞）的帮助。

【破题思路】本题考查知识点TD-Ag介导体的液免疫应答。

8. 参与替代途径激活补体的物质是
   A. IgG
   B. IgM
   C. IgD
   D. LPS
   E. MBL

【答案】D

【解析】C3b与微生物表面多糖LPS结合，然后与B因子结合为C3bB复合物或与C5结合形成C3bC5复合物，完成替代途径。

【破题思路】本题考查知识点补体激活途径。

9. 抗体的多样性决定于
   A. 淋巴细胞的凋亡
   B. 淋巴细胞的种类
   C. 淋巴细胞的数量
   D. 淋巴细胞的来源
   E. 淋巴细胞的基因

【答案】E

【解析】B细胞产生至少1011种具有独特抗原特异性的抗体分子。抗体的多样性决定于淋巴细胞的基因。

【破题思路】本题考查知识点抗体的特点。

10. 可产生和分泌抗体的细胞是
    A. 浆细胞
    B. 中性粒细胞
    C. 巨噬细胞
    D. NK细胞
    E. CTL

【答案】A

【解析】浆细胞专门合成和分泌抗体分子。

【破题思路】本题考查知识点抗体的来源。

11. 通过经典途径激活补体的是
    A. IgA
    B. LPS
    C. IgE
    D. IgD
    E. IgG

【答案】E

【解析】经典途径始于IgG、IgM分子与补体C1q的结合。

【破题思路】本题考查知识点补体的激活途径。

12. 下列属器官非特异性自身免疫性疾病的是
    A. 类风湿关节炎
    B. 慢性甲状腺炎（桥本病）
    C. 格雷夫斯病（Graves病）
    D. 重症肌无力
    E. 胰岛素依赖型糖尿病（1型糖尿病）

【答案】A

【解析】自身免疫性疾病可分为器官特异性和器官非特异性两类。器官特异性自身免疫病患者病变属局限于某一特定器官，由对器官特异性抗原的免疫应答引起。备选答案B、C、D、E所列疾病均为器官特异性自身免疫性疾病，其中慢性甲状腺炎是由于隐蔽自身抗原（甲状腺球蛋白）释放所致；格雷夫斯病是由于体内产生针对甲状腺刺激素受体的自由抗体所致，重症肌无力是由于体内产生针对神经肌肉接头处乙酰胆碱受体的自身抗体引起；1型糖尿病则是由于体内产生针对胰岛素受体的自身抗体引起。器官非特异性自身免疫性疾病，又称全身性或系统性自身免疫性疾病，患者病变发生于多种器官和结缔组织，类风湿关节炎和系统性红斑狼疮是典型的器官非特异性疾病。本题正确答案是A。

> 【破题思路】本题考查知识点自身免疫性疾病类型。

13. 易诱发免疫耐受的是
A. 皮内接种抗原　　　　B. 皮下接种抗原　　　　C. 口服接种抗原
D. 接种颗粒性抗原　　　E. 接种中等量抗原
【答案】C
【解析】口服某些抗原后，在诱导黏膜局部产生免疫应答的同时，可引起全身性免疫耐受，产生"耐受分离"。

> 【破题思路】本题考查知识点免疫耐受。

14. 引起Ⅰ型超敏反应的抗体是
A. IgM　　　　　　　　B. IgD　　　　　　　　C. IgE
D. IgG　　　　　　　　E. IgA
【答案】C
【解析】IgE介导Ⅰ型超敏反应。

> 【破题思路】本题考查知识点超敏反应发生机制。

15. 有特异性抗原受体的细胞是
A. B淋巴细胞　　　　　B. 浆细胞　　　　　　　C. 巨噬细胞
D. NK细胞　　　　　　E. 单核细胞
【答案】A
【解析】骨髓中未成熟的B细胞表达是sIgM和IgA/IgP共同组成的BCR，具有抗原识别能力。

> 【破题思路】本题考查知识点免疫细胞的类型及特点。

16. 与蛋白质载体结合后才具有免疫原性的物质是
A. 完全抗原　　　　　　B. 胸腺依赖性抗原　　　C. 不完全抗原
D. 胸腺非依赖性抗原　　E. 同种异型抗原
【答案】C
【解析】本题考核完全抗原和不完全抗原的基本概念。根据抗原的免疫原性和免疫反应性，可将其分为完全抗原和不完全抗原两种类型。完全抗原是指既有免疫原性又有免疫反应性的抗原物质；不完全抗原是指本身具有免疫反应性而无免疫原性的抗原物质，但与蛋白质载体结合后它们可获得免疫原性。本题正确答案为C。备选答案B、D、E所提及的抗原与A相同均为完全抗原，因此均可排除。

> 【破题思路】本题考查知识点抗原类型。

17. 注射破伤风抗毒素（TAT）的目的是
A. 对易感人群进行预防接种　　　　　B. 对可疑或确诊的破伤风患者进行紧急预防或治疗
C. 杀灭伤口中繁殖的破伤风梭菌　　　D. 主要用于儿童的预防接种
E. 中和与神经细胞结合的毒素
【答案】B
【解析】抗毒素是用细菌外毒素或类毒素免疫动物制备的免疫血清，具有中和外毒素的作用，可用于对应外毒素性疾病的紧急预防和治疗。

【破题思路】本题考查知识点免疫学防治。

18. 介导Ⅳ型超敏反应的免疫细胞是
   A. T细胞 B. B细胞 C. 嗜酸性粒细胞
   D. 嗜碱性粒细胞 E. 中性粒细胞
【答案】A
【解析】Ⅳ型超敏反应是抗原诱导的Th1型细胞免疫应答。效应T细胞与特异性抗原结合后引起的以单核细胞浸润和组织损伤为主要特征的炎症反应。

【破题思路】本题考查知识点Ⅳ型超敏反应的发生机制。

19. 适应性免疫的三大主要特点
   A. 稳定性、耐受性、活化性 B. 获得性、特异性、记忆性 C. 免疫性、耐受性、获得性
   D. 特异性、活化性、记忆性 E. 特异性、耐受性、记忆性
【答案】E
【解析】适应性免疫的三大主要特点：①特异性，不同的特定抗原进入机体后可从免疫系统淋巴细胞库中选择出具有相应TCR和BCR的T细胞或B细胞克隆，并发生高度特异性结合，诱导抗原特异性免疫应答。②耐受性，胚胎期凡遭遇和识别自身组织成分的淋巴细胞克隆将被删除或被禁忌，形成对自身抗原的免疫耐受，但保留针对"非己"抗原的识别和反应能力。③记忆性，T细胞和B细胞经抗原刺激活化产生初次免疫应答过程中都会产生由特异性增殖淋巴细胞分化而来的记忆细胞，再次遇到相同抗原时，可短期内迅速诱导更强和持续时间更长的再次免疫应答。

【破题思路】本题考查知识点适应性免疫应答的特点。

20. 关于不完全抗原（半抗原）描述正确的是
   A. 有免疫原性 B. 有免疫反应性 C. 是蛋白质大分子
   D. 与抗原决定簇无关 E. 与载体的含义相似
【答案】B
【解析】半抗原是指仅具备抗原性而无免疫原性的简单小分子抗原，如某些多糖、类脂和药物等。半抗原与抗原表位具有相同的含义和作用。半抗原单独无免疫原性，与蛋白载体结合形成半抗原载体复合物即可获得免疫原性。

【破题思路】本题考查知识点半抗原的概念及特点。

21. 免疫反应性是指
   A. 抗原能够刺激机体发生免疫应答的性能
   B. 抗原能够刺激机体产生抗体的性能
   C. 抗原能够与相应抗体特异性结合，发生免疫反应的性能
   D. 抗原能够与致敏淋巴细胞特异性结合，发生免疫反应的性能
   E. 抗原能够与相应免疫应答产物特异性结合，发生免疫反应的性能
【答案】E
【解析】免疫原性即抗原刺激机体产生免疫应答，诱导产生抗体或致敏淋巴细胞的能力。免疫反应性（抗原性）即抗原与其所诱导产生的抗体或致敏淋巴细胞特异性结合的能力。

【破题思路】本题考查知识点抗原的重要特性。

22. 激活B细胞产生抗体过程中依赖T细胞的辅助抗原称为
   A. 完全抗原 B. 半抗原 C. TI-Ag
   D. TD-Ag E. 共同抗原
【答案】D

【解析】完全抗原是既有免疫原性又有免疫反应性的抗原，半抗原只有免疫反应性无免疫原性；胸腺依赖性抗原（TD-Ag）刺激 B 细胞产生抗体时依赖于 T 细胞辅助，故又称 T 细胞依赖抗原。胸腺非依赖性抗原（TI-Ag）是指无须 T 细胞辅助，可直接刺激 B 细胞产生抗体的抗原。共同抗原是指具有共同抗原表位的抗原。

【破题思路】本题考查知识点抗原的分类。

23. B 细胞分化、发育和成熟的场所是
A. 骨髓　　　　　　　　　　B. 淋巴结　　　　　　　　　　C. 胸腺
D. 脾脏　　　　　　　　　　E. 黏膜淋巴组织

【答案】A

【解析】骨髓是各类免疫细胞发生的场所，也是 B 细胞分化、发育和成熟的场所。

【破题思路】本题考查知识点免疫细胞发生的场所。

24. 含 T 细胞百分率最高的部位是
A. 脾脏　　　　　　　　　　B. 扁桃体　　　　　　　　　　C. 胸腺
D. 骨髓　　　　　　　　　　E. 肝脏

【答案】A

【解析】外周免疫器官是成熟淋巴细胞（T 细胞、B 细胞）定居的场所，也是这些淋巴细胞针对外来抗原刺激后启动初次免疫应答的主要部位。包括淋巴结、脾脏、黏膜相关淋巴组织（MALT）等。

【破题思路】本题考查知识点外周免疫器官的组成及功能。

25. 关于 T 细胞的生物学功能描述不正确的是
A. 产生细胞因子　　　　　　B. 介导 ADCC 效应　　　　　　C. 直接杀伤靶细胞
D. 诱导抗体的类别转换　　　E. 参与对病毒的免疫应答

【答案】B

【解析】Th1 细胞要分泌 IL-2、IFN-γ，发挥细胞免疫的效应；Th2 细胞分泌 IL-4、IL-5、IL-10、IL-13，发挥体液免疫的作用；Th3 细胞主要分泌大量 TGF-β，起免疫抑制作用；Th17 细胞参与固有免疫和某些炎症的发生；Tfh 细胞可产生 IL-1，在 B 细胞分化为浆细胞、产生抗体和 Ig 类别转换中发挥重要作用。细胞毒性 T 细胞（CTL）主要功能是特异性识别内源性抗原肽-MHC Ⅰ类分子复合物，进而杀伤靶细胞。介导 ADCC 效应的是抗体不是 T 细胞。

【破题思路】本题考查知识点 T 细胞的功能。

26. 属于 B 细胞的表面标志为
A. CD3　　　　　　　　　　B. CD19　　　　　　　　　　C. CD8
D. CD4　　　　　　　　　　E. CD56

【答案】B

【解析】T 细胞表面的重要标志包括 TCR、CD3、CD4、CD8，CD56 是 NK 细胞的表面标志。CD19 为 B 细胞的表面标志。

【破题思路】本题考查知识点免疫细胞的表面标志。

27. 属于天然血型抗体并不能通过胎盘的是
A. IgA　　　　　　　　　　B. IgE　　　　　　　　　　C. IgG
D. IgM　　　　　　　　　　E. IgD

【答案】D

【解析】IgG 是唯一能够通过胎盘进入胎儿体内的 Ig，IgM 是发育过程中最早产生的 Ig，感染后产生最快、分子量最大的 Ig，不能通过胎盘，人类的 ABO 血型抗体是天然抗体属于 IgM 型。IgA 在黏液中发挥局部抗感染作用，IgD 可存在于成熟的 B 细胞膜，IgE 与肥大细胞亲和力强介导 Ⅰ 型超敏反应。

【破题思路】本题考查知识点各类免疫球蛋白的特性和功能。

28. 可导致输血反应的天然抗体类型是
A. IgM
B. IgG
C. IgD
D. IgE
E. IgA

【答案】A

【解析】IgG是唯一能够通过胎盘进入胎儿体内的Ig，IgM是发育过程中最早产生的Ig，感染后产生最快，分子量最大的Ig，不能通过胎盘，人类的ABO血型抗体是天然抗体是IgM型。IgA在黏液中发挥局部抗感染作用，IgD可存在于成熟的B细胞膜，IgE介导肥大细胞，嗜碱性粒细胞释放活性介质引起局部或全身反应。

【破题思路】本题考查知识点各类免疫球蛋白的特性和功能。

29. 只有T细胞才具有的表面标记为
A. CD3分子
B. C3受体
C. 细胞因子受体
D. 识别抗原受体
E. 有丝分裂原受体

【答案】A

【解析】细胞表面的重要标志包括TCR、CD3、CD4、CD8、共刺激分子、丝裂原受体和表面分子等。其中CD3是T细胞的特征性标志。

【破题思路】本题考查知识点免疫细胞的表面标志。

30. 产生IL-2的细胞是
A. B细胞
B. 肥大细胞
C. T淋巴细胞
D. 嗜酸性粒细胞
E. 巨噬细胞

【答案】C

【解析】B细胞摄取传递抗原及分化成浆细胞产生抗体发挥免疫作用；肥大细胞可释放组胺等生物活性介质介导I型超敏反应；T淋巴细胞可释放IL-2、IL-4、IL-5和IFN-γ等细胞因子，促进和增强免疫应答；嗜酸性粒细胞、巨噬细胞可参与固有免疫应答等。

【破题思路】本题考查知识点各类免疫细胞的功能。

31. 决定免疫球蛋白类别的是哪项
A. 铰链区
B. 轻链恒定区
C. 重链恒定区
D. 轻链可变区
E. 重链可变区

【答案】C

【解析】同一种属的所有个体的Ig重链恒定区所含抗原表位不同，据此可将重链分为γ、α、μ、δ、ε链五种，与此对应的Ig分为五类，即IgG、IgA、IgM、IgD和IgE。同一类Ig，因其重链C区的某些差异，又可分为若干亚类。

【破题思路】本题考查知识点免疫球蛋白的分类。

32. 参与黏膜免疫的免疫球蛋白是
A. IgM
B. IgE
C. IgG
D. IgA
E. IgD

【答案】D

【解析】IgA分两型：血清型IgA和分泌型IgA。血清型IgA为单体，主要存在于血清中；分泌型IgA(SIgA)为二聚体，主要存在于胃肠道和支气管分泌液、初乳、唾液和泪液中，参与黏膜局部免疫，通过与相应病原微生物结合，阻止病原体黏附到细胞表面，发挥局部抗感染重要作用，是机体抗感染的"边防军"。

【破题思路】本题考查知识点各类免疫球蛋白的特性和功能。

33. 免疫系统的三大功能是
A. 免疫防御、免疫应答、免疫记忆
B. 免疫应答、免疫记忆、免疫监视
C. 免疫防御、免疫记忆、免疫监视
D. 免疫防御、免疫自身稳定、免疫监视
E. 免疫应答、免疫自身稳定、免疫监视

【答案】D
【解析】免疫系统的主要功能可以概括为：免疫防御、免疫自稳和免疫监视。

【破题思路】本题考查知识点免疫系统的功能。

34. 抗原性是指抗原
A. 刺激机体发生免疫答的性能
B. 与相应抗体特异性结合，发生免疫反应的性能
C. 刺激机体产生抗体的性能
D. 与相应免疫应答产物特异性结合，发生免疫反应的性能
E. 与致敏淋巴细胞特异性结合，发生免疫反应的性能

【答案】D
【解析】抗原性又称免疫反应性即抗原与其所诱导产生的抗体或致敏淋巴细胞特异性结合的能力。

【破题思路】本题考查知识点抗原的重要性能。

35. 完全抗原
A. 只有免疫原性，无抗原性
B. 只有抗原性，无免疫原性
C. 既无免疫原性，又无抗原性
D. 既有免疫原性，又有抗原性
E. 不能激发细胞免疫应答

【答案】D
【解析】同时具有免疫原性和抗原性的物质称免疫原，又称完全抗原，即通常所称的抗原。半抗原是指仅具备抗原性而无免疫原性的简单小分子抗原。半抗原单独无免疫原性，与蛋白载体结合形成半抗原载体复合物即可获得免疫原性。

【破题思路】本题考查知识点完全抗原与半抗原的区别。

36. 动物新生期切除胸腺的后果是
A. 细胞免疫功能缺陷，体液免疫功能正常
B. 细胞免疫功能正常，体液免疫功能缺陷
C. 细胞和体液免疫功能均不受影响
D. 细胞免疫功能缺陷，体液免疫功能受损
E. 机体造血和免疫功能均有损害

【答案】D
【解析】胸腺是T淋巴细胞成熟的场所，动物新生期切除胸腺会导致T淋巴细胞不能成熟从而使细胞免疫功能缺陷，TD-Ag诱导的体液免疫应答需要CD T4细胞的辅助，因此T细胞缺乏会导致体液免疫功能受损。

【破题思路】本题考查知识点免疫器官的功能及T淋巴细胞的功能。

37. 具有亲细胞作用的抗体是
A. IgM
B. IgD
C. IgE
D. IgG
E. IgA

【答案】C
【解析】IgE为亲细胞抗体，其C_H2和C_H3结构域可与肥大细胞和嗜碱性粒细胞上FcεRI结合，当结合再次进入机体的抗原后可引发Ⅰ型超敏反应。

【破题思路】本题考查知识点免疫球蛋白的特性和功能。

38. 免疫球蛋白分类的主要依据是
A. L 链　　　　　　　　　B. H 链　　　　　　　　　C. 二硫键数目
D. 单体数　　　　　　　　E. 分子量大小
【答案】B
【解析】根据重链（H 链）恒定区的氨基酸组成和排列顺序，免疫球蛋白可分为五类或五个同种型，即 IgM、IgD、IgG、IgA 和 IgE。

【破题思路】本题考查知识点免疫球蛋白的结构与分类。

39. 补体系统在激活后可以
A. 诱导免疫耐受　　　　　B. 抑制变态反应　　　　　C. 结合细胞毒性 T 细胞
D. 启动抗体的类别转换　　E. 裂解细菌
【答案】E
【解析】补体系统在激活后可在细菌表面形成膜攻击复合物，导致细菌裂解。

【破题思路】本题考查知识点补体的生物学功能。

40. 单核 - 巨噬细胞产生的主要细胞因子是
A. IL-1　　　　　　　　　B. IL-2　　　　　　　　　C. IL-4
D. IL-5　　　　　　　　　E. IL-10
【答案】A

41. 诱导免疫耐受形成的最佳时期是
A. 成年期　　　　　　　　B. 幼年期　　　　　　　　C. 老年期
D. 胚胎期　　　　　　　　E. 青年期
【答案】D
【解析】因为胚胎期免疫系统尚未发育成熟，所以诱导免疫耐受形成的最佳时期是胚胎期，幼年期易形成耐受，青年期、成年期不易形成耐受，要达到耐受，抗原的剂量需提高 30 倍以上。

【破题思路】本题考查知识点免疫耐受的形成与建立。

42. 参与Ⅱ型超敏反应的免疫球蛋白是
A. IgM/IgD　　　　　　　B. IgM/IgG　　　　　　　C. IgA/IgE
D. IgM/IgA　　　　　　　E. IgE/IgD
【答案】B
【解析】Ⅱ型超敏反应是由 IgG/IgM 抗体与靶细胞表面相应抗原结合后，在补体、吞噬细胞和 NK 细胞参与下，引起的以细胞溶解和组织损伤为主的病理性免疫反应。

【破题思路】本题考查知识点Ⅱ型超敏反应的发生机制。

43. 在Ⅰ型超敏反应中具有重要负反馈调节作用的细胞是
A. 嗜中性粒细胞　　　　　B. 嗜碱性粒细胞　　　　　C. 嗜酸性粒细胞
D. 单核吞噬细胞　　　　　E. 肥大细胞
【答案】C
【解析】Ⅰ型超敏反应的发生机制，变应原刺激 B 细胞产生的特异性 IgE 抗体。该 IgE 抗体以其 Fc 段与肥大细胞或嗜碱性粒细胞表面相应的 FcεR Ⅰ结合，而使机体处于致敏状态。相同的变应原再次进入机体后，与致敏细胞表面的 2 个或 2 个以上相邻 IgE 交联，使肥大细胞脱颗粒、生物学活性介质释放，引起超敏反应性疾病发生。Ⅰ型超敏反应发生时嗜酸性粒细胞也会增多，是对嗜碱性粒细胞的负反馈调节作用。

【破题思路】本题考查知识点Ⅰ型超敏反应的发生机制。

44. 属于Ⅲ型超敏反应性疾病的是
   A. 过敏性鼻炎　　　　　　　B. 新生儿溶血病　　　　　　　C. 类风湿性关节炎
   D. 接触性皮炎　　　　　　　E. 支气管哮喘
【答案】C
【解析】过敏性鼻炎、支气管哮喘属于Ⅰ型超敏反应性疾病，新生儿溶血病属于Ⅱ型超敏反应性疾病，接触性皮炎属于Ⅳ型超敏反应性疾病。Ⅲ型超敏反应性疾病有局部免疫复合物病、血清病、链球菌感染后肾小球肾炎、类风湿性关节炎、系统性红斑狼疮等。

【破题思路】本题考查知识点超敏反应性疾病的分类。

45. 下列关于Ⅱ型超敏反应的叙述，正确的是
   A. 由 IgG 或 IgM 介导　　　B. 属于迟发型超敏反应　　　　C. 与 NK 细胞无关
   D. 与吞噬细胞无关　　　　　E. 不破坏细胞
【答案】A
【解析】Ⅱ型超敏反应是由 IgG 或 IgM 抗体与靶细胞表面相应抗原结合后，在补体、吞噬细胞和 NK 细胞参与作用下，引起的以细胞溶解和组织损伤为主的病理性免疫反应。

【破题思路】本题考查知识点Ⅱ型超敏反应的发生机制。

46. 关于 NK 细胞正确的叙述是
   A. 表达特异性抗原识别受体　　B. 具有 MHC 的限制性　　　　C. 具有 ADCC 效应
   D. 分泌与 T_H2 相同的细胞因子　E. 具有抗体产生作用
【答案】C
【解析】NK 细胞不表达特异性抗原识别受体，而是通过表面活化受体和抑制性受体对"自身"与"非己"进行识别，并直接杀伤某些肿瘤和病毒感染的靶细胞。NK 细胞也可通过 ADCC 作用杀伤肿瘤和病毒感染的靶细胞。T_H2 细胞分泌 IL-4、IL-5、IL-10 及 IL-13 等细胞因子，而 NK 细胞分泌 IFN-γ 与 IFN-α。

47. 甲胎蛋白是
   A. 自身抗原　　　　　　　　B. 异种抗原　　　　　　　　　C. 异嗜性抗原
   D. 肿瘤相关抗原　　　　　　E. 肿瘤特异性抗原
【答案】D
【解析】自身抗原是指在感染、外伤、服用某些药物等影响下，使隔离的自身组织抗原释放，或自身组织细胞发生改变和修饰，诱发机体免疫系统对其发生免疫应答，从而获得了抗原性的自身组织抗原，如：如晶状体蛋白、精子、甲状腺球蛋白等。异嗜性抗原是存在于不同种系生物间的共同抗原。肿瘤特异性抗原是只存在于某一种或几种肿瘤细胞而不存在于正常细胞的新抗原。肿瘤相关抗原是肿瘤细胞和正常细胞组织均可表达的抗原，只是其含量在细胞癌变时明显增高的抗原，如甲胎蛋白、癌胚抗原。

【破题思路】本题考查知识点抗原的分类及概念。

（48～51题共用备选答案）
   A. 抗原决定簇　　　　　　　B. 胸腺依赖性抗原　　　　　　C. 胸腺非依赖性抗原
   D. 完全抗原　　　　　　　　E. 共同抗原

48. 既有免疫原性又有抗原性的物质是
【答案】D
【解析】完全抗原又称免疫原，是指同时具有免疫原性和抗原性的物质。

49. 可引起交叉反应的抗原是
【答案】E
【解析】在两种不同的抗原之间可以存在相同或相似的抗原表位，称为共同抗原表位。抗体或致敏淋巴细胞对具有相同或相似表位的不同抗原的反应称为交叉反应。

50. 决定抗原特异性的是
【答案】A

【解析】抗原的特异性是由抗原的一些特殊化学基团即抗原决定簇所决定的。

51. 直接刺激 B 细胞产生抗体的是

【答案】C

【解析】胸腺非依赖性抗原刺激机体产生抗体时无须 T 细胞的辅助，又称 T 细胞非依赖性抗原。少数 Ag 属于此类，如细菌脂多糖、聚合鞭毛蛋白等。

【破题思路】本题考查知识点抗原的类型。

（52～54题共用备选答案）

A. CD3　　　　　　　B. CD19　　　　　　　C. KIR
D. MHC-Ⅱ　　　　　E. IL-2

52. T 细胞的表面分子为
53. 树突状细胞的表面分子为
54. NK 细胞的表面分子

【答案】A、D、C

【解析】T 细胞的表面分子主要有 CD3、CD4、CD8，CD3 是重要的抗原信号传导分子，也是所有 T 细胞的表面标志。树突状细胞是一种专职的抗原递呈细胞，其细胞表面表达 MHC-Ⅱ分子。NK 细胞表面分子有 CD16、CD56 和 KIR。

【破题思路】本题考查知识点免疫细胞的表面标志。

第四单元　医学微生物学

1. 属于真核细胞型微生物的是
A. 铜绿假单胞菌　　　　　　　B. 衣原体　　　　　　　　　　C. 白假丝酵母菌
D. 立克次体　　　　　　　　　E. 肺炎支原体
【答案】C
【解析】白假丝酵母菌是真核细胞性微生物，是酵母菌的一种，属于真菌类。铜绿假单胞菌为革兰染色阴性杆菌，属于细菌类。而衣原体、立克次体、肺炎支原体与细菌一样均属于原核细胞微生物。

【破题思路】本题考查知识点真核细胞性微生物。

2. Dane 颗粒是
A. 丁型肝炎病毒　　　　　　　B. 乙型肝炎病毒　　　　　　　C. 甲型肝炎病毒
D. 戊型肝炎病毒　　　　　　　E. 丙型肝炎病毒
【答案】B
【解析】Dane 颗粒为具有双层外壳的完整乙型肝炎（HBV）病毒颗粒，HBV 含有环状双链 DNA（dsDNA），属于嗜肝 DNA 病毒科正嗜肝病毒属。

【破题思路】本题考查知识点肝炎病毒的类型。

3. 关于霍乱弧菌的生物学性状，错误的描述是
A. 增菌培养基通常为碱性蛋白胨水　　　　　B. 有菌毛和单鞭毛
C. 悬滴观察呈"穿梭"样运动　　　　　　　　D. EI-Tot 生物型可形成芽孢
E. 革兰染色为阴性
【答案】D
【解析】霍乱弧菌不能形成芽孢，具有菌毛和单鞭毛，运动快而活泼，革兰染色为阴性。增菌培养需用碱性蛋白胨水。

【破题思路】本题考查知识点霍乱弧菌的生物学性状。

4. HIV 与感染细胞膜上 CD4 分子结合的病毒刺突是
A. gp120　　　　　　　　　　B. gp41　　　　　　　　　　　C. P24
D. P17　　　　　　　　　　　E. gp160
【答案】A
【解析】人类免疫缺陷病毒（HIV）编码的病毒蛋白有：由 env 基因编码的包膜糖蛋白前体即 gp160 前体蛋白，然后再裂解为跨膜糖蛋白 gp41 和包膜表面刺突糖蛋白 gp120，其中 gp120 与感染宿主细胞膜上病毒受体（CD）4 分子结合，使病毒进入细胞内。p24 为病毒衣壳蛋白，P17 为基质蛋白，两者均由 gag 基因编码。

【破题思路】本题考查知识点人类免疫缺陷病毒的结构特点。

5. 白念珠菌（白假丝酵母菌）常引起的疾病是
A. 癣病　　　　　　　　　　　B. 皮下组织感染　　　　　　　C. 皮肤、黏膜及内脏感染
D. 毒血症　　　　　　　　　　E. 真菌中毒症
【答案】C
【解析】白念珠菌为机会性致病菌，当机体免疫受损或滥用广谱抗生素时可引起白念珠菌性皮肤、黏膜感染如鹅口疮等，内脏及中枢神经系统感染如白念珠菌、肺炎、肠炎、肾炎、脑膜炎及脑膜脑炎等。引起癣病的真菌是皮肤癣菌等浅部真菌。引起皮下组织感染的真菌为经皮肤创伤侵入皮下的双相真菌等。真菌感染一般不引起毒血症或真菌中毒症。

【破题思路】本题考查知识点真菌性疾病。

6. 不能被噬菌体感染的微生物是
A. 念珠菌　　　　　　　　B. 螺旋体　　　　　　　　C. 病毒
D. 支原体　　　　　　　　E. 隐球菌

【答案】C

【解析】噬菌体为寄生于细菌的病毒，除细菌有多种噬菌体外，已发现真菌（念珠菌、隐球菌等）、螺旋体和支原体等，均可被相应的噬菌体感染。病毒为非细胞型微生物，结构简单，不具备被噬菌体感染所需要的细胞结构。

【破题思路】本题考查知识点噬菌体的概念及特点。

7. 不能通过垂直传播的病原体为
A. 艾滋病病毒（HIV）　　　B. 乙型肝炎病毒（HBV）　　C. 梅毒螺旋体
D. 流行性乙型脑炎病毒　　　E. 风疹病毒

【答案】D

【解析】垂直传播为经母体的胎盘或围生期经产道等将病原体传染给胎儿或新生儿，称为先天性感染。能通过垂直传播的病原体有艾滋病病毒、乙型肝炎病毒、风疹病毒以及梅毒螺旋体等。流行性乙型脑炎病毒属于黄病毒属病毒，为只能经蚊子叮咬传播的虫媒传播（属于水平传播）病毒。

【破题思路】本题考查知识点病毒的传播方式。

8. 不属于原核细胞型的微生物是
A. 螺旋体　　　　　　　　B. 放线菌　　　　　　　　C. 衣原体
D. 真菌　　　　　　　　　E. 立克次体

【答案】D

【解析】A、B、C、E属于原核细胞型微生物，均为仅有含DNA和RNA的核质（或称拟核），无核膜与核仁，细胞器亦不完善，仅有核糖体（亦称核蛋白体）。真菌属于真核细胞型微生物，具有完整的细胞核、核膜及核仁，且细胞器完整。

【破题思路】本题考查知识点微生物的类型。

9. 抵抗力最强的细胞特殊结构是
A. 鞭毛　　　　　　　　　B. 荚膜　　　　　　　　　C. 芽孢
D. 普通菌毛　　　　　　　E. 性菌毛

【答案】C

【解析】芽孢是某些细菌在恶劣的外界环境中，所形成的休眠状态的特殊结构。由芽孢壁包裹细菌的基本结构成分，其中芽孢壳为类角蛋白层，厚而致密，抵抗力极强，使细菌芽孢能长期耐受干燥环境，并可耐受湿热100℃ 2h以上。因此，杀灭芽孢作为灭菌的标志。细菌荚膜为某些细菌细胞壁外的黏液层，具有一定的抗干燥功能，但荚膜菌与一般细菌对热均十分敏感。

【破题思路】本题考查知识点细菌的特殊结构。

10. 肺炎链球菌可引起
A. 支气管肺炎　　　　　　B. 肺脓肿　　　　　　　　C. 大叶性肺炎（即典型肺炎）
D. 支气管哮喘　　　　　　E. 胸膜炎

【答案】C

【解析】肺炎链球菌一般不引起支气管肺炎和其他呼吸系统疾病。主要引起大叶性肺炎、脑膜炎及支气管炎。

【破题思路】本题考查知识点肺炎链球菌的致病性。

11. 乙型脑炎病毒的传播媒介是
A. 螨　　　　　　　　　　B. 蚤　　　　　　　　　　C. 蚊
D. 蛾　　　　　　　　　　E. 蜱
【答案】C
【解析】虫媒传播的疾病多为人畜共患疾病或自然疫源性疾病。例如：蚊子可传播乙型脑炎（病毒）、登革热（病毒）、黄热病（病毒）等，虱可传播流行性斑疹伤寒（立克次体）等，蚤可传播鼠疫（耶尔森菌）、地方性斑疹伤寒（立克次体）等，螨可传播恙虫病（立克次体）等，蜱可传播森林脑炎（病毒）等。

【破题思路】本题考查知识点乙型脑炎病毒的传播途径。

12. 引起菌群失调症的原因是
A. 大量使用生态制剂　　　B. 正常菌群的组成和数量明显改变　　　C. 正常菌群的耐药性明显改变
D. 正常菌群的增殖方式明显改变　　E. 正常菌群的遗传特性明显改变
【答案】B
【解析】当长期滥用广谱抗生素或正常菌群的寄生部位发生改变时，出现正常菌群的组成和数量明显改变即微生态平衡失调状态而致病，称为菌群失调症。使用生态制剂是指服用双歧杆菌、乳杆菌等益生菌，不会导致菌群失调症。

【破题思路】本题考查知识点菌群失调的概念及诱因。

13. 有关干扰素的叙述错误的是
A. 干扰素有广谱抗病毒作用　　　　　　B. 干扰素的抗病毒作用具有相对的种属特异性
C. 干扰素对正常细胞几乎无作用　　　　D. 干扰素有抗肿瘤细胞分裂作用
E. 使用干扰素无副作用
【答案】E
【解析】干扰素是属于非特异性免疫。干扰素具有广谱抗病毒、抗肿瘤细胞分裂及免疫调节作用，其抗病毒作用具有相对的种属特异性，且对正常细胞几乎无作用。使用干扰素的患者可出现多种副作用，如类感冒样反应、胃肠道反应、骨髓抑制现象、精神神经症状、肝功能异常及过敏反应等。

【破题思路】本题考查知识点干扰素的概念及作用特点。

14. 与细菌运动有关的结构是
A. 荚膜　　　　　　　　　B. 菌毛　　　　　　　　　C. 性菌毛
D. 鞭毛　　　　　　　　　E. 轴丝
【答案】D
【解析】鞭毛是有鞭毛菌的菌体表面由蛋白质构成的细而长的运动器官，分为单鞭毛、双鞭毛、丛鞭毛和周鞭毛，均与细菌能运动有关。菌毛和性菌毛也位于菌体表面，但较短，无运动功能。荚膜是某些有荚膜菌胞壁外的黏液层，亦无运动功能。

【破题思路】本题考查知识点细菌的特殊结构。

15. 27岁男性患者，因发热可疑伤寒于3日前入院。入院时血液细菌培养阴性，肥达反应 TO 1∶80，TH 1∶80。为确诊应进一步检验的最佳方案是
A. 骨髓细菌培养及再次肥达反应　　B. 荧光抗体检测粪便中沙门菌　　　C. 协同凝集反应检测尿中沙门菌
D. 检验血清中 Vi 抗体　　　　　　E. 进行粪便沙门菌培养
【答案】A
【解析】本题为应用题，考核肥达反应的诊断价值和以病原学诊断伤寒时，不同标本的取材时机，正确答案为"A"。肥达反应系应用已知伤寒沙门菌的菌体（O）抗原和鞭毛（H）抗原，与患者血清中相应抗体进行半定量凝集试验。在一般地区人群中，O凝集滴度（TO）多1∶80，H凝集滴度（TH）多1∶160有诊断意义。伤寒发病2周后，血清滴度明显增高，如在发病后期或恢复期TO和TH滴度较发病初期达4倍增高者亦有诊

断意义。伤寒于发病1～3周时取骨髓液标本或发病1周内取血清标本，进行伤寒沙门菌培养的检出率高。于发病2周后进行粪便及尿液的伤寒沙门菌培养，检出率较高。检验血清Vi抗体，是对伤寒慢性带菌者的辅助诊断手段。因此，本例处于发病初期的可疑伤寒患者，首次肥达反应滴度不高，宜复查肥达反应，观察是否有滴度增高，尤其是否有4倍增高，同时，应进行骨髓液或血液细菌培养，以便确诊。容易错选B。

【破题思路】本题考查知识点伤寒病的诊断方法及肥达反应的诊断指标。

16. 大肠埃希菌O157：H7引起的腹泻特点是
A. 脓性便 B. 血样便 C. 米泔水样便
D. 蛋花样便 E. 黏液便
【答案】B
【解析】肠出血性大肠埃希氏菌（EHEC）O157：H7血清型引起以反复出血性腹泻和严重腹痛为特征的出血性结肠炎，表现为大量血样便腹泻。在5岁以下的患儿中，易并发溶血性尿毒综合征（HUS），表现为溶血性贫血，继而发展为急性肾衰竭。容易混淆的米泔水样便是霍乱的腹泻特点。

【破题思路】本题考查知识点大肠埃希菌的致病性。

17. 与EB病毒感染无关的疾病是
A. 鼻咽癌 B. 淋巴组织增生性疾病 C. 宫颈癌
D. 非洲儿童恶性淋巴瘤 E. 传染性单核细胞增多症
【答案】C
【解析】HPV感染是宫颈癌高危因素。与EBV感染有关的疾病主要有4种：①传染性单核细胞增多症；②非洲儿童恶性淋巴瘤即Burkitt淋巴瘤；③鼻咽癌；④淋巴增生性疾病，如AIDS患者极易机会性感染EBV，导致弥漫性多克隆淋巴瘤等并可致死。

【破题思路】本题考查知识点EB病毒的致病性。

18. 引起尖锐湿疣的病原体是
A. 人类免疫缺陷病毒 B. 人乳头瘤病毒 C. EB病毒
D. 水痘带状疱疹病毒 E. 巨细胞病毒
【答案】B
【解析】人乳头瘤病毒（HPV）属于乳多空病毒科乳头瘤病毒属，为双股DNA病毒，特异性感染人体的不同部位皮肤和黏膜上皮细胞，仅停留于皮肤和黏膜中。HPV感染可引发皮肤疣、外生殖器尖锐湿疣等，并与宫颈癌的发生密切相关。

【破题思路】本题考查知识点HPV的致病性。

19. 衣原体在细胞内的繁殖型是
A. 始体 B. 原体 C. 内氏小体
D. 革兰阳性圆形体 E. 革兰阴性圆形体
【答案】A
【解析】衣原体是一类严格真核细胞内寄生，具有独特发育周期，并能通过细菌滤器的原核细胞型微生物。原体是发育成熟的支原体，具有高度的传染性，但无繁殖能力；始体（网状体）是由原体在细胞内空泡中发育而成，无感染性，有繁殖能力，为繁殖体形式。

【破题思路】本题考查知识点衣原体的生物学性状。

20. G^+ 细菌不具备的成分是
A. 肽聚糖 B. 脂多糖 C. 磷壁酸
D. N-乙酰胞壁酸 E. N-乙酰葡糖胺
【答案】B

【解析】G⁺因不具有细胞膜，细胞膜的主要成分为脂多糖，故G⁺不具备脂多糖。

【破题思路】本题考查知识点细菌细胞壁的结构。

21. 关于噬菌体生物活性叙述错误的是
    A. 能通过细菌滤器　　　　　B. 不具有抗原性　　　　　C. 主要成分是核酸和蛋白质
    D. 形态多呈蝌蚪状　　　　　E. 具有严格的宿主特异性

【答案】B

【解析】噬菌体是感染细菌、真菌、螺旋体和支原体等微生物的病毒，无细胞结构，噬菌体有蝌蚪形、微球形和细杆状3种形态。噬菌体具有病毒的生物学性状，只含有一种核酸，只能在活的细胞内以复制方式进行增殖，能通过滤菌器，有严格的宿主特异性。噬菌体的化学组成主要是蛋白质和核酸，核酸是噬菌体的遗传物质，蛋白质构成噬菌体的头部衣壳和尾部，起着保护核酸的作用，并决定噬菌体外形和表面特征。具有抗原性和抵抗力的特点。

【破题思路】本题考查知识点噬菌体的生物学性状。

22. 患者，女，因咳嗽发热就诊。拍胸片发现右肺有片状阴影，结核菌素试验红肿直径大于2.0 cm，试问该患者可能是
    A. 机体对结核无免疫能力　　　B. 结核病恢复期　　　　　C. 结核病活动期
    D. 注射过卡介苗　　　　　　　E. 结核病早期

【答案】C

【解析】结核菌素试验（PPD试验）于前壁皮内注射，48～72h后观察结果。① PPD试验阴性，红肿硬结节＜5mm，表示机体未感染结核分枝杆菌、未接种卡介苗、原发感染早期、免疫功能低下；② PPD试验阳性，红肿硬结节＞5mm，表示机体已感染过结核分枝杆菌、卡介苗接种成功；③ PPD试验强阳性，红肿硬结节≥5mm，表示有活动性肺结核病，尤其是婴儿。由该患者结核菌素试验红肿直径大于2.0 cm，可判断患者处于结核病活动期。

【破题思路】本题考查知识点结核菌素试验的判断及意义。

23. 患者有输血史，近日体检发现血液HCV-RNA（+）和抗HCV-IgM（+），最积极有效的处置方法是
    A. 卧床休息　　　　　　　　　B. 注射抗生素　　　　　　C. 注射丙种球蛋白
    D. 注射干扰素　　　　　　　　E. 接种疫苗

【答案】D

【解析】应用干扰素，能阻断病毒的感染，限制病毒的扩散；丙种球蛋白可增强机体抵抗力，补充抗体和免疫调节，从而提高机体对多种细菌、病毒的抵抗力；HCV-RNA（+）和抗HCV-LgM（+），说明患者已经感染了丙肝病毒，故选用干扰素最有效。抗生素对病毒无效。

【破题思路】本题考查知识点HCV感染的诊断及丙肝的治疗。

24. 患者，男。手术时曾输血800mL，1个月后出现恶心、呕吐、黄疸等症状，怀疑为输血后肝炎，进行实验室确诊首先应检查的是
    A. 抗-HAV　　　　　　　　　B. 抗-HCV　　　　　　　C. 抗-HDV
    D. 抗-HEV　　　　　　　　　E. 抗-CMV

【答案】B

【解析】HCV病毒主要经过输血、器官移植、血液透析、血液制品、污染注射器等传播。肝患者有输血史，故可判断HCV病毒感染。

【破题思路】本题考查知识点肝炎病毒的感染途径。

25. 一新生儿暴发脓毒血症，脓汁标本经涂片革兰染色镜检发现葡萄球菌。确定该菌是否有致病力，应检查哪一种酶

A. 血浆凝固酶 B. 触酶 C. DNA 酶
D. 尿素酶 E. 卵磷脂酶

【答案】A

【解析】葡萄球菌通过产生各种酶和毒素而发挥作用。血浆凝固酶是鉴定致病性葡萄球菌的重要指标。

【破题思路】本题考查知识点葡萄球菌的致病性。

26. 患者，女，70岁。因尿路感染于10天前开始服用氨苄青霉素，现出现腹泻，取便标本，培养出大量革兰阳性葡萄球菌。试问腹泻的发生机制是

A. 菌群失调 B. 肠毒素使腺苷环化酶活性增加 C. 细菌侵袭肠黏膜所致
D. 内毒素作用于肠黏膜 E. 肠蠕动加快

【答案】A

【解析】菌群失调是指机体的某部位正常菌群中各种菌间的比例发生较大幅度变化超出正常范围的状态，由此产生的病症。临床上长期大量应用广谱抗生素后，可引起菌群失调。从该患者的服药史及症状可判断发生了菌群失调。

【破题思路】本题考查知识点菌群失调症及其诱因。

27. 患者，男，24岁。有不洁性交史，近2日尿急、尿频、排尿刺痛来院就诊。查体尿道有白色脓性分泌物。分泌物涂片染色，镜下见到 G⁻ 成双排列的球菌，该患者感染可能是由下列哪种细菌引起

A. 肺炎链球菌 B. 淋病奈瑟球菌 C. 葡萄球菌
D. 链球菌 E. 脑膜炎奈瑟菌

【答案】B

【解析】淋病奈瑟球菌为 G⁻ 球菌，常成双排列，人是唯一的宿主，为化脓菌，引起化脓性炎。根据患者患不洁性交史、尿道脓性分泌物、分泌物涂片等，可诊断患者为淋球菌感染。

【破题思路】本题考查知识点淋病奈瑟球菌的生物学性状及致病性。

28. 从东南亚入境一男子，3天前因突然剧烈呕吐、腹泻而入院。腹泻物呈米泔水样，便检发现穿梭状运动的细菌，请问致病菌可能是

A. 副溶血弧菌 B. 肠炎杆菌 C. 鼠伤寒沙门菌
D. 产气荚膜梭菌 E. 霍乱弧菌

【答案】E

【解析】霍乱弧菌为逗点状或弧形 G⁻ 菌，有菌毛和单鞭毛，运动活泼，适合在碱性培养基中生长，其致病物质为菌毛、鞭毛、霍乱肠毒素，霍乱肠毒素作用于腺苷酸环化酶，使细胞内 cAMP 浓度增高，肠黏膜细胞分泌增多，致水样便。常引起剧烈腹泻（米泔水样腹泻物）、呕吐、严重脱水、电解质紊乱等。

【破题思路】本题考查知识点霍乱弧菌的生物学性状及致病性。

29. 48岁建筑工人，因牙关紧闭、四肢痉挛入院。8天前，右脚被铁钉扎伤，伤口深，但几日后自愈。5日后，右腿有些麻木和疼痛，咀嚼不便，吞咽困难，最后全身抽搐，四肢痉挛，入院诊断为破伤风。请问下述哪项是最佳治疗原则

A. 注射青霉素 B. 注射破伤风抗毒素和青霉素
C. 注射破伤风抗毒素和百白破疫苗 D. 注射破伤风抗毒素
E. 注射百白破疫苗和青霉素

【答案】B

【解析】对破伤风患者正确的处理措施是：局部或全身应用抗生素（如青霉素）防止伤口局部细菌的生长繁殖；同时注射破伤风抗毒素中和游离的破伤风外毒素，对患者进行紧急预防和对症治疗。

【破题思路】本题考查知识点破伤风芽孢梭菌的致病性及破伤风的防治方法。

30. 某幼儿园小班发现一患白喉的小朋友，试问对同班小朋友应采取什么紧急预防措施
   A. 注射白喉类毒素　　　　　　B. 注射百白破三联疫苗　　　　　C. 注射白喉抗毒素
   D. 注射丙种球蛋白　　　　　　E. 注射抗生素
【答案】C
【解析】注射白喉类毒素是预防白喉的主要措施。应用白喉类毒素或百白破（DPT）三联疫苗进行主动免疫预防。对白喉密切接触者给予肌内注射薄白喉抗毒素进行紧急预防，同时注射白喉类毒素以延长免疫力。对白喉患者的治疗采取尽早、足量注射白喉抗毒素血清以直接中和体内的毒素，并配合选用敏感抗生素和青霉素、红霉素等进行抗菌治疗。

【破题思路】本题考查知识点白喉的紧急预防措施。

31. 20岁男性患者，咳嗽数周。1个月前开始感到疲劳，食欲减少，发热2周后咳痰中带血丝，体重减轻。体温38℃，非急性面容，右上肺有啰音，WBC11×10⁹/L，多形核63%，临床怀疑患肺结核，取痰做下列处置，哪项是错误的
   A. 做结核菌素试验　　　　　　B. 痰浓缩集菌涂片进行抗酸染色　　　　　C. PCR查结核分枝杆菌核酸
   D. 痰结核分枝杆菌培养　　　　E. 痰培养物接种豚鼠进行动物实验
【答案】A
【解析】结核菌素试验（OT试验）原理是测定机体对结核分枝杆菌的迟发性超敏反应，以此判断机体有无抗结核免疫力，结核菌素试验可用于：①诊断婴幼儿的结核病；②测定接种卡介苗后的免疫效果；③在未接种卡介苗人群中进行结核分枝杆菌感染的流行病学调查；④用于测定肿瘤患者的传播免疫功能。该患者已经感染结核分枝杆菌引起临床症状，故作结核菌素试验无实际意义。

【破题思路】本题考查知识点结核病的临床症状及病原学检测方法。

32. 某患者，突然出现高热、乏力，伴有腓肠肌疼痛，眼结膜出血以及淋巴结肿大，临床诊断是钩体病。该病原体的主要传染源和储存宿主是
   A. 鼠和犬　　　　　　　　　　B. 猪和犬　　　　　　　　　　　C. 鼠和猪
   D. 牛和马　　　　　　　　　　E. 羊和牛
【答案】C
【解析】钩端螺旋体所致的钩体病为人畜共患病，鼠类和猪为主要的传染源和储存宿主。

【破题思路】本题考查知识点钩端螺旋体的传播途径。

33. 艾滋病女患者，出现严重的肺炎，痰涂片发现有孢子存在，试问最有可能的病原体是
   A. 曲霉菌　　　　　　　　　　B. 新生隐球菌　　　　　　　　　C. 毛霉菌
   D. 卡氏肺孢子菌　　　　　　　E. 小孢子癣菌
【答案】D
【解析】艾滋病导致患者抵抗力下降，易引起卡氏肺孢子菌的感染，也可引起卡波济瘤的发生。

【破题思路】本题考查知识点艾滋病的常见并发感染菌。

34. 患儿，女，2岁。突然因高热、上呼吸道卡他症状，继而出现全身红色皮疹而入院。印象诊断是麻疹。试问对接触过的幼儿应注射
   A. 麻疹疫苗　　　　　　　　　B. 丙种球蛋白　　　　　　　　　C. 干扰素
   D. 青霉素　　　　　　　　　　E. 类毒素
【答案】B
【解析】预防麻疹的主要措施是隔离患者，其次为保护易感人群：进行人工主动免疫，提高儿童免疫力，主要使用麻疹减毒活疫苗进行免疫接种。对于麻疹患者有密切接触的，但又未注射过疫苗的易感儿童，可在接触5天后肌注丙种球蛋白。

【破题思路】本题考查知识点紧急预防病原体感染的方法。

35. 成年男性患者，被确诊为HIV感染者，在对其已妊娠3个月的妻子进行说明的过程中不正确的是
A. 此病可经性交传播　　　　B. 应该立即中止妊娠　　　　C. 此病具有较长潜伏期
D. 应配合患者积极治疗　　　E. 避免与患者共用餐具
【答案】E
【解析】HIV主要经性传播、血液传播、垂直传播，不经粪口途径传播，故可以与患者共用餐具。其余选项都需向患者家属交代。

【破题思路】本题考查知识点HIV的传播途径及致病性。

36. 某HIV感染者，近日出现继发感染、衰竭、免疫缺陷等AIDS症状，入院治疗。目前认为最有效的治疗方案是
A. 蛋白酶抑制剂　　　　　　B. 核苷类逆转录酶抑制剂
C. 鸡尾酒疗法　　　　　　　D. 阿糖胞苷非核苷类逆转录酶抑制剂
E. 脱氧鸟苷单一用药疗法
【答案】C
【解析】艾滋病患者的治疗原则是鸡尾酒疗法（联合用药疗法），服用两种逆转录酶抑制剂与一种蛋白酶抑制剂。

【破题思路】本题考查知识点艾滋病的治疗措施。

37. 某成年男性患者，被确诊为HIV感染者，消瘦衰竭且经常发生肺感染，造成免疫低下机制的主要是
A. 神经胶质细胞减少　　　　B. 树突状细胞减少　　　　　C. 吞噬细胞被破坏
D. 中和抗体保护作用低　　　E. $CD4^+$ T细胞大量被破坏
【答案】E
【解析】HIV感染常引起$CD4^+$淋巴细胞大量被破坏，导致机体免疫力低下，引起感染和肿瘤的发生。

【破题思路】本题考查知识点HIV病毒的致病机制。

38. 一开放性外伤患者，急需注射破伤风抗毒素血清，皮试发现过敏，需采用的主要防治措施是
A. 色甘酸二钠阻止肥大细胞脱颗粒　　　B. 生物活性介质拮抗剂——苯海拉明
C. 肾上腺素　　　　　　　　　　　　　D. 脱敏疗法
E. 减敏疗法
【答案】D
【解析】该患者注射破伤风抗毒素引起过敏，应立即进行脱敏治疗。

【破题思路】本题考查知识点Ⅰ型超敏反应的预防措施及破伤风的防治。

39. 患者，男。有不洁性交史，2个月前出现生殖器皮肤无痛性溃疡，1个月后自然愈合，近日出现全身皮肤红疹，伴有淋巴结肿大。该患者可能患有
A. 猩红热　　　　　　B. 麻疹　　　　　　C. 性病淋巴肉芽肿
D. 风疹　　　　　　　E. 梅毒
【答案】E
【解析】梅毒是一种性传播疾病，由梅毒螺旋体引起，以硬下疳、梅毒疹、梅毒瘤为其主要特征，表现为反复发作的特点。

【破题思路】本题考查知识点梅毒螺旋体的致病性。

40. 一男性静脉吸毒者，10年前检查HBsAg（+），近日突发重症肝炎，并于10日内死亡。该患者可能是合并了哪种病毒感染
A. HAV　　　　　　　B. HCV　　　　　　C. HDV
D. HEV　　　　　　　E. CMV

【答案】C

【解析】HDV为缺陷病毒，必须有HBV的辅助才能传播疾病，二者可联合感染或重叠感染。重叠感染是在HBV慢性感染的基础上重叠感染HDV，一般会使病情加重。

【破题思路】本题考查知识点肝炎病毒的致病性。

41. 属于非细胞型微生物的是
A. 钩端螺旋体　　　　　　　B. 人类免疫缺陷病毒　　　　　　　C. 沙眼衣原体
D. 霍乱弧菌　　　　　　　　E. 白假丝酵母菌

【答案】B

【解析】微生物分为三大类：原核生物（包括细菌、支原体、衣原体、螺旋体、立克次体）、真核生物（念珠菌、隐球菌、酵母菌等）、非细胞型微生物（病毒）。

【破题思路】本题考查知识点微生物的类型。

42. 与内毒素有关的细菌结构是
A. 外膜蛋白　　　　　　　　B. 脂多糖　　　　　　　　　　　　C. 脂蛋白
D. 磷壁酸　　　　　　　　　E. 肽聚糖

【答案】B

【解析】内毒素是革兰阴性菌死亡裂解后所释放的产物，其成分是脂多糖，耐热，抗原性弱，经甲醛处理不形成类毒素，毒性作用较弱，对组织无选择性，常引起发热、休克等全身反应。

【破题思路】本题考查知识点细菌的致病物质。

43. 不是细菌合成代谢产物的是
A. 内毒素　　　　　　　　　B. 外毒素　　　　　　　　　　　　C. 类毒素
D. 色素　　　　　　　　　　E. 侵袭性酶类

【答案】C

【解析】类毒素是由细菌的外毒素经甲醛脱毒处理来的，毒性已经消失，但仍有抗原的作用。细菌可以合成产生：热原质、毒素、侵袭性酶、色素、抗生素、细菌素、维生素。

【破题思路】本题考查知识点细菌的代谢产物。

44. 下列哪项不属于细菌人工培养的实际应用范围
A. 感染性疾病病原学诊断　　B. 细菌的鉴定　　　　　　　　　　C. 基因工程中应用
D. 生物制品的制备　　　　　E. 传染病的治疗

【答案】E

【解析】细菌培养对疾病的诊断、预防、治疗、科研都具有重要作用，如：①感染性疾病的病原学诊断，指导临床用药；②细菌学研究，细菌生理、遗传变异、致病性、耐药性的等的研究；③生物制品的制备，可用于制备疫苗、类毒素、抗毒素、免疫血清、供诊断用的菌液。

【破题思路】本题考查知识点细菌的人工培养。

45. 在细菌生长过程中，细菌生长最快，生物学性状最典型的阶段是
A. 迟缓期　　　　　　　　　B. 对数期　　　　　　　　　　　　C. 减数期
D. 稳定期　　　　　　　　　E. 衰亡期

【答案】B

【解析】细菌的生长曲线包括迟缓期、对数期、稳定期和衰亡期。对数期的细菌繁殖最快，生物学性状典型，对外界环境敏感；稳定期的细菌形态常有改变，会产生芽孢、抗生素、外毒素等。

【破题思路】本题考查知识点细菌的生长规律。

46. 关于外毒素的叙述，哪一项是错误的
   A. 化学成分是蛋白质　　　　B. 毒性作用强，对组织有选择性　　　C. 受甲醛处理形成类毒素
   D. 毒性部分是类脂A　　　　E. 多由G⁺菌产生，不耐热
   【答案】D
   【解析】外毒素是由革兰阳性菌和少数革兰阴性菌在细菌生活状态下释放的蛋白质，不耐热，抗原性强，毒性作用强，具有选择性特异毒性作用，经甲醛处理脱毒成类毒素。

【破题思路】本题考查知识点细菌的毒素。

47. 对内毒素叙述错误的是
   A. G⁻菌裂解后释放出　　　　　　　　　B. 化学成分是脂多糖
   C. 不耐热，60℃ 30min 可被破坏　　　　D. 引起发烧、休克、DIC 等症状
   E. 甲醛处理不能形成类毒素
   【答案】C
   【解析】内毒素的特点：①为G⁻菌；②是由菌体死亡裂解释放；③主要成分为脂多糖；④毒性较弱，引起发热、休克等全身反应；⑤耐热，160℃，2~4h 才可被破坏；⑥抗原性弱，经甲醛处理不形成类毒素。

【破题思路】本题考查知识点细菌的毒素。

48. 噬菌体在分类上属于
   A. 细菌　　　　　　　　　　B. 病毒　　　　　　　　　　C. 原虫
   D. 支原体　　　　　　　　　E. 真菌
   【答案】B
   【解析】噬菌体是感染细菌、真菌、螺旋体、支原体等微生物的病毒，无细胞结构，主要由蛋白质构成的衣壳和包含于其中的核酸组成。

【破题思路】本题考查知识点噬菌体的概念。

49. 下述不是鼠疫耶尔森菌特点的是
   A. 两端浓染G⁻短杆菌　　　　B. 不能在人工培养基上生长　　　　C. 致病物质主要是鼠疫毒素
   D. 以鼠蚤为媒介由鼠传染给人　E. 临床类型分腺鼠疫、败血症鼠疫和肺鼠疫等
   【答案】B
   【解析】鼠疫耶尔森菌为革兰阴性菌，呈卵圆形、两端钝圆、两级浓染的短小杆菌，有荚膜，无鞭毛、无芽孢。其致病物质为鼠疫毒素、F1 抗原、V/W 抗原；啮齿类动物是鼠疫耶尔森菌的贮存宿主，鼠蚤为其主要传播媒介。临床可分为腺鼠疫、败血症鼠疫和肺鼠疫。可在人工培养基中培养。

【破题思路】本题考查知识点鼠疫耶尔森菌的生物学性状及致病性。

50. 白喉棒状杆菌具有
   A. 荚膜　　　　　　　　　　B. 芽孢　　　　　　　　　　C. 鞭毛
   D. 菌毛　　　　　　　　　　E. 异染颗粒
   【答案】E
   【解析】白喉杆菌无鞭毛、荚膜、芽孢，G⁺，应用亚甲蓝染色或奈瑟氏染色，可见深染色异染颗粒。

【破题思路】本题考查知识点白喉棒状杆菌的生物学性状。

51. 预防伤寒用
   A. 活菌苗　　　　　　　　　B. 灭活菌苗　　　　　　　　C. 类毒素
   D. 抗毒素　　　　　　　　　E. 转移因子
   【答案】B

【解析】目前国内应用伤寒三联菌苗预防，它是伤寒、副伤寒甲、副伤寒乙三种杆菌培养后经过加工的死菌苗。

【破题思路】本题考查知识点伤寒疫苗的类型。

52. 朊粒引起的主要疾病是
 A. 狂犬病　　　　　　　　B. 克雅病与库鲁病　　　　　　C. 艾滋病
 D. 莱姆病　　　　　　　　E. 恙虫病
【答案】B
【解析】朊粒是一种亚病毒，常引起一些潜伏期长，中枢神经系统致死性慢性退化性疾病，主要包括库鲁病、雅-克病、疯牛病、致死性家族性失眠症等。

【破题思路】本题考查知识点朊粒及其引起的疾病。

53. 关于干扰素的特性，哪项是错误的
 A. 具有抗肿瘤、免疫调节作用　　B. 具有种属特异性　　　　C. 具有直接杀灭病毒作用
 D. 具有广谱抗病毒作用　　　　　E. 属于非特异性免疫因素
【答案】C
【解析】干扰素不是直接作用于病毒，而是作用于邻近细胞的干扰素受体，诱导其产生抗病毒蛋白。

【破题思路】本题考查知识点干扰素的作用机制。

54. 干扰素抗病毒的作用机制是
 A. 干扰病毒的吸附　　　　　B. 干扰病毒的穿入　　　　　C. 直接干扰病毒 mRNA 的转录
 D. 诱导邻近细胞产生抗病毒蛋白　E. 干扰病毒的释放
【答案】D
【解析】干扰素（IFN）抗病毒的作用机制是诱导邻近宿主细胞产生抗病毒蛋白，可中和抗体，但不能直接灭活病毒。

【破题思路】本题考查知识点干扰素的作用机制。

55. 关于脊髓灰质炎减毒活疫苗，哪项是错误的
 A. 可刺激肠黏膜产生 SIgA　　B. 可刺激机体产生血清 IgM、IgG　　C. 秋冬季节服用效果最佳
 D. 避免各型疫苗间的干扰　　　E. 可在室温下长期保存
【答案】E
【解析】脊髓灰质炎减毒活疫苗。既可诱发血清中 IgM 和 IgG 抗体，预防麻痹型脊髓灰质炎的产生，肠道局部产生 SIgA，阻止野毒株在肠道的增殖和人群中的流行。脊髓灰质炎减毒活疫苗需在低温下冷藏储存。

【破题思路】本题考查知识点脊髓灰质炎减毒活疫苗的特点。

（56～62题共用备选答案）
 A. 荚膜　　　　　　　　B. 芽孢　　　　　　　　C. 鞭毛
 D. 菌毛　　　　　　　　E. 异染颗粒
56. 与细菌运动有关的是
57. 肺炎链球菌可形成
58. 志贺菌具有
59. 作为消毒灭菌是否彻底的指标是
60. 与细菌黏附宿主细胞有关的是
61. 与细菌抵抗吞噬有关的是
62. 对外界抵抗力最强的是
【答案】C、A、D、B、D、A、B

【解析】①鞭毛是细菌的运动器官,可使鞭毛菌趋向营养物质,逃离有害物质,且具有抗原性,与致病性有关;②普通菌毛与细菌的致病性密切相关,细菌的毒力、耐药性等性状可通过性菌毛的接合作用传递,性菌毛也是某些噬菌体吸附于菌细胞的受体;③芽孢与细菌的抵抗力有关,是否被杀灭可作为灭菌效果的指标;④荚膜能增强细菌的侵袭力,具有抗吞噬作用、黏附作用、抗有害物质的损伤作用,还可鉴别细菌,如肺炎链球菌就具有荚膜;⑤白喉棒状杆菌无鞭毛、荚膜、芽孢,G^-,应用亚甲蓝染色或奈瑟氏染色,可见深染色异染颗粒;⑥志贺菌的菌毛与其侵袭力有关。

【破题思路】本题考查知识点细菌的特殊结构。

(63～65题共用备选答案)
A. 真菌　　　　　　　B. 病毒　　　　　　　C. 支原体
D. 衣原体　　　　　　E. 放线菌

63. 只有一种核酸类型的微生物是

【答案】B

【解析】非细胞型微生物仅含有一种核酸 RNA 或 DNA,或仅为传染性蛋白粒子,具有超级寄生性,仅在活的易感细胞中才能复制,且易变异的最低等生物体,包括病毒。

64. 易在体外生长繁殖真核细胞型微生物是

【答案】A

【解析】真核细胞型微生物(真菌)为多细胞或单细胞微生物,其细胞分化完善,有细胞核和各种细胞器,故易在体外生长繁殖。

65. 属于真核细胞型微生物的是

【答案】A

【解析】真核细胞型微生物(真菌)为多细胞或单细胞微生物,其细胞分化完善,有细胞核和各种细胞器,故易在体外生长繁殖。

【破题思路】本题考查知识点微生物的特点。

人文医学综合

第一单元　医学心理学

1. 医学心理学的基本观点不包括
   A. 个性特征作用的观点　　　B. 认知评价的观点　　　C. 主动适应与调节的观点
   D. 情绪因素作用的观点　　　E. 遗传决定论的观点
   【答案】E

2. 将人的心理活动分为潜意识、前意识和意识的理论是
   A. 行为主义理论　　　B. 心理生理理论　　　C. 认知学派理论
   D. 精神分析理论　　　E. 人本主义理论
   【答案】D
   【解析】学派及理论观点如下：①精神分析理论：将人的心理活动分为潜意识、前意识和意识；②行为主义理论：强调后天的学习作用及环境对人的心理发展的影响；③心理生理理论：主要研究心身病的发病原因和机制、分类、治疗、预防等；④认知学派理论：强调人的理性和认知对情绪产生的影响及对行为的支配作用；⑤人本主义理论：强调自我实现，为心理健康的概念及"询者中心疗法"提供依据。

3. 关于青少年情绪、情感的特点，以下说法不正确的是
   A. 情绪敏感　　　B. 情绪反应强烈　　　C. 情绪心境化
   D. 情感丰富　　　E. 情绪稳定
   【答案】E
   【解析】青少年情绪、情感的特点为情绪情感丰富、强烈，但不稳定，容易心境化，敏感。

【破题思路】美国心理学家沙赫特提出情绪的产生是受认知过程、环境刺激、生理反应三因素所制约，其中认知因素在情绪的产生中起关键作用。情景即环境刺激。

4. 与情绪相联系的需要是
   A. 生理需要　　　B. 安全需要　　　C. 交际需要
   D. 认知需要　　　E. 尊重需要
   【答案】A
   【解析】生理的需要是个体生存必不可少的需要，具有自我和种族保存的意义。生理的需要在人类各种需要中占有最强的优势，当一个人被生理需要所控制时，其他的需要都被推到次要的位置。情绪是当时所处情况对自己需要的满足情况，首先考虑的就是生理需要。

5. 有些人在面对应激事件时易采用"钻牛角尖"的方式应对，这种应对方式属于
   A. 自我防御反应　　　B. 情绪反应　　　C. 行为反应
   D. 生理反应　　　E. 认知反应
   【答案】E

6. 一种比较持久微弱、具有渲染性的情绪状态是
   A. 心境　　　B. 激情　　　C. 心情
   D. 热情　　　E. 应激
   【答案】A
   【解析】激情是一种猛烈、迅疾和短暂的情绪。心情是心神、情绪、兴致、情趣或精神状态。热情是一种强而有力、稳定、持久和深刻的情绪状态。应激是在出乎意料的紧迫与危险情况下引起的高速而高度紧张的情绪状态。心境是一种微弱、平静而持久的情绪状态。

7. 某冠心病患者想接受冠状动脉旁路移植术治疗，但又担心术中出现意外，这属于
   A. 双趋冲突　　　B. 双避冲突　　　C. 趋避冲突
   D. 双重趋避冲突　　　E. 多重趋避冲突
   【答案】C
   【解析】趋避冲突为一个人对同一个事物产生的两种动机，既向往得到它，同时又想拒绝和避开它。患者既想接受冠状动脉旁路移植术，又担心术中意外，为趋避冲突。

8. 心理社会因素在发病过程中起重要作用的躯体疾病称为
   A. 心理障碍　　　　　　　B. 精神疾病　　　　　　　C. 躯体障碍
   D. 心身疾病　　　　　　　E. 人格障碍
   【答案】D
   【解析】心身疾病是指心理社会因素在疾病的发生、发展过程中起重要作用的躯体性疾病和躯体功能性障碍。

9. 按照心身医学的观点，下列中属于心身疾病的是
   A. 精神分裂症　　　　　　B. 抑郁症　　　　　　　　C. 消化性溃疡
   D. 大叶性肺炎　　　　　　E. 精神发育迟滞
   【答案】C
   【解析】消化性溃疡是身心疾病，因为应激会导致消化性溃疡的发生，而精神分裂症、抑郁症、精神发育迟滞仅为心理疾病而无躯体障碍，大叶性肺炎仅有躯体障碍。

10. 心身疾病的诊断标准不包括
    A. 根据临床症状、体征和特殊检查明确器质性改变
    B. 疾病的发生有相平行的心理社会因素
    C. 排除神经和精神疾病
    D. 单纯的生物医学疗法收效甚微
    E. 由某种躯体疾病引发心理障碍
    【答案】E
    【解析】诊断标准为：①有明确的临床症状、体征和病理学改变；②有明确的心理社会因素，与上述改变构成因果关系，且疾病的发生、发展与心理社会因素相平行；③排除神经病、精神病和理化、生物学因素引起的疾病；④用单纯的生物医学的治疗措施收效甚微。

11. 关于心理应激，错误的说法是
    A. 可引起生理反应　　　　B. 可引起心理和行为反应　　C. 对身心健康产生不利影响
    D. 经过认知评价　　　　　E. 可能提高工作效率
    【答案】C
    【解析】心理应激对健康的影响既有积极意义，也会产生消极作用。①积极意义：适度的心理应激是人成长和发展的必要条件，是维持人正常功能活动的必要条件。缺乏适当的环境刺激会损害人的身心功能，心理应激可以消除厌烦情绪，激励人们投入行动，克服前进道路上的困难。②消极作用：长期的或强烈的应激反应会引起心身疾病和心理障碍。心理应激下的心理和生理反应，特别是较强烈的消极反应，可加重一个人已有的疾病，或造成复发。心理应激会产生积极和消极作用，不能直接判断为对身心健康产生不利影响。

12. 在心理评估中，向被试者呈现一幅简单的几何图形，并要求被试者临摹，以观察其视觉空间能力。这种方法属于
    A. 会谈法　　　　　　　　B. 投射法　　　　　　　　C. 问卷法
    D. 观察法　　　　　　　　E. 作业法
    【答案】B

13. 依据心理学的理论和方法对人的心理品质及水平作出的鉴定称为
    A. 心理调查　　　　　　　B. 心理测量　　　　　　　C. 心理评估
    D. 心理测验　　　　　　　E. 心理分析
    【答案】C
    【解析】心理评估时，依据心理学的理论和方法对人的心理品质和水平作出的鉴定。

14. 使用明尼苏达多项人格调查表（MM-PI）对某人的人格特征进行测查、分析和评价，属于心理评估的
    A. 调查法　　　　　　　　B. 观察法　　　　　　　　C. 会谈法
    D. 心理测验法　　　　　　E. 作品分析法
    【答案】D
    【解析】心理测验法是根据已标准化的实验工具如量表，引发和刺激被测试者的反应，所引发的反应结果由被测试者自己或他人记录，然后通过一定的方法进行处理，予以量化，描绘行为的轨迹，并对其结果进行分析，避免了主观因素的影响，使结果更加客观。

15. 心理评估的常用方法，不包括
    A. 观察法　　　　　　　　B. 会谈法　　　　　　　　C. 前瞻法

D. 作品分析法　　　　　　　　E. 心理测验法

【答案】C

【解析】心理评估的常用方法有调查法、观察法、会谈法、作品分析法、心理测验法。

16. 男，26岁。因人际关系问题而寻求心理治疗，心理治疗师采用的干预方法是非指令性的，无条件地积极关注协助来访者充分体验和整合自己的经验。这一心理治疗的方法属于

A. 精神分析法　　　　　　B. 行为疗法　　　　　　C. 以人为中心疗法
D. 催眠疗法　　　　　　　E. 认知疗法

【答案】C

【解析】以人为中心疗法的治疗过程是让来访者处于治疗的中心地位，治疗师的任务不是教育、指导、训练来访者，是非指令性治疗的技巧。

17. 患者，女性，50岁。10年来因丈夫有外遇，夫妻感情不佳，总想离婚，但又舍不得孩子，又怕丢面子，来到心理咨询门诊，想问心理咨询师，离婚好还是不离婚好，此时心理咨询师最应注意采用的原则是

A. 回避原则　　　　　　　B. 中立原则　　　　　　C. 耐心原则
D. 综合原则　　　　　　　E. 灵活原则

【答案】B

【解析】中立原则的目的是要帮助患者自我成长，心理治疗师不是"救世主"，因此在心理治疗过程中，不能替患者作任何选择，而应保持某种程度的"中立"。例如当遇到来访者来询问："我该与谁结婚？""我应该离婚吗？"等问题时，要让来访者自己做决定。

18. 适用于"主动 - 被动型"医患关系模式的患者群体中一般不包括

A. 昏迷患者　　　　　　　B. 婴幼儿患者　　　　　　C. 焦虑症患者
D. 痴呆患者　　　　　　　E. 精神分裂症缺乏自知力患者

【答案】C

【解析】主动 - 被动模式中医师完全处于主动地位，患者完全被动，用于意识障碍、婴幼儿、危重休克及某些精神病患者。

【破题思路】指导 - 合作模式适用于神志清醒，具有正常感知、情感、意志和能力的患者；共同参与适用于慢性病的患者。

19. 某职工，竞争意识强，总想胜过他人；老觉时间不够用，说话快、走路快；脾气暴躁，容易激动；常与他人意见不一致。其行为类型属于

A. A型行为　　　　　　　B. B型行为　　　　　　　C. C型行为
D. AB混合型行为　　　　　E. BC混合型行为

【答案】A

【解析】A型行为的基本行为特征为竞争意识强，对他人敌意，过分抱负，易紧张和冲动等。B型行为表现为没有大志、随波逐流、小心谨慎、甘居下游，在人群中最不爱发言、不爱出头露面。C型行为的特征在气质上好压抑自己的情绪，特别是压抑怒，怒而不发，也不善于发泄自己的情绪；在性格上好克服自己，忍让，过分谦虚，过分依从社会，回避矛盾，好调和矛盾。D型行为则表现为个性孤僻、不爱与人交往，但也容易一时冲动。

20. 患者，男性，40岁。经常盲目行动，处理问题优柔寡断，办事虎头蛇尾，半途而废，这种一贯行为特征为

A. 行为特征　　　　　　　B. 理智特征　　　　　　C. 情绪特征
D. 态度特征　　　　　　　E. 意志特征

【答案】E

【解析】有些人决策判断优柔寡断，工作计划杂乱无章，行为举止简单粗暴，情绪爆发难以自控，生活作风贪图享受，工作业绩不思进取，这些既不完全是认知方面的问题，也不完全是情感方面的问题，而是意志方面的问题。意志是一种特殊的、针对行为活动方面的情感，是人类独有的心理活动形式，它使人类具有高度的主动性和创造性，从而在根本上区别于其他低等动物。意志的品质特性就是意志在对人的行为驱动过程中所表现出的动力特性，它主要取决于主体的行为价值关系变化的动力特性，反映了人的行为价值的目的性、层次性、强度性、外在稳定性、内在稳定性、效能性、细致性等。

21. 某人，因工作压力大，多年来经常反复出现心烦、心跳过速、胸部不适、出汗，经心电图、血压、血

脂、心脏多普勒检查均正常。这个患者的反应有可能为

A. 躯体疾病　　　　　　　B. 心身障碍　　　　　　　C. 心理症状
D. 神经衰弱　　　　　　　E. 精神疾病

【答案】B

【解析】心身障碍是由于心理因素而导致的躯体疾病为表现形式的心理疾病，包括高血压、冠心病、消化性溃疡、神经性厌食等，症状以躯体疾病为主，但是与心理因素密切相关；与患者的性格特征有关；有自知力。

22. 患儿，8岁。言语发音不清，词汇贫乏，不能完整表达意思，能做简单加法，但不会减法，简单活动难以完成。对该患儿首选的心理测验为

A. 情绪测验　　　　　　　B. 智力测验　　　　　　　C. 精神评定量表
D. 人格测验　　　　　　　E. 投射测验

【答案】B

【解析】患者表现为智力低下，需要做智力测验来判断患者智力水平，从而对智力落后的患者采取特殊的教育和训练。

23. 患者，女性，40岁。在心理治疗过程中，医师让该患者打消顾虑，想到什么就说什么，按照原始的想法讲出来。这种方法属于

A. 支持疗法　　　　　　　B. 认知疗法　　　　　　　C. 行为主义
D. 精神分析　　　　　　　E. 人本主义

【答案】D

【解析】精神分析的治疗中需要"节制"和"自由联想"，是指医师的节制和患者的自由联想。治疗者少说话，更多地听从患者心理的内心的真实想法。

24. 某单位职工，男性，48岁，平时和同事相处甚难，某同事想让其就诊心理咨询，但该职工坚决反对，心理医师也不主张这样的人来门诊治疗，是因为心理治疗的性质有

A. 学习性　　　　　　　　B. 自主性　　　　　　　　C. 实效性
D. 应用性　　　　　　　　E. 操作性

【答案】B

【解析】心理治疗与一般的医学治疗有许多不同，其中患者的自主性是一个重要区别。尽管该职工可能存在着一定的心理问题，需要心理咨询，但如果他自己并不认可自己存在心理问题，即便来咨询也会有很强的抵触情绪，对咨询效果会带来很大的负面影响，因此没有自主性的人是不宜作心理咨询和治疗的。

25. 在为一名强迫症患者的治疗中，医师鼓励患者回忆从童年起所遭受的精神创伤与挫折，帮助他重新认识，建立起现实性的健康心理，这种疗法是

A. 梦的分析　　　　　　　B. 移情　　　　　　　　　C. 自由联想
D. 系统脱敏　　　　　　　E. 自我调节

【答案】C

【解析】自由联想要求受治疗者讲出他所有的想法：正在想什么，包括突然出现的念头，完全不考虑是否有逻辑关系，是否合乎道德伦理，是否有意义或恰当。在自由联想时，要以患者为主，医师不要随意打断，只做适当的引导即可。一般来说，医师往往鼓励患者回忆从童年起所遭遇到的一切经历或精神创伤与挫折，从中发现那些与病情有关的心理因素。自由联想法的最终目的，是发掘患者压抑在潜意识内的致病情结或矛盾冲突，把他们带到意识域，使患者对此有所领悟，并重新建立现实性的健康心理。

26. 某患者，13岁。在生活中养成不良的抽烟习惯，父母非常恼火，心理医师建议其采取的较有效的行为治疗是

A. 条件刺激和非条件刺激相结合　　　　　　　B. 环境因素和操作动作相结合
C. 厌恶刺激与不良行为相结合　　　　　　　　D. 通过对不良行为的认识来矫正
E. 用转变注意力的方法来矫正

【答案】C

【解析】厌恶疗法属于行为治疗的一种，厌恶疗法是一种通过轻微的惩罚来适应消除不良行为的治疗方法。当某种适当不良行为即将出现或正在出现时，当即给予一定的痛苦刺激，如轻微的电击、针刺或催吐剂，使其产生厌恶的主观体验。主要适用于露阴癖、恋物癖、戒烟、戒酒及强迫症治疗。

27. 女性，19岁。大学一年级新生，从山区来到城市上学，自述不能见马路上的汽车，当汽车经过时，总感觉汽车很可能撞上自己，因此十分恐惧，来心理门诊就诊。最好采用的方法是

A. 自由联想　　　　　　　B. 厌恶疗法　　　　　　　C. 生物反馈

D. 系统脱敏　　　　　　　　　　E. 梦的分析

【答案】D

【解析】系统脱敏主要是诱导求治者缓慢地暴露出导致焦虑、恐惧的情境，并通过心理的放松状态来对抗这种焦虑情绪，从而达到消除焦虑或恐惧的目的。

（28～29题共用题干）

男性，55岁，机关干部。患胃溃疡多年，本次因胃出血入院，手术治疗后，病情平稳。

28. 医患关系模式为

A. 共同参与型　　　　　　B. 指导-合作型　　　　　　C. 被动-主动型
D. 主动-主动型　　　　　　E. 主动-被动型

【答案】B

【解析】指导-合作型医患关系医师仍起决定性的作用，但患者向医师提供自己有关疾病的信息，医师向患者提供有关疾病治疗的建议和观点。适用于急性患者的治疗过程中。

29. 经某三级医院5周正规治疗，确认明显好转出院。出院后在家仍不敢活动，吃饭、穿衣都需要他妻子帮助。这是患者角色的哪种变化

A. 角色行为冲突　　　　　　B. 角色行为缺如　　　　　　C. 角色行为减退
D. 角色行为强化　　　　　　E. 角色行为异常

【答案】D

【解析】角色行为强化：安于患者角色的现状，期望继续享有患者角色所获得的利益。由于依赖性加强和自信心减弱，患者对自己的能力表示怀疑，对承担原来的社会角色恐慌不安，安心于已适应的患者角色现状，或者自觉病情严重程度超过实际情况。小病大养。例中患者为典型的角色行为强化。

（30～32题共用题干）

患者，女性，55岁。丧偶八年，现独居，嗜烟酒，不爱运动。平时性情抑郁，过分容忍，办事无主见，常顺从于别人。1月前行胃癌切除，术中及术后情绪低落，兴趣下降，独自流泪，有轻生之念。

30. 患者病前的行为特征为

A. A型　　　　　　　　　　B. B型　　　　　　　　　　C. C型
D. 混合型　　　　　　　　　E. AB混合型

【答案】C

【解析】C型行为是一种容易发生癌症的行为模式。C型行为的特征在气质上好压抑自己的情绪，特别是压抑怒，怒而不发，也不善于发泄自己的情绪；在性格上好克服自己，忍让，过分谦虚，过分依从社会，回避矛盾，好调和矛盾。研究发现，C型行为的人肿瘤发生率比一般人高3倍以上，并可促进癌的转移，使癌症病性恶化。

31. 患者术后的情绪反应属于

A. 焦虑　　　　　　　　　　B. 抑郁　　　　　　　　　　C. 恐惧
D. 痛苦　　　　　　　　　　E. 内疚

【答案】B

【解析】抑郁是一种常见的心境障碍，可由各种原因引起，以显著而持久的心境低落为主要临床特征，且心境低落与其处境不相称，严重者可出现自杀念头和行为。抑郁临床症状典型的表现包括三个维度活动的降低：情绪低落、思维迟缓、意志活动减退，另外一些患者会以躯体症状表现出为主。患者情绪低落，有轻生之念为抑郁的表现。

32. 患者患胃癌的主要原因不包括

A. 生活事件　　　　　　　　B. 易感性人格特征　　　　　　C. 情绪因素
D. 不良生活习惯　　　　　　E. 精神失常

【答案】E

【解析】该患者属于C型，其特征在气质上好压抑自己的情绪，特别是压抑怒，怒而不发，也不善于发泄自己的情绪；在性格上好克服自己，忍让，过分谦虚，过分依从社会，回避矛盾，好调和矛盾。再加上该患者嗜烟酒，不爱运动生活习惯不好，这些综合因素导致患者罹患胃癌。

（33～34题共用备选答案）

A. 选择性　　　　　　　　　B. 整体性　　　　　　　　　C. 理解性
D. 个别性　　　　　　　　　E. 恒常性

33. 一名幼儿去动物园游玩，能说出很多动物的名字，这是知觉的

【答案】C

34. 一个有经验的医师，能够从X线片上看到并不为一般人所觉察的病灶，这是知觉的

【答案】C

【解析】知觉是一系列组织并解释外界客体和事件的产生的感觉信息加工过程。人在感知某一事物时，总是依据既往经验力图解释它究竟是什么，这就是知觉的理解性。人的知觉是一个积极主动的过程，知觉的理解性正是这种积极主动的表现。人们的知识经验不同、需要不同、期望不同，对同一知觉对象的理解也不同。

(35～36题共用备选答案)

A. 自觉性 B. 果断性 C. 坚韧性
D. 自制性 E. 独立性

35. 意志行动中善于控制自己的行动，约束自己言行的心理品质是意志的

【答案】D

36. 办事见异思迁，虎头蛇尾的人，其意志活动缺乏

【答案】C

【解析】意志，是人自觉地确定目的，并根据目的调节支配自身的行动，克服困难，实现预定目标的心理过程。意志的自制性是指人善于有效地控制和支配自己的情感和思维，严格约束自己的行动，它反映了意志的强度性。意志的强度越高，它对人的各种活动的激发力、引导力和约束力就越强大，就越能有效地抵抗外部和内部的干扰，表现出较强的情绪克制力和忍耐心，能够集中精力、忘我工作。意志的坚韧性是指人能够坚持不懈、百折不挠、勇往直前地完成工作任务的能力，它反映了意志的外在稳定性。意志的外在稳定性越高，意志对人的行为活动的控制约束力就越持久，人就会表现出顽强的毅力和持久的耐心。

(37～39题共用备选答案)

A. 双趋冲突 B. 双避冲突 C. 趋避冲突
D. 双重趋避冲突 E. 双趋双避冲突

37. "前有狼，后有虎"，这种动机冲突是

【答案】B

38. "鱼与熊掌不可兼得"，这种动机冲突是

【答案】A

39. "想吃糖，又怕胖"，这种动机冲突是

【答案】C

【解析】双避冲突又称负负冲突，指同时有两个可能对个体具有威胁性、不利的事发生，两种都想躲避，但受条件限制，只能避开一种，接受一种，在作抉择时内心产生矛盾和痛苦。如"前有狼，后有虎"的两难境地。双趋冲突，是指两种对个体都具有吸引力的需要目标同时出现，而由于条件限制，个体无法同时采取两种行动所表现的动机冲突。趋避冲突又称正负冲突，指同一目标对于个体同时具有趋近和逃避的心态。这一目标可以满足人的某些需求，但同时又会构成某些威胁，既有吸引力又有排斥力，使人陷入进退两难的心理困境。如"想吃糖，又怕胖"的这种两难选择。

(40～41题共用备选答案)

A. 良好的人际关系 B. 恰当的自我评价 C. 情绪乐观稳定
D. 行为和生活方式健康 E. 智力正常

40. "知人者智，自知者明"属于

【答案】B

【解析】"知人者智，自知者明"是心理健康中的能正确地了解自己，并能恰当估计自己的能力。

41. "天时地利不如人和"属于

【答案】A

【解析】"天时地利不如人和"为能保持良好的人际关系。

(42～43题共用备选答案)

A. WAIS B. MMPI C. SCL-90
D. SAS E. SDS

42. 常用的智力测验量表是

【答案】A

【解析】在心理评估中，心理测验是常用的方法。在心理测验中，智力测验、人格测验等评定量表是临床上常用的方法。韦克斯勒于1939年编制了成人智力量表（WAIS），现已在各国广泛地使用。

43. 常用的人格测验量表是

【答案】B

【解析】人格测验中，常用的有明尼苏达多相人格调查表（MMPI）。评定量表中常用的有90项症状自评量表（SCL-90）、抑郁量表（SDS）和焦虑自评量表（SAS）。

（44～46题共用备选答案）

女，28岁。妊娠2个月，到某大学附属医院妇产科接受人工流产手术。接诊医师在给患者检查时，旁边有10多位男女见习医学生。患者要求见习医学生出去，被接诊医师拒绝，随后医师边操作边给医学生讲解。术后患者质问医师为何示教未事先告知，医师认为患者在医院无隐私，后患者以隐私权被侵犯为由，要求当地卫生行政部门进行处理。

44. 基于该案例，下列说法符合伦理的是

A. 临床教学观摩应征得患者同意

B. 患者应无条件配合接诊医师的教学工作

C. 对于不接受临床示教的患者不应做人工流产手术

D. 教学医院的患者没有拒绝临床教学观摩的权利

E. 教学医院就诊的患者没有要求保护隐私的权利

【答案】A

【解析】临床诊疗中需遵循知情同意、保护隐私的伦理要求，该医师违背了保护隐私的伦理要求。

45. 基于该案例，该患者就诊期间未被满足的心理需要为

A. 尊重的需要　　　　　　B. 生理的需要　　　　　　C. 归属与爱的需要

D. 自我实现的需要　　　　E. 安全的需要

【答案】A

【解析】尊重包括尊重患者的人格、知情同意、自主选择权等。

【破题思路】生理的需要以饥饿和渴的需要为主；归属的需要是参加一定的组织，依附于组织；爱的需要包括接受他人和给予他人爱的需求；自我实现的需要指个体的潜能和天赋得到充分的发挥；安全的需要包括生命安全、财产安全、职业安全和心理安全免受威胁、免于孤独、免受他人的侵犯等。

46. 基于该案例，卫生行政部门给予当事医师警告处分。处分的依据是

A. 医师法　　　　　　　　B. 药品管理法　　　　　　C. 行政处罚法

D. 母婴保健法　　　　　　E. 精神卫生法

【答案】A

【解析】《医师法》规定泄露患者隐私的需承担法律责任。

（47～48题共用备选答案）

A. 角色行为缺如　　　　　B. 角色行为冲突　　　　　C. 角色行为减退

D. 角色行为强化　　　　　E. 角色行为异常

47. 期望继续享有患者角色所获得的利益，是患者角色的

【答案】D

48. 否认自己有病，不及时就医是患者角色的

【答案】A

【解析】患者角色的变化的特点：①角色行为缺如：否认自己有病，未能进入角色。虽然医师诊断为有病，但本人否认自己有病，根本没有或不愿意识到自己是患者。②角色行为冲突：患者角色与其他角色发生心理冲突。同一个体常常承担着多种社会角色。当患病并需要从其他角色转化为患者角色时，患者一时难以实现角色适应。③角色行为减退：因其他角色冲击患者角色，从事了不应承担的活动。已进入角色的患者，由于更强烈的情感需要，不顾病情而从事力所不及的活动，表现出对病、伤的考虑不充分或不够重视，而影响到疾病的治疗。④角色行为强化：安于患者角色的现状，期望继续享有患者角色所获得的利益。由于依赖性加强和自信心减弱，患者对自己的能力表示怀疑，对承担原来的社会角色恐慌不安，安心于已适应的患者角色现状，或者自觉病情严重程度超过实际情况，小病大养。⑤角色行为异常：患者受病痛折磨感到悲观、失望等不良心境的影响导致行为异常，如对医务人员的攻击性言行，病态固执、抑郁、厌世以至自杀等。

49. 李某,性格外向,好交际,好朋友多,因为父亲工作调动,全家移居到上海,两年后又因母亲工作调动,移居到北京上学,自此不愿和父母沟通,学校老师反馈其情绪不稳定,成绩明显下降,其应激源的类型属于:

A. 躯体性　　　　　　　B. 社会性　　　　　　　C. 心理性
D. 文化性　　　　　　　E. 伦理性

【答案】D

第二单元　医学伦理学

1. 下述安宁疗护的特点中，正确的是
A. 安宁疗护的主要对象为临床患者
B. 安宁疗护应积极治疗，不惜一切代价挽救生命
C. 安宁疗护应积极治疗，努力延长患者生存时间
D. 安宁疗护应提供家庭式的爱抚与关怀
E. 安宁疗护由临床医务人员实施，不应吸纳非专业人员参与

【答案】D

【解析】安宁疗护不仅对患者采取积极的治疗和护理，而且给患者和家属精神上的支持，使他们能够正视和承受现实，同时也关心家属的身心健康，使患者和家属都感受到家庭般的温暖。

2. 目前我国医学伦理学主要的研究方向是
A. 公民道德问题　　　　B. 临床医学问题　　　　C. 公共道德的学说和体系
D. 生命科学的发展　　　E. 医学实践中的道德问题

【答案】E

【解析】医学伦理学是运用一般伦理学原则解决医疗卫生实践和医学发展过程中的医学道德问题和医学道德现象的学科，它是医学的一个重要组成部分，又是伦理学的一个分支。

3. 医学伦理学的研究对象，除外以下
A. 医际之间的关系
B. 医务人员和社会的关系
C. 政府行政部门之间的关系
D. 医务人员和医学科学发展之间的关系
E. 医务人员和患者的关系

【答案】C

【解析】医学伦理学的研究对象有：①医患关系；②医务人员相互之间的关系；③医务人员和社会的关系；④医务人员与医学科学发展的关系。故应除外政府行政部门之间的关系。

4. 规范全世界精神科医师行为准则的文献是
A.《东京宣言》　　　　B.《赫尔辛基宣言》　　　　C.《夏威夷宣言》
D.《纽伦堡法典》　　　E.《希波克拉底誓言》

【答案】C

【解析】《东京宣言》是关于对拘留犯和囚犯给予折磨、虐待、非人道的对待和惩罚时，医师的行为准则。《赫尔辛基宣言》是一份包括以人作为受试对象的生物医学研究的伦理原则和限制条件，也是关于人体试验的第二个国际文件。《夏威夷宣言》除了重申医学良心和慎独外，还为精神科医师制定了在医疗、教学和科研实践中应遵循的道德准则，以规范全世界精神科医师的行为。《纽伦堡法典》还制定了人体试验的基本原则，是国际上进行人体试验的第一个行为规范。《希波克拉底誓言》中提出不伤害原则、为患者利益原则和保密原则，成为西方医学道德的传统和规范，对后世具有广泛影响，也成为后来学医者宣誓的誓词。

5. 治疗要获得患者的知情同意，其道德价值应除了
A. 维持社会公正　　　　B. 保护患者自主权　　　　C. 解脱医师责任
D. 协调医患关系　　　　E. 保证医疗质量

【答案】C

【解析】治疗获得患者知情同意是为了维护社会公正，保护患者自主权，协调医患关系，保证医患关系，绝对不是解脱医师责任的做法。

6. 在卫生资源分配上，形式公正是根据每个人
A. 都享有公平分配的权利　　　B. 实际的需要　　　　C. 能力的大小
D. 社会贡献的多少　　　　　　E. 在家庭中的角色地位

【答案】A

【解析】在卫生资源分配上，形式公正是有关个案以同样的准则加以处理，是根据每个人都享有公平分配的权利。其他是内容公正的根据。

7. 为了切实做到尊重患者自主性或决定，医师向患者提供信息时要避免
A. 理解　　　　　　　　B. 诱导　　　　　　　　C. 适量

D. 适度　　　　　　　　　　E. 开导

【答案】B

【解析】要维护患者的自主权，应避免出现诱导性的词语。

8. 最能反映医患关系性质的是医务人员与患者之间的
   A. 信托关系　　　　　　　B. 陌生人之间的关系　　　　C. 主动 - 被动关系
   D. 类似父（母）子间的关系　E. 商品关系

【答案】A

【解析】医患关系实质是一种信托关系，即在医疗活动中，医患双方都必须遵守一定的道德原则和规范。

9. 构成医患信托关系的根本前提是
   A. 患者求医行为中包含对医师的信任　　B. 患者在医患交往中处于被动地位
   C. 医师是"仁者"　　　　　　　　　　D. 现代医学服务是完全可以信赖的
   E. 医患交往中加入一些特殊因素

【答案】A

【解析】医患关系的本质是一种信托关系。信任在先，托付在后。患者看病求医，本身就隐含着对医师的信任，相信医师会把患者的利益放在优先地位。在此前提下，患者才敢放心地把生命托付给医师。

10. 医患之间的契约关系取决于
    A. 双方是陌生人　　　　　B. 双方是熟人　　　　　　　C. 双方地位有差别
    D. 双方都有独立人格　　　E. 双方构成供求关系

【答案】D

【解析】契约关系强调的是医患之间平等的道德和法律地位。医患双方都拥有独立的人格，都有尊重与被尊重的权利、义务才有了医患之间的契约关系。

11. 在慢性病诊治过程中，医患关系最理想的模式是
    A. 主动 - 被动型　　　　　B. 共同参与型　　　　　　　C. 指导 - 合作型
    D. 主动 - 主动型　　　　　E. 被动 - 主动型

【答案】B

12. 临终关怀的根本目的是
    A. 节约卫生资源　　　　　B. 减轻家庭的经济负担　　　C. 提高临终患者的生存质量
    D. 缩短患者的生存时间　　E. 防止患者自杀

【答案】C

【解析】临终关怀的目的在于提高临终患者的生存质量，使其在舒适、安宁与无憾中走完人生的最后旅途，并使家属得到慰藉和居丧照护，减轻他们失去亲人的痛苦和悲伤。

13. "医乃仁术"指医学道德是
    A. 医学的本质特征　　　　B. 医学活动中的一般现象　　C. 医学的非本质要求
    D. 医学的个别性质　　　　E. 个别医务人员的追求

【答案】A

【解析】"医乃仁术"是中国传统医德宝贵财富中的精华，它揭示了医学的核心和特质。探究其内涵和现代价值，对于弘扬国粹、继承优秀传统、提高当今中国医学道德水平具有积极意义。道德是医学的本质，是医疗卫生工作的目的。

14. 世界上第一个安乐死合法化的国家是
    A. 澳大利　　　　　　　　B. 挪威　　　　　　　　　　C. 比利时
    D. 新西兰　　　　　　　　E. 荷兰

【答案】E

【解析】荷兰是世界上第一个安乐死合法化的国家。

15. 对有不治之症且濒临死亡而又极度痛苦的患者，停止采用人工干预方式抢救而缩短患者痛苦的死亡过程称为
    A. 医师助死　　　　　　　B. 积极安乐死　　　　　　　C. 消极安乐死
    D. 自愿安乐死　　　　　　E. 非自愿安乐死

【答案】C

【解析】①积极的（主动的）安乐死，指采取促使患者死亡的措施，结束其生命，如当患者无法忍受疾病终末期的折磨时。②消极的（被动的）安乐死，即对抢救中的患者如垂危患者不给予或撤除治疗措施，任其死亡。

16. 关于社区健康教育与健康促进特征描述，下列不正确的是
   A. 以促进社区居民健康为宗旨
   B. 以提高社区卫生机构经济效益为目标
   C. 以社区居民为对象
   D. 有组织、有计划、有评价的活动
   E. 以社区为单位

【答案】B

【解析】社区健康教育是指根据医院负责的社区居民或医疗合同单位职工的需求，配合医疗保健服务而实施的健康教育计划。社区健康教育是在当地健康教育机构的指导和合作下，以医院医疗保健人员为主体，以社区群众为对象的教育活动。

17. 在临床医学研究中必须尊重受试者的知情同意权，下面做法中错误的是
   A. 必须获得受试者的知情同意
   B. 无行为能力者需获得代理同意
   C. 获得同意前需要用受试者能够理解的语言向受试者提供基本的信息
   D. 禁止用欺骗的手法获得受试者同意
   E. 可以利诱受试者，让他同意

【答案】E

【解析】任何人体实验都必须得到被试的知情同意。知情同意在人体实验中有严格的要求：信息公开，信息的理解，自主的同意。不可以出现利诱。

18. 在临床医学研究中应切实保护受试者的利益，下列选项中不正确的是
   A. 实验研究前必须经过动物实验
   B. 实验研究前必须制订严密科学的计划
   C. 实验研究前必须有严格的审批监督程序
   D. 实验研究前必须详细了解患者身心情况
   E. 实验研究结束后必须作出科学报告

【答案】E

【解析】在临床医学研究中，为切实保护受试者的利益实验研究前，必须经过动物实验、必须制订严密科学的计划、必须有严格的审批监督程序、必须详细了解患者身心情况。

19. 对参加器官移植的医师，应该特别强调的道德责任可除外
   A. 对本人供职的医院，大力宣传器官移植优势，塑造医院良好形象
   B. 对活体器官捐赠者，必须在严格坚持各项标准的情况下摘取器官
   C. 对尸体器官捐赠者，坚持亲属知情同意、死亡判断准确无误
   D. 对器官分配，尽量体现社会公正
   E. 对接受者，坚持正确的医疗动机并尽量保证手术成功

【答案】A

【解析】我国医师在器官移植问题上的道德责任：不能参与任何商业形式的器官移植活动；对尸体捐赠需要亲属的知情同意，死者生前已经知情同意，则不用考虑家属的意见；尊重和保护提供者，在器官移植中，应对提供者给予足够的尊重和必要的保护；器官移植中应该公平合理地对待器官移植的接受者和捐赠者。

20. 医德修养的根本途径是
   A. 不断地学习医德理论知识
   B. 创造一个良好的医德修养氛围
   C. 向医德高尚的医务人员学习
   D. 坚持在医疗卫生保健实践中修养
   E. 坚持有的放矢的医德修养

【答案】D

【解析】医德修养源于医疗卫生保健实践，又服务于医疗卫生保健实践。因此，坚持医疗卫生保健实践是医德修养的根本途径和方法。

21. 一因车祸受重伤的男子被送去医院急救，因没带押金，医师拒绝为患者办理住院手续，当患者家属拿来钱时，已错过了抢救最佳时机，患者死亡。本案例违背了患者权利的哪一点
   A. 享有自主权
   B. 享有知情同意权
   C. 享有保密和隐私权
   D. 享有基本的医疗权
   E. 享有参与治疗权

【答案】D

【解析】公民医疗权：①患者有获得为治疗他的疾病所必需的医疗服务的权利；②患者有获得尊重人的医疗服务的权利；③患者有获得公正的医疗服务的权利；④患者有获得费用节省的医疗服务的权利。题干中医师的做法违反了患者的基本的医疗权。

22. 一名糖尿病患者，足部有严重溃疡，经治疗病情未减轻，并且有发生败血症的危险。根据会诊意见，主管医师在征得患者同意的前提下，对患者实施了截肢术。术后，患者情况良好。这种处置符合

    A. 公益原则   B. 公正原则   C. 有利原则

    D. 不伤害原则   E. 经济价值原则

【答案】C

【解析】有利原则是指医务人员的诊治行为以保护患者的利益、促进患者健康、增进其幸福为目的。

23. 患者，男，34岁。因患不育症到某医院泌尿科诊治。为使医师更加了解病情，患者将自己曾有过不检点的性行为告诉了医师，希望医师能结合病史确定不育症的原因。然而，该医师不知出于何种动机，将此话传播到患者妻子的耳中，致使患者妻子不能谅解丈夫而离婚，以致发生患者始终不能谅解医师的纠纷案。从医师伦理学的角度分析，在该纠纷中医师违背了下列医德范畴

    A. 权利   B. 情感   C. 良心

    D. 保密   E. 荣誉

【答案】D

【解析】医学伦理学的基本范畴主要有权利、义务、情感、良心、审慎、保密等。医疗活动中的保密是指医务人员保守在为患者诊治疾病的医疗活动中获得的医疗秘密，它通常包括患者及其家庭隐私、独特的体征或畸形、患者不愿让别人知晓的病情以及不良诊断和预后等任何患者不想让他人知道的事情。

24. 患者，女，26岁。因右侧乳腺癌行右乳房全切和周围淋巴结廓清术。术中经检查证实，病人左侧乳房有腺瘤，伴有腺体增生活跃，在未征求患者及家属意见的情况下，医师又切除了患者的左侧乳房。那么，医师违背了患者的

    A. 基本医疗权   B. 监督自己医疗权利的实现   C. 知情同意权

    D. 保密和隐私权   E. 平等医疗权

【答案】C

【解析】知情同意权：患者有权知晓自己的病情，并可以对医务人员所采取的防治医疗措施决定取舍；知情同意权是由知情、理解、同意三个要素所构成的。医师切除患者腺瘤的行为对患者是有利的，但却违背了患者的知情同意权。

25. 某患者要做腰穿检查，患者有恐惧感，从医德要求考虑，临床医师应向患者做的主要工作是

    A. 要征得患者知情同意   B. 告其做腰穿的必要性，嘱患者配合

    C. 告其做腰穿时应注意的事项   D. 因诊断需要，先动员，后检查

    E. 动员家属做患者思想工作

【答案】A

【解析】知情同意、尽职尽责。有些患者对某些检查，如腰穿、骨穿、内镜等，因惧怕痛苦而拒绝检查，只要这些检查是必要的，医师应尽职尽责地向患者解释和规劝，以便尽早确定诊断和进行治疗，不能听其自然而不负责任，也不能强制检查而剥夺患者的自主权。

26. 某患者，因医师开药少而且便宜，所以对医师有意见，诊治医师在对患者作解释时，以下哪一点是不当的

    A. 对症下药   B. 合理配伍   C. 节约费用

    D. 医生权力有限   E. 遵守医疗报销制度

【答案】D

【解析】医师应遵循：①对症下药、剂量安全；②合理配伍、细致观察；③节约费用、公正分配。医师开药少而便宜是与医师的权力有限无关的。

27. 医师在询问病史时应遵循的道德要求是

    A. 举止热情、态度亲如兄弟   B. 全神贯注、语言得当

    C. 医师在询问病史过程中，能发出惊叹、惋惜等语言   D. 主导谈话，引导患者说出自己想听的内容

    E. 反复提问，尽量使用专业性术语

【答案】B

【解析】询问病史的伦理要求有举止端庄、态度热情；全神贯注、语言得当；耐心倾听，正确引导。医师在询问病史过程中，不能发出惊叹、惋惜等语言，会增加患者的心理负担。谈话过程中，医师可以引导患者说出相关的资料，但不是主导谈话。

28. 某医院夜遇上腹部剧痛患者，初诊为急性胆囊炎，诊断医师年轻怕担风险，未作任何处理，即嘱患者向20里外的中心医院转诊，延误治疗时间，致使患者胆囊穿孔，中毒性休克，虽经抢救挽救了生命，但医药

费用花去 2 万多元。患者要求初诊医院要求赔偿经济损失，其理由是该医院医师违背了抢救工作中的道德，诊治医师对患者所提的理由不完全信服，请评议在下列几点理由中哪一点是最不能使患者信服的

A. 缺乏勇担风险的道德品质
B. 遇疑难病症，不找上级医师，缺乏团结协作精神
C. 病情不作任何处理，一推了之，对患者缺乏满腔热情精神
D. 因为业务经验不足，向中心医院转诊是为了对患者负责
E. 对急诊患者缺乏积极抢救的道德意识

【答案】D

【解析】急危重患者的抢救原则为争分夺秒、积极抢救患者；要团结协作、勇担风险；要满腔热忱、重视心理治疗；要全面考虑、维护社会利益；要加强业务学习，提高抢救成功率。例中医师怕承担责任，建议转院是对患者负责是不能被患者信服的。

29. 李某（殁年 73 岁）与邓某是母子关系。二十年来邓某赡养母亲一贯孝顺。2011 年，长卧病在床、不堪病痛折磨的李某请求邓某为其购买农药服食以结束自己生命，后被告人邓某同意，到一农药店购得农药两瓶，将农药勾兑后给李某饮用。李某喝下农药后即中毒身亡。法院判决认为，被告人明知农药具有毒性，仍帮助母亲饮用导致其死亡，构成故意杀人罪，依法应予惩处。但考虑到被告人的犯罪行为发生于家庭直系亲属之间，且是被害人在患病情况下请求而造成，念及被告人二十年来赡养母亲的一贯孝顺表现，其犯罪动机有值得宽容之处，决定对被告人从轻处罚，判处有期徒刑三年，缓刑四年。法院的"缓刑四年"的判决可能主要基于以下考虑

A. 邓某的行为是变相杀人
B. 人有生的权利，任何情况下都不能主动促其死亡
C. 只有法律部门才能依法结束一个人的生命
D. 邓某的行为可能使李某错过继续治疗得以恢复的机会
E. 李某的行为在某种程度上有利于邓某的自身利益

【答案】E

【解析】法院的"缓刑四年"的判决是因为考虑到安乐死对患者本人的尊严和安详死亡，在某种方面符合邓某的利益。

30. 一位医师在为其患者进行角膜移植手术的前一夜，发现备用的眼球已经失效，于是到太平间看是否有尸体能供角膜移植之用，恰巧有一尸体。考虑到征得死者家属意见很可能会遭到拒绝，而且时间也紧迫，于是便取出了死者的一侧眼球，然后用义眼代替。尸体火化前，死者家属发现此事，便把医师告上法庭。经调查，医师完全是为了患者的利益，并没有任何与治疗无关的动机。对此案例的分析，哪个是最恰当的

A. 此案例说明我国器官来源的缺乏
B. 此案例说明我国在器官捐赠上观念的陈旧
C. 此案例说明医师为了患者的利益而摘取眼球在伦理学上是可以得到辩护的
D. 此案例说明首先征得家属的知情同意是一个最基本的伦理原则
E. 此案例说明医院对尸体的管理有问题

【答案】D

【解析】凡病理解剖或法医解剖的尸体，可以留取部分组织或器官作为诊断及研究之用，但应以尽量保持外形完整为原则。如有损害外形的必要时，应征得死者家属的同意。本题也反映了首先征得家属的知情同意是一个最基本的伦理原则。

31. 下列说法符合我国人类辅助生殖技术伦理原则的是

A. 对已婚女性可以实施商业性代孕技术
B. 对离异单身女性可以实施商业性代孕技术
C. 对任何女性都不得实施代孕技术
D. 对自愿的单身女性可以实施代孕技术
E. 对已婚女性可以实施亲属间的代孕技术

【答案】C

【解析】保护后代的原则：①医务人员有义务告知受者通过人类辅助生殖技术出生的后代与自然受孕分娩的后代享有同样的法律权利和义务，包括后代的继承权、受教育权、赡养父母的义务、父母离异时对孩子监护权的裁定等；②医务人员有义务告知接受人类辅助生殖技术治疗的夫妇，他们通过对该技术出生的孩子（包括对有出生缺陷的孩子）负有伦理、道德和法律上的权利和义务；③如果有证据表明实施人类辅助生殖技术将会对后代产生严重的生理、心理和社会损害，医务人员有义务停止该技术的实施；④医务人员不得对近亲间及任何不符合伦理、道德原则的精子和卵子实施人类辅助生殖技术；⑤医务人员不得实施代孕技术；⑥医务人员

不得实施胚胎赠送助孕技术；⑦在尚未解决人卵胞浆移植和人卵核移植技术安全性问题之前，医务人员不得实施以治疗不育为目的的人卵胞浆移植和人卵核移植技术；⑧同一供者的精子、卵子最多只能使5名妇女受孕；⑨医务人员不得实施以生育为目的的嵌合体胚胎技术。

（32～34题共用备选答案）

  A. 知情同意   B. 支持医学发展   C. 患者利益至上
  D. 医德境界   E. 内心信念

32. 属于患者和受试者权利的是

【答案】A

33. 属于患者义务的是

【答案】B

34. 属于医德评价方式的是

【答案】E

【解析】知情同意权是属于患者和受试者共同的权利。患者的义务：①有如实陈述病情的义务；②有配合医疗机构和医务人员进行一切检查治疗的义务（遵守医嘱的义务）；③支付医疗费用及其他服务费用的义务；④尊重医务人员的劳动及人格尊严的义务；⑤有遵守医疗机构规章制度的义务；⑥有不影响他人治疗，不将疾病传染给他人的义务；⑦有爱护公共财物的义务；⑧有接受强制性治疗的义务（急危患者、戒毒、传染病、精神病等）；⑨支持医学发展的义务。医德评价最一般的方式为社会舆论、内心信念和传统习俗这3种无形而深刻的伦理力量。

（35～37题共用备选答案）

  A. 医师为患者做检查时，由于消毒观念不强造成交叉感染
  B. 医师的行为使某个患者受益，但却损害了别的患者的利益
  C. 医师对患者的呼叫或提问给予应答
  D. 妊娠危及孕妇的生命时，医师给予引产
  E. 医师满足患者的一切保密要求

35. 上述各项中属于医师违背尊重原则的是

【答案】E

36. 上述各项中属于医师违背不伤害原则的是

【答案】A

37. 上述各项中属于医师违背有利原则的是

【答案】B

【解析】"医师满足患者的一切保密要求"属于违背了尊重患者隐私权的原则。医学伦理学的基本原则：①不伤害原则；②有利原则；③尊重原则；④公正原则。"医师为患者做检查时，由于消毒观念不强造成交叉感染"违背了不伤害原则。"医师的行为使某个患者受益，但却损害了别的患者的利益"违背了有利原则。

（38～40题共用备选答案）

  A. 以健康人或患者作为受试对象   B. 实验时使用对照和双盲法
  C. 不选择弱势人群作为受试者   D. 实验中受试者得到专家的允许后才可退出实验
  E. 弱势人群若参加实验，需要监护人的签字

38. 能体现人体实验知情同意的是

【答案】E

39. 不能体现知情同意的是

【答案】D

40. 能体现人体实验科学原则的是

【答案】B

【解析】在人体实验开始以前，让预备参加实验的人员知情同意是前提。为此，首先必须让其知情，即将实验的目的、方法、预期的好处、潜在的危险等信息公开，并让其理解和回答他们的质疑。在知情的基础上，又表示自愿同意参加并履行承诺手续，然后才能在其身体上进行人体实验。对缺乏或丧失自主能力的受试者，由家属、监护人或代理人代表。已参加人体实验的受试者，有随时撤销其承诺的权利，并且如果退出的受试者是患者，不能因此影响其正常的治疗和护理。人体实验的全过程应遵循医学科学研究的原理，采用实验对照和双盲的方法，以确保实验结果的科学性，经得起重复的验证。同时，人体实验结束后，必须作出实事求是的科学报告，任何篡改数据、编造假象的行为都是不道德的。

第三单元　卫生法规

1. 《中华人民共和国医师法》规定，在医疗、预防、保健机构中试用期满一年，具有以下学历者，可以参加执业医师资格考试
   A. 高等学校医学专业本科以上学历
   B. 高等学校医学专业专科学历
   C. 取得助理执业医师执业证书后，具有高等学校医学专科学历
   D. 中等专业学校医学专业学历
   E. 取得助理执业医师执业证书后，具有中等专业学校医学专业学历

【答案】A

【解析】具有中等专业学校医学专科学历，在执业医师指导下，在医疗、预防、保健机构中试用期满一年的，可以参加执业助理医师资格考试。参加执业医师考试的具体条件有：①具有高等学校医学专业本科以上学历，在执业医师指导下，在医疗、预防、保健机构中试用期满一年的；②取得执业助理医师执业证书后，具有高等学校医学专科学历，在医疗、预防、保健机构中工作满二年的；③具有中等专业学校医学专业学历，在医疗、预防、保健机构中工作满五年的。

2. 医师在执业活动中享有的权利之一是
   A. 宣传普及卫生保健知识　　B. 尊重患者隐私权　　C. 人格尊严、人身安全不受侵犯
   D. 努力钻研业务，及时更新知识　　E. 爱岗敬业，努力工作

【答案】C

【解析】医师在执业活动中享有下列权利：①在注册的执业范围内，进行医学诊查，疾病调查，医学处置、出具相应的医学证明文件，选择合理的医疗、预防、保健方案；②按照国务院卫生行政部门规定的标准，获得与本人执业活动相当的医疗设备基本条件；③从事医学研究、学术交流，参加专业学术团体；④参加专业培训，接受继续医学教育；⑤在执业活动中，人格尊严、人身安全不受侵犯；⑥获取工资报酬和津贴，享受国家规定的福利待遇；⑦对所在机构的医疗、预防、保健工作和卫生行政部门的工作提出意见和建议，依法参与所在机构的民主管理。

3. 未经有关部门批准，医师擅自开办诊所，卫生行政部门可采取的措施不包括
   A. 没收违法所得　　B. 责令赔偿患者损失　　C. 没收药品、器械
   D. 吊销执业证书　　E. 取缔

【答案】B

【解析】根据《中华人民共和国医师法》规定：未经批准擅自开办医疗机构行医，或者非医师行医的，由县级以上人民政府卫生行政部门予以取缔，没收其违法所得及其药品、器械，并处十万元以下的罚款；对医师吊销其执业证书；给患者造成损害的，依法承担赔偿责任；构成犯罪的，依法追究刑事责任。本题没有涉及造成损害。

4. 《中华人民共和国医师法》规定对考核不合格的医师，卫生行政部门可以责令其暂停执业活动，并接受培训和继续医学教育，暂停期限是3个月至
   A. 5个月　　　　　　B. 6个月　　　　　　C. 7个月
   D. 8个月　　　　　　E. 9个月

【答案】B

【解析】根据《中华人民共和国医师法》规定，受县级以上人民政府卫生行政部门委托的机构或者组织应当按照医师执业标准，对医师的业务水平、工作成绩和职业道德状况进行定期考核。对考核不合格的医师，县级以上人民政府卫生行政部门可以责令其暂停执业活动3个月至6个月，并接受培训和继续医学教育，暂停执业活动期满，再次进行考核，如考核合格的，允许其继续执业；对考核还不合格的，由县级以上人民政府卫生行政部门注销注册，收回医师执业证书。

5. 医师在执业活动中不属于应当履行的义务是
   A. 宣传普及卫生保健知识　　B. 尊重患者隐私权　　C. 人格尊严、人身安全不受侵犯
   D. 努力钻研业务，及时更新知识　　E. 爱岗敬业，努力工作

【答案】C

【解析】《中华人民共和国医师法》规定，医师在执业活动中应负有的义务：①遵守法律、法规及技术操作

规范；②敬业精神、职业道德、履行职责、服务患者；③关心、爱护、尊重患者，保护患者隐私；④钻研业务、更新知识、提高水平；⑤宣传卫生知识，对患者进行健康教育。C选项属于执业医师享有的权利。

6.《医师考核管理办法》已经明确规定，国家将对医师施行定期考核的时间是

A. 1年　　　　　　　　　　B. 5年　　　　　　　　　　C. 3年
D. 2年　　　　　　　　　　E. 4年

【答案】C

【解析】从2007年4月1起开始执行的《医师考核管理办法》已经明确规定，国家将对医师的业务水平，工作成绩，职业道德施行定期考核（每3年），其中工作成绩，职业道德由所在医疗机构考核，业务水平施行全国统考。考核不合格者责令暂停执业3～6个月，培训后再考核；合格者继续执业，再次考核不合格者注销注册，收回证书。

7. 2004年，某地农村产妇在无证个体医师王某开办的诊所分娩。由于第三产程子宫收缩无力，产妇的胎盘迟迟未娩出。此时，王某在一不消毒，二不戴消毒手套的情况下，将手伸进子宫，误认为还有一胎儿未娩出而向外猛拉子宫，当场造成产妇大出血死亡。根据《医师法》的规定，应依照该法追究王某的法律责任，其承担的法律责任为

A. 责令改正　　　　　　　　B. 予以取缔　　　　　　　　C. 没收违法所得及其药品、器械
D. 赔偿责任　　　　　　　　E. 刑事责任

【答案】E

【解析】根据《中华人民共和国医师法》规定：未经批准擅自开办医疗机构行医或者非医师行医的，由县级以上人民政府卫生行政部门予以取缔，没收其违法所得及其药品、器械，并处十万元以下的罚款；对医师吊销其执业证书；给患者造成损害的，依法承担赔偿责任；构成犯罪的，依法追究刑事责任。王某属于非法行医，并造成了患者死亡，应承担刑事责任并带民事责任。

8. 刘某，高等学校医学专业大专毕业，2020年取得执业助理医师执业证书。他要参加执业医师资格考试，根据《医师法》规定，应取得执业助理医师执业证书后，在医疗机构中工作满

A. 6年　　　　　　　　　　B. 5年　　　　　　　　　　C. 4年
D. 3年　　　　　　　　　　E. 2年

【答案】E

【解析】《中华人民共和国医师法》规定：取得执业助理医师执业证书后，具有高等学校医学专业学历，在医疗、预防、保健机构中工作满2年的；可以参加执业医师资格考试。

9. 某学生因要报考研究生，欲向单位请假复习，遂找到其中学同学、县医院的某执业医师，请该医师为其开具病假条。该医师为其开出了"病毒性心肌炎，全休1个月"的诊断证明书。对于该医师的行为，县卫生局可以给予

A. 吊销其医师执业证书
B. 警告或责令其暂停执业活动3个月至6个月，并接受培训和继续教育
C. 警告或责令其暂停执业活动6个月至1年
D. 调离医师岗位
E. 给予行政或纪律处分

【答案】C

【解析】根据《中华人民共和国医师法》第三十七条，医师在执业活动中，隐匿、伪造或者擅自销毁医学文书及有关资料的，由县级以上人民政府卫生行政部门给予警告或者责令暂停6个月以上1年以下执业活动；情节严重的，吊销其执业证书；构成犯罪的依法追究法律责任。本题中王某的行为属于此类。

10. 黄某，2010年10月因医疗事故受到吊销医师执业证书的行政处罚，2011年9月向当地卫生行政部门申请重新注册。卫生行政部门经过审查决定对黄某不予注册，理由是黄某的行政处罚自决定之日起至申请注册之日止不满

A. 1年　　　　　　　　　　B. 2年　　　　　　　　　　C. 3年
D. 4年　　　　　　　　　　E. 5年

【答案】B

【解析】《医师执业注册暂行办法》规定：执业医师不予注册的情形有：①不具有完全民事行为能力的；②因受刑事处罚，自刑罚执行完毕之日起至申请注册之日不满2年的；③受吊销医师执业证书行政处罚，自处罚决定之日起至申请注册之日止不满2年的；④有国务院卫生行政部门规定不宜从事医疗、预防、保健业务的其他情形的。本题黄某属于第三种情形。

11. 王某经执业医师考试合格并进行注册后，开办了一家牙科诊所，同时因为其对妇产科知识和操作较为熟悉，所以平时也会诊治一些妇科和产科的患者，其进行的妇产科诊疗活动属于
   A. 法律允许的行为
   B. 医师执业规定所允许的行为
   C. 只要不发生差错，法律即允许
   D. 超出执业范围的违法行为
   E. 只要是患者自愿，就是法律允许的行为
   【答案】D
   【解析】《中华人民共和国医师法》规定：医师经注册后，可以在医疗、预防、保健机构中按照注册的执业地点、执业类别、执业范围执业，从事相应的医疗、预防、保健业务。该医师超出了她的执业范围。

12. 医务人员在医疗活动中发生医疗事故争议，应当立即向
   A. 所在科室报告
   B. 所在医院医务部门报告
   C. 所在医疗机构医疗质量监控部门报告
   D. 所在医疗机构的主管负责人报告
   E. 当地卫生行政机关报告
   【答案】A
   【解析】根据《医疗事故处理条例》第二章第十三条，医务人员在医疗活动中发生或者发现医疗事故、可能引起医疗事故的医疗过失行为或者发生医疗事故争议的，应当立即向所在科室负责人报告。

13. 某医院的医护人员工作疏忽造成患者重度残疾，经鉴定机构认定为医疗事故，则下列费用中哪项不属于该医院应该承担的
   A. 医疗事故的鉴定费
   B. 患者为此支出的律师咨询费
   C. 误工费
   D. 残疾生活补助费
   E. 被抚养人生活费
   【答案】B
   【解析】《医疗事故处理条例》第三十四条：医疗事故技术鉴定，可以收取鉴定费用。经鉴定，属于医疗事故的，鉴定费用由医疗机构支付；其余按照医疗事故赔偿的项目和计算标准。患者为此支出的律师咨询费由患者自己承担。

14. 在下列各项中，对患者不会造成伤害的是
   A. 医务人员的知识和技能低下
   B. 医务人员的行为疏忽和粗枝大叶
   C. 医务人员强迫患者接受检查和治疗
   D. 医务人员对患者呼叫或提问置之不理
   E. 医务人员为治疗疾病适当地限制或约束患者的自由
   【答案】E
   【解析】对患者不会造成伤害的是，医务人员为治疗疾病适当地限制或约束患者的自由。其余选项均可对患者造成伤害。

15. 根据《医疗事故处理条例》规定，关于医疗事故技术鉴定专家组产生的说法错误的是
   A. 专家库的专家应具有良好的业务素质和执业品德
   B. 专家库的专家应担任相应专业高级技术职务三年以上
   C. 参加医疗事故技术鉴定的专家与医疗事故争议有利害关系的须回避
   D. 专家库的专家只能是本行政区域的
   E. 参加医疗事故技术鉴定的专家是医疗事故争议当事人的须回避
   【答案】D
   【解析】现有专家库成员不能满足鉴定工作需要时，医学会向双方当事人说明，并经双方当事人同意，可以从本省、自治区、直辖市其他医学会专家库中抽取相关学科专业组的专家参加专家鉴定组；本省、自治区、直辖市医学会专家库成员不能满足鉴定工作需要时，也可以从其他省、自治区、直辖市医学会专家库中抽取相关学科专业组的专家参加专家鉴定组。不会有地域的限制。

16. 《医疗事故处理条例》规定患者在发生医疗纠纷的时候可以封存和复印病历，下列资料中哪项属于可以封存但不能复印的病历资料
   A. 会诊记录
   B. 门诊病历
   C. 手术及麻醉记录单
   D. 病理报告单
   E. 化验报告单
   【答案】A
   【解析】《医疗事故处理条例》第十条：患者有权复印或者复制其门诊病历、住院志、体温单、医嘱单、化验单（检验报告）、医学影像检查资料、特殊检查同意书、手术同意书、手术及麻醉记录单、病理资料、护理记录以及国务院卫生行政部门规定的其他病历资料。

17. 对患者死因有异议的，应在48h内进行尸检，具备冷冻条件的可以延长至
A. 3天　　　　　　　　　　B. 4天　　　　　　　　　　C. 5天
D. 6天　　　　　　　　　　E. 7天
【答案】E
【解析】参见《医疗事故处理条例》第十八条：患者死亡。医患双方当事人不能确定死因或者对死因有异议的。应当在患者死亡后48h内进行尸检，具备尸体冻存条件的，可以延长至7日。

18. 发生医疗事故争议时，关于病历资料和现场实物的处理，做法不正确的是
A. 疑似输液引起不良后果的，医患双方应当共同对现场实物进行封存
B. 封存的病历资料必须是原件
C. 封存的病历资料和实物由医疗机构保管
D. 封存的现场实物需要检验的，由医患双方共同指定的依法具有检验资格的检验机构进行检验
E. 医疗机构应妥善保管病历资料
【答案】B
【解析】疑似输液、输血、注射、药物等引起不良后果的，医患双方应当共同对现场实物进行封存和启封，封存的现场实物由医疗机构保管；需要检验的，应当由双方共同指定的、依法具有检验资格的检验机构进行检验；双方无法共同指定时，由卫生行政部门指定。疑似输血引起不良后果，需要对血液进行封存保留的，医疗机构应当通知提供该血液的采供血机构派员到场。发生医疗事故争议时，死亡病例讨论记录、疑难病例讨论记录、上级医师查房记录、会诊意见、病程记录应当在医患双方在场的情况下封存和启封。封存的病历资料可以是复印件，由医疗机构保管。故封存的资料不一定非要是原件。

19. 卫生行政部门收到医疗事故争议处理，申请进行审查并做出是否受理决定的期限是
A. 5日　　　　　　　　　　B. 7日　　　　　　　　　　C. 10日
D. 15日　　　　　　　　　E. 30日
【答案】C
【解析】卫生行政部门应当自收到医疗事故争议处理申请之日起10日内进行审查，作出是否受理的决定。

20. 卫生行政部门收到负责组织医疗事故技术鉴定工作的医学会出具的医疗事故技术鉴定书后的工作不包括
A. 审核参加鉴定的人员资格　　　　　　B. 审核参加鉴定的人员的专业类别
C. 审核鉴定程序　　　　　　　　　　　D. 对鉴定书进行形式审查
E. 组织调查，听取医疗事故争议双方当事人的意见
【答案】D
【解析】卫生行政部门收到负责组织医疗事故技术鉴定工作的医学会出具的医疗事故技术鉴定书后，应当对参加鉴定的人员资格和专业类别、鉴定程序进行审核；组织调查，听取医疗事故争议双方当事人的意见；经审核，发现医疗事故技术鉴定不符合《条例》规定的，应当要求重新鉴定。因此，对医疗事故鉴定结论进行审核是卫生行政部门的法定职责，卫生行政部门应当在收到医疗事故鉴定书后，依职权对鉴定材料进行主动审核。

21. 《医疗事故处理条例》规定，造成患者中度残疾，器官组织损伤，导致严重功能障碍的，属于几级医疗事故
A. 一级甲等　　　　　　　　B. 一级乙等　　　　　　　　C. 二级
D. 三级　　　　　　　　　　E. 四级
【答案】C
【解析】一级是指造成患者死亡或重度残疾。二级是指造成患者中度残疾、器官组织损伤导致严重功能障碍。三级是指造成患者轻度残疾、器官组织损伤导致一般功能障碍。四级是指造成患者明显人身损害的其他后果的医疗事故。

22. 某内科医师，在春节探家的火车上遇到一位产妇临产，因车上无其他医务人员，该医师遂协助产妇分娩，在分娩过程中，因牵拉过度，导致新生儿左上肢臂丛神经损伤，该医师行为的性质为
A. 属于违规操作，构成医疗事故　　　　B. 属于非法行医，不属医疗事故
C. 属于超范围执业，构成医疗事故　　　D. 属于见义勇为，不构成医疗事故
E. 属于采取紧急医疗措施，虽造成不良后果，但不属医疗事故
【答案】E
【解析】考核《医疗事故处理条例》。医疗事故是指医疗机构及其医务人员在医疗活动中，违反医疗卫生管理法律、行政法规、部门规章和诊疗护理规范、常规，过失造成患者人身损害的事故。该医师的行为属于采取紧急医疗措施，虽造成不良后果，但不属医疗事故。

23. 某地级市医院于2001年10月对患者李某行胃大部切除，胃空肠吻合术。手术操作无误，术后恢复良好。第5天李某感到张口、下咽困难，第6天出现角弓反张、抽搐，诊断为破伤风，经医院抢救无效，于10月11日死亡。患者家属找到市卫生行政部门申诉。经市医学会10月31日鉴定，不属于医疗事故，并在当日将通知书交与家属，家属对此有异议。家属可以向市卫生行政部门申请再鉴定的有效期限是
   A. 11月5日前　　　　　　　B. 11月7日前　　　　　　　C. 11月10日前
   D. 11月15日前　　　　　　　E. 11月30日前
【答案】D
【解析】《医疗事故处理条例》第二十二条：当事人对首次医疗事故技术鉴定结论不服的，可以自收到首次鉴定结论之日起15日内，向医疗机构所在地卫生行政部门提出再次鉴定的申请。

24. 一名女性患者因不孕症、闭经，伴厌食、消瘦到妇科就诊。妇科医师对其做了各种常规检查后，决定行腹腔镜检查，通知患者准备。患者不知该检查如何做，便随医师进入处置室检查，检查中发现作了切口。患者及家属均不满意开刀，遂向院方提出了赔偿要求。该案例行腹腔镜检查应如何决定为合理
   A. 必须征得患者同意　　　　B. 可以征得患者同意　　　　C. 可以由医师决定
   D. 必须由医院决定　　　　　E. 可以由医院或科室决定
【答案】A
【解析】《医疗事故处理条例》第十一条：在医疗活动中，医疗机构及其医务人员应当将患者的病情、医疗措施、医疗风险等如实告知患者，及时解答其咨询；但是，应当避免对患者产生不利后果。

25. 产妇郑某住院分娩，分娩过程中由于医护人员操作错误，造成郑某大出血死亡。此后其家属进行的下列哪项行为是不恰当的
   A. 要求医院方就患者死亡给出合理解释
   B. 要求在死者家属在场的情况下封存病历
   C. 要求将死者尸体冻存在医院停尸房，待5天后进行尸检
   D. 要求死者生前的主治医师先行赔付
   E. 要求进行医疗事故鉴定
【答案】D
【解析】《医疗事故处理条例》第十六条：发生医疗事故争议时，死亡病例讨论记录、疑难病例讨论记录、上级医师查房记录、会诊意见、病程记录应当在医患双方在场的情况下封存和启封。第十八条：患者死亡，医患双方当事人不能确定死因或者对死因有异议的，应当在患者死亡后48h内进行尸检；具备尸体冻存条件的，可以延长至7日。尸检应当经死者近亲属同意并签字。

26. 冯医师最近被任命为医务科的科长，其工作中的一个重要方面是处理医疗事故，对于处理医疗事故他有自己的理解，下列他的理解中哪项是正确的
   A. 因为要求病历书写要及时，所以如遇抢救危急患者未能及时书写病历时，不能根据回忆补记，仅写7份抢救患者未能记载病历的报告上交医院管理部门即可
   B. 患者要求复印病历的时候，医疗机构自行将相关内容复印之后交给患者即可
   C. 医院为患者复印病历不能向患者收取任何费用
   D. 医院方可以单独委托相关医学会对医疗事故进行鉴定
   E. 医院发生了患者死亡的医疗事故应该在12h之内上报所在地卫生行政部门
【答案】E

27. 5岁男孩李某，玩耍时将一小跳棋子误吸卡于喉部，出现严重窒息。其父速将其送至邻居周某开设的中医诊所就诊。周某即刻用桌上的一把水果刀将男孩李某的气管切开，并用手伸入切口将棋子捅出。李某的生命虽得救，但伤口感染。经抗感染治疗后，伤口愈合，瘢痕形成，气管狭窄。周某行为属于
   A. 违规操作，构成医疗事故　　B. 非法行医，不属于医疗事故　　C. 超范围执业，构成医疗事故
   D. 超范围执业，不构成医疗事故　　E. 虽造成不良后果，但不属于医疗事故。
【答案】E
【解析】《医疗事故处理条例》规定：医疗事故是指医疗机构及其医务人员在医疗活动中，违反医疗卫生管理法律、行政法规、部门规章和诊疗护理规范、常规，过失造成患者人身损害的事故。该医师的行为属于采取紧急医疗措施，虽造成不良后果，但不属医疗事故。

28. 医疗保健人员未按规定报告传染病疫情，造成传染病传播、流行或者其他严重后果，尚未构成犯罪的，由卫生行政部门给予的行政处分是
   A. 警告、记过或记大过　　　　B. 记过、记大过或降级　　　　C. 记大过、降级或撤职

D. 降级、撤职或开除　　　　　E. 撤职、开除或拘留

【答案】D

【解析】《传染病防治法》规定未按照规定报告传染病疫情，或者隐瞒、谎报、缓报传染病疫情的，造成传染病传播、流行或者其他严重后果的，对负有责任的主管人员和其他直接责任人员，依法给予降级、撤职、开除的处分。

29. 下列乙类传染病应按甲类传染病处理的是
A. 流行性出血热　　　　　B. 流行性乙型脑炎　　　　　C. 肺炭疽
D. 流行性脑脊髓膜炎　　　E. 布鲁氏菌病

【答案】C

【解析】《传染病防治法》第四条，对乙类传染病中传染性非典型肺炎、炭疽中的肺炭疽和人感染高致病性禽流感，采取乙类甲管的预防、控制措施。

30. 在传染病疫情控制时，医疗机构的职责中错误的是
A. 对本单位内被传染病病原体污染的场所，依法实施消毒和无害化处理
B. 对甲类传染病患者的密切接触者，在指定场所进行医学观察
C. 对所有传染病患者给予隔离治疗
D. 对拒绝隔离治疗的甲类传染病患者，由公安部门协助医疗机构采取强制隔离措施
E. 对甲类传染病患者，确诊前在指定场所单独隔离治疗

【答案】C

【解析】医疗机构发现甲类传染病时，应当及时采取下列措施：①对患者、病原携带者，予以隔离治疗，隔离期限根据医学检查结果确定；②对疑似患者，确诊前在指定场所单独隔离治疗；③对医疗机构内的患者、病原携带者、疑似患者的密切接触者，在指定场所进行医学观察和采取其他必要的预防措施。拒绝隔离治疗或者隔离期未满擅自脱离隔离治疗的，可以由公安机关协助医疗机构采取强制隔离治疗措施。医疗机构发现乙类或者丙类传染病患者，应当根据病情采取必要的治疗和控制传播措施。医疗机构对本单位内被传染病病原体污染的场所、物品以及医疗废物，必须依照法律、法规的规定实施消毒和无害化处置。并不是所有的传染病患者都要控制。

31. 疾病预防控制机构在传染病的预防与控制中，不具有的职责是
A. 组织实施免疫规划　　　　B. 开展健康教育、咨询　　　　C. 进行流行病学调查
D. 疫区的宣布　　　　　　　E. 进入现场采样

【答案】D

【解析】疾病预防控制机构的职责：①实施传染病预防控制规划、计划和方案；②收集、分析和报告传染病监测信息，预测传染病的发生、流行趋势；③开展对传染病疫情和突发公共卫生事件的流行病学调查、现场处理及其效果评价；④开展传染病实验室检测、诊断、病原学鉴定；⑤实施免疫规划，负责预防性生物制品的使用管理；⑥开展健康教育、咨询，普及传染病防治知识；⑦指导、培训下级疾病预防控制机构及其工作人员开展传染病监测工作；⑧开展传染病防治应用性研究和卫生评价，提供技术咨询。疫区的宣布是由县及县以上人民政府或者国务院宣布。

32. 国家对艾滋病进行一系列行为干预措施，下列属于《艾滋病防治条例》规定的干预措施的是
A. 强制咨询和强制检测制度　　　B. 强制咨询和自愿检测制度　　　C. 自愿咨询和强制检测制度
D. 自愿咨询和自愿检测制度　　　E. 强制检测制度

【答案】D

【解析】《艾滋病防治法》第三章第二十三条规定，国家实行艾滋病自愿咨询和自愿检测制度。县级以上地方人民政府卫生主管部门指定的医疗卫生机构，应当按照国务院卫生主管部门会同国务院其他有关部门制定的艾滋病自愿咨询和检测办法，为自愿接受艾滋病咨询、检测的人员免费提供咨询和初筛检测。

33. 王某，35 岁，有长期的吸毒史。因为和他人共用同一针头注射而感染了艾滋病。王某住所地的疾病预防控制机构欲以真实姓名公布他的相关病情和有关资料，以引起社会对艾滋病防治工作的关注，此时，应当得到谁的同意
A. 王某本人　　　　　　B. 王某的父母　　　　　　C. 王某的配偶
D. 王某的单位　　　　　E. 王某所在地的卫生行政部门

【答案】A

【解析】《艾滋病防治法》第三章第三十九条规定，未经本人或者其监护人同意，任何单位或者个人不得公开艾滋病病毒感染者、艾滋病患者及其家属的姓名、住址、工作单位、肖像、病史资料以及其他可能推断出其具体身份的信息。

34. 李某，怀疑自己因为输血感染了艾滋病，现在王某到其所在县的人民政府卫生主管部门指定的医疗卫生机构进行咨询和检测，则

　　A. 王某应当交咨询费和检测费　　　　　　B. 王某可以不交咨询费但是应交检测费
　　C. 王某不需要交咨询费和检测费　　　　　　D. 王某可以不交检测费但是应交咨询费
　　E. 王某是否交费应当根据具体情况由负责咨询和检测的机构决定

【答案】C

【解析】《艾滋病防治条例》第二十三条规定：县级以上人民政府卫生行政部门指定的医疗卫生机构，应当为自愿接受艾滋病咨询、检查的人员免费提供咨询和初筛检测。

35. 李某是某医疗机构的医师，某日其在值班过程中，接诊了一名急诊车祸患者，由于情况紧急，急需大量血液，所以李某对临时应急采集的血液未进行艾滋病检测，所幸未造成严重后果，则对李某应给予的处罚是

　　A. 通报批评，给予警告　　　　B. 降级　　　　　　C. 撤职
　　D. 开除　　　　　　　　　　　E. 吊销张某的执业证书

【答案】A

【解析】《艾滋病防治条例》第五十五条规定，医疗卫生机构未依照本条例规定履行职责，对临时应急采集的血液未进行艾滋病检测，对临床用血艾滋病检测结果未进行核查，或者将艾滋病检测阳性的血液用于临床的，由县级以上人民政府卫生主管部门责令限期改正，通报批评，给予警告。

36. 每张中成药处方可以开具的药品种类最多的是

　　A. 2种　　　　　　　　　　B. 3种　　　　　　　　　C. 5种
　　D. 6种　　　　　　　　　　E. 7种

【答案】C

【解析】《处方管理办法》第六条（七）规定：开具西药、中成药处方，每一种药品应当另起一行，每张处方不得超过5种药品。

37. 处方的有效期限为开具当日有效，特殊情况下需延长有效期的，由开具处方的医师注明有效期限，时间最长不超过

　　A. 1天　　　　　　　　　　B. 3天　　　　　　　　　C. 5天
　　D. 7天　　　　　　　　　　E. 9天

【答案】B

【解析】《处方管理办法》规定：处方开具当日有效，特殊情况下需要延长有效期的，由开具处方的医师注明有效期限，最长不得超过3天。

38. 下列符合处方书写规则的是

　　A. 西药和中成药不可以开具一张处方
　　B. 中药饮片处方的书写，一般应当按照"君、臣、佐、使"的顺序排列
　　C. 处方不得有任何涂改
　　D. 患者年龄填写的是虚岁
　　E. 西药和中药饮片可以开具一张处方

【答案】B

39. 《处方管理办法》规定的处方应当是谁开具的

　　A. 执业医师　　　　　　　　　　　B. 执业助理医师
　　C. 注册的执业医师和执业助理医师　　D. 注册的执业药师
　　E. 执业医师

【答案】C

【解析】处方管理办法第二条规定，本办法所称处方，是指由注册的执业医师和执业助理医师（以下简称医师）在诊疗活动中为患者开具的。

40. 关于医师出现下列情形医疗机构可取消其处方权，说法错误的是

　　A. 抗菌药物考核不合格的
　　B. 限制处方权后，仍出现超常处方且无正当理由的
　　C. 未按照规定开具抗菌药物处方，造成严重后果的
　　D. 开具抗菌药物处方未获得良好临床效果的
　　E. 未按照规定使用抗菌药物，造成严重后果的

【答案】D

【解析】《抗菌药物临床应用管理办法》规定：①抗菌药物考核不合格的；②限制处方权后，仍出现超常处方且无正当理由的；③未按照规定开具抗菌药物处方，造成严重后果的；④未按照规定使用抗菌药物，造成严重后果的；⑤开具处方牟取不正当利益的；⑥医师处方和药师处方调剂资格取消后，在6个月内不得恢复期处方权和药物调剂资格。

41. 国家实行特殊管理的药品不包括
   A. 麻醉药品　　　　　　　　B. 疫苗　　　　　　　　C. 精神药品
   D. 医疗用毒性药品　　　　　E. 放射性药品
【答案】B
【解析】特殊管理药品包括：麻醉药品、精神药品、医疗用毒性药品、放射性药品、药品类易制毒化学品、蛋白同化制剂、肽类激素、终止妊娠药品、部分含特殊药品复方制剂。

42. 某村卫生室私自从"不法药贩"处购入药品用于患者的治疗，险些造成患者的死亡，事发后，经有关部门检查、检测，认定该药品为假药。该认定依据的事实是
   A. 药品标签未标明有效期　　　　　　B. 药品超过有效期
   C. 直接接触药品的包装材料未经批准　　D. 药品所含成分与国家药品标准规定成分不符
   E. 药品擅自添加着色素
【答案】D
【解析】《药品管理法》第四十八条规定：禁止生产（包括配制，下同）、销售假药。有以下情形之一的为假药：①药品所含成分与国家药品标准规定的成分不符的；②以非药品冒充药品或者以他种药品冒充此种药品的。A、B、C、E选项为按劣药论处情形。

43. 某医师与某药厂达成协议，在开处方时使用了该厂生产的药品，并收受了该厂给予的提成。对于该医师的违法行为，有权决定给予行政处分并没收其违法所得的部门是
   A. 消费者权益保护协会　　B. 工商行政管理部门　　C. 药品监督管理部门
   D. 卫生行政部门　　　　　E. 监察部门
【答案】D
【解析】根据《中华人民共和国药品管理法》第九十一条，医疗机构的负责人、药品采购人员、医师等有关人员收受药品生产企业、药品经营企业或者其代理人给予的财物或者其他利益的，由卫生行政部门或者本单位给予处分，没收违法所得；对违法行为情节严重的执业医师，由卫生行政部门吊销其执业证书；构成犯罪的，依法追究刑事责任。胡某的行为应由卫生行政部门处罚。

44. 《药品管理法》对医疗机构配制的制剂有一系列规定，下列哪项不符合上述规定
   A. 应当是本单位临床需要而市场上没有供应的品种　　B. 可以部分在市场销售
   C. 必须按照规定进行质量检验　　　　　　　　　　　D. 凭医师处方在本医疗机构使用
   E. 不得在市场销售
【答案】B
【解析】《药品管理法》第二十五条：医疗机构配制的制剂，应当是本单位临床需要而市场上没有供应的品种，并须经所在地省、自治区、直辖市人民政府药品监督管理部门批准后方可配制。配制的制剂必须按照规定进行质量检验；合格的，凭医师处方在本医疗机构使用。特殊情况下，经国务院或者省、自治区、直辖市人民政府的药品监督管理部门批准，医疗机构配制的制剂可以在指定的医疗机构之间调剂使用。医疗机构配制的制剂不得在市场销售。

45. 甲药厂销售代表和某医院多名医师约定，医师在处方时使用甲药厂生产的药品，并按使用量的多少给予提成。事情曝光以后，按《药品管理法》的规定，对甲药厂可以作出行政处罚的部门是
   A. 药品监督管理部门　　B. 工商行政管理部门　　C. 税务管理部门
   D. 医疗保险部门　　　　E. 卫生行政部门
【答案】A
【解析】《中华人民共和国药品管理法》第九十一条药品的生产企业、经营企业的负责人、采购人员等有关人员在药品购销中收受其他生产企业、经营企业或者其代理人给予的财物或者其他利益的，依法给予处分，没收违法所得；构成犯罪的，依法追究刑事责任。医疗机构的负责人、药品采购人员、医师等有关人员收受药品生产企业、药品经营企业或者其代理人给予的财物或者其他利益的由卫生行政部门或者本单位给予处分，没收违法所得；对违法行为情节严重的执业医师，由卫生行政部门吊销其执业证书；构成犯罪的，依法追究刑事责任。

46. 医疗机构应当对麻醉药品处方进行专册登记，加强管理。按照《麻醉药品和精神药品管理条例》的规定，麻醉药品处方至少保存

A. 1 年 B. 2 年 C. 3 年
D. 4 年 E. 5 年

【答案】C

【解析】根据《麻醉药品和精神药品管理条例》：医疗机构应当对麻醉药品和精神药品处方进行专册登记，加强管理。麻醉药品处方至少保存 3 年，精神药品处方至少保存 2 年，普通、急诊、儿科处方保存 1 年。

47. 吉林省长春市某医疗机构欲取得麻醉药品的购用印鉴卡，如果要获得长春市人民政府卫生主管部门的批准，应当具备以下条件，除了

A. 有获得麻醉药品处方资格的执业医师 B. 有专职的麻醉药品管理人员
C. 有保证麻醉药品安全储存的设施 D. 有保证麻醉药品和安全储存的管理制度
E. 有获得麻醉药品处方资格的执业助理医师

【答案】E

【解析】申请《印鉴卡》的医疗机构应当符合下列条件：①有与使用麻醉药品和第一类精神药品相关的诊疗科目；②具有经过麻醉药品和第一类精神药品培训的、专职从事麻醉药品和第一类精神药品管理的药学专业技术人员；③有获得麻醉药品处方资格的执业医师；④有保证麻醉药品和第一类精神药品安全储存的设施和管理制度。

48. 从事医疗废物集中处置活动的单位，下列条件得是不符合：

A. 具有符合环境保护和卫生要求的医疗废物贮存、处置设施或者设备
B. 具有经过培训的技术人员以及相应的技术工人
C. 具有负责医疗废物处置效果检测、评价工作的机构和人员
D. 具有保证医疗废物安全处置的规章制度
E. 具有三级甲等资格的医院才可以

【答案】E

49. 《献血法》规定，国家提倡健康公民自愿献血的年龄是

A. 18～40 周岁 B. 18～45 周岁 C. 18～50 周岁
D. 18～55 周岁 E. 18～60 周岁

【答案】D

【解析】我国提倡无偿献血制度，国家提倡 18 周岁至 55 周岁的健康公民自愿献血。

50. 《献血法》规定，对献血者采集血液两次采集间隔期不少于

A. 7 个月 B. 6 个月 C. 5 个月
D. 4 个月 E. 3 个月

【答案】B

【解析】血站对献血者每次采集血液量一般为 200mL，最多不得超过 400mL，两次采集间隔期不少于 6 个月。

51. 医务人员将不符合国家规定标准的血液用于患者，造成患者死亡或者严重损害患者身体健康的，由司法机关追究的法律责任是

A. 违宪责任 B. 行政责任 C. 民事责任
D. 刑事责任 E. 经济责任

【答案】D

【解析】根据《中华人民共和国献血法》第二十二条，医疗机构的医务人员违反本法规定，将不符合国家规定标准的血液用于患者的，由县级以上地方人民政府卫生行政部门责令改正；给患者健康造成损害的，应当依法赔偿，对直接负责的主管人员和其他直接责任人员，依法给予行政处分。构成犯罪的，依法追究刑事责任。造成患者死亡或者严重损害患者身体健康的，需要追究刑事责任。

52. 公民临床用血时，交付用于血液的费用没有包括

A. 血液采集费用 B. 血液购买费用 C. 血液储存费用
D. 血液分离费用 E. 血液检验费用

【答案】B

【解析】根据《中华人民共和国献血法》第十四条，公民临床用血时只交付用于血液的采集、储存、分离、检验等费用；具体收费标准由国务院卫生行政部门会同国务院价格主管部门制定。无偿献血者临床需要用血时，免交前款规定的费用；无偿献血者的配偶和直系亲属临床需要用血时，可以按照省、自治区、直辖市人民政府的规定免交或者减交前款规定的费用。

53. 《母婴保健法》规定的孕产期保健服务不包括
 A. 母婴保健指导　　　　　　　B. 孕妇、产妇保健　　　　　　C. 胎儿保健
 D. 胎儿性别诊断　　　　　　　E. 新生儿保健
【答案】D
【解析】《母婴保健法》第十四条规定孕产期保健包括：①母婴保健指导，对孕育健康后代以及严重遗传性疾病和碘缺乏病等地方病的发病原因、治疗和预防方法提供医学意见；②孕妇、产妇保健，为孕妇、产妇提供卫生营养、心理等方面的咨询和指导，以及产前定期检查等医疗保健服务；③胎儿保健，为胎儿生产发育进行监护，提供咨询和医学指导；④新生儿保健，为新生儿生产发育哺乳和护理提供医疗保健服务。胎儿性别诊断是非法的。

54. 医疗保健机构依法开展产前诊断的，必须符合卫生管理部门规定的条件和技术标准，并经县级以上地方人民政府卫生行政部门
 A. 审查　　　　　　　　　　　B. 审核　　　　　　　　　　　C. 认可
 D. 许可　　　　　　　　　　　E. 确认
【答案】D
【解析】根据《母婴保健法》规定：医疗保健机构依法开展产前诊断的，必须符合卫生管理部门规定的条件和技术标准，并经县级以上地方人民政府卫生行政部门许可。

55. 婚前医学检查服务的内容是指
 A. 进行性卫生知识、生育知识的教育　　　　B. 进行遗传病知识的教育
 C. 对有关婚配问题提供医学意见　　　　　　D. 对有关生育保健问题提供医学意见
 E. 对严重遗传疾病、指定传染病和有关精神病的检查
【答案】E
【解析】根据《中华人民共和国母婴保健法》的规定，婚前医学检查主要对以下疾病的检查：①严重的遗传性疾病；②指定传染病，是指艾滋病、淋病、梅毒、麻风病等传染病；③有关精神病，是指精神分裂症、狂躁抑郁型精神病以及其他重型精神病。

56. 婚前医学检查，对确诊患有严重遗传病不宜生育者正确的处理方法是
 A. 不能结婚　　　　　　　　　　　　　　　B. 可以结婚，但需要采取长效避孕措施或者实施结扎手术
 C. 可以结婚，但需提交书面声明，保证不生育　D. 可以结婚，但必须符合晚婚规定
 E. 法律未明确规定禁止结婚的，可以结婚
【答案】B
【解析】经婚前医学检查，对诊断患医学上认为不宜生育的严重遗传性疾病的，医师应当向男女双方说明情况，提出医学意见；经男女双方同意，采取长效避孕措施或者施行结扎手术后不生育的，可以结婚。但法律规定禁止结婚的除外。

57. 李某怀孕期间到医院进行产前检查，此时医师如果发现一些情况存在，就会提出终止妊娠的医学意见，这些情况中不包括
 A. 李某有致畸物质接触史　　　　　　　　　B. 胎儿有严重缺陷
 C. 胎儿患严重遗传性疾病　　　　　　　　　D. 李某患严重高血压，继续妊娠会危及其生命
 E. 李某患严重糖尿病，继续妊娠会严重危害其健康
【答案】A
【解析】《母婴保健法》第十八条：经产前诊断，有下列情形之一的，医师应当向夫妻双方说明情况，并提出终止妊娠的医学意见：①胎儿患严重遗传性疾病的；②胎儿有严重缺陷的；③因患严重疾病，继续妊娠可能危及孕妇生命安全或者严重危害孕妇健康的。A选项中所述曾经接触过致畸物质，但未具体说明接触时间、接触剂量以及后果，所以并非一定需要终止妊娠。

58. 医务人员在诊疗活动中应当向患者说明病情和医疗措施。需要实施手术、特殊检查、特殊治疗的，医务人员不宜向患者说明时，应当
 A. 向患者的近亲属说明，并取得其书面同意
 B. 向医疗机构负责人说明情况，并取得其书面同意
 C. 向医疗机构科室负责人说明情况，并取得其书面同意
 D. 向保险机构说明情况，并取得其书面同意
 E. 医务人员自行决定
【答案】A

【解析】法律规定：医务人员在诊疗活动中应当向患者说明病情和医疗措施。需要实施手术、特殊检查、特殊治疗的，医务人员应当及时向患者说明医疗风险、替代医疗方案等情况，并取得其书面同意；不宜向患者说明的，应当向患者的近亲属说明，并取得其书面同意。

59. 患者有损害，不是推定医疗机构有过错的法定情形的是
   A. 违反法律、行政法规、规章以及其他有关诊疗规范的规定
   B. 隐匿与纠纷有关的病历资料
   C. 拒绝提供与纠纷有关的病历资料
   D. 伪造、篡改、销毁病历资料
   E. 医疗事故造成患者死亡的

【答案】E

【解析】法律规定，患者有损害，因下列情形之一的，推定医疗机构有过错：①违反法律、行政法规、规章以及其他有关诊疗规范的规定；②隐匿或者拒绝提供与纠纷有关的病历资料；③伪造、篡改或者销毁病历资料。

60. 对精神障碍患者实施住院治疗须经监护人同意的情形是
   A. 医疗费用需要自理   B. 没有办理住院手续能力   C. 发生伤害自身行为
   D. 患者家属提出医学鉴定要求   E. 有危害他人安全危险

【答案】C

【解析】精神障碍患者发生伤害自身行为或有发生伤害自身的危险情形，经监护人同意，医疗机构应当对患者实施住院治疗，未经监护人同意的，不得对患者进行治疗。

61. 在下列哪种情况下，医疗机构及其医务人员在没有其他可替代措施的情况下，可以对精神障碍患者实施约束、隔离等保护性医疗措施的实施
   A. 严重抑郁   B. 双相情感障碍   C. 精神分裂症
   D. 有伤害自身倾向的   E. 家属要求住院的

【答案】D

【解析】《精神卫生法》规定：精神障碍患者在医疗机构内发生或者将要发生伤害自身、危害他人安全、扰乱医疗秩序的行为，医疗机构及其医务人员在没有其他可替代措施的情况下，可以对精神障碍患者实施约束、隔离等保护性医疗措施，禁止利用约束、隔离等保护性医疗措施惩罚精神障碍患者。

62. 精神障碍患者合法权益保护说法有误的是
   A. 精神障碍患者的人格尊严、人身和财产安全不受侵犯
   B. 精神障碍患者的教育、劳动、医疗以及从国家和社会获得物质帮助等方面的合法权益受法律保护
   C. 有关单位和个人应当对精神障碍患者的姓名、肖像、住址、工作单位、病历资料以及其他可能推断出其身份的信息完全保密，不得泄露
   D. 全社会应当尊重、理解、关爱精神障碍患者
   E. 精神障碍患者的监护人应当履行监护职责，维护精神障碍患者的合法权益

【答案】C

【解析】《精神卫生法》第四条规定：有关单位和个人应当对精神障碍患者的姓名、肖像、住址、工作单位、病历资料以及其他可能推断出其身份的信息予以保密；但是依法履行职责需要公开的除外。

63. 孙某，22岁，A型血。有先天性心脏病，逐渐发展为心衰。由于病情不可控制，最有效的方法就是心脏移植手术，在等待3个月后，终于匹配到适合的心脏。由于手术复杂多变，需要准备充足的A型血。心外科中级医师提出申请用血量为4000mL，请问需要哪里批准签发
   A. 科室主任核准签发→报医务科批准   B. 科室主任核准签发→报院长办批准
   C. 经上级医师审核→科室主任核准签发   D. 经上级医师审核→报医务科批准
   E. 经上级医师审核→报院长办批准

【答案】A

64. 关于下列抗菌药处方权的授予，正确的说法是
   A. 具有中级专业技术职务任职资格的医师，才可授予特殊使用级抗菌药物处方权
   B. 具有中级以上专业技术职务任职资格的医师，才可授予限制使用级抗菌药物处方权
   C. 具有高级以上专业技术职务任职资格的医师，才可授予限制使用级抗菌药物处方权
   D. 具有初级以上专业技术职务任职资格的医师，才可授予限制使用级抗菌药物处方权
   E. 具有初级专业技术职务任职资格的医师，才可授予特殊使用级抗菌药物处方权

【答案】B

【解析】《抗菌药物临床应用管理办法》规定：①非限制使用级：长期临床应用证明安全、有效，对细菌耐药性影响较小，价格相对较低的抗菌药物；非限普通医师均可开具；②限制使用级：长期临床应用证明安全、有效，耐药性影响较大，或价格相对较高，必须中级职称以上才可开具；③特殊使用级：具有以下情形之一的抗菌药物：a.具有明显或者严重不良反应，不宜随意使用的药物；b.需要严格控制使用，避免细菌过快产生耐药的抗菌药物；c.疗效、安全性方面的临床资料较少；d.价格昂贵，如第四代头孢菌素等，特殊使用级必须高级职称以上医师开具。

65. 某医疗机构拟开展放射治疗、核医学、X线影像诊断工作，批准部门为
A. 设区的市级以上地方人民政府卫生行政部门　　B. 所在地县级人民政府卫生行政部门
C. 省级人民政府卫生行政部门　　D. 所在地医学会
E. 所在地职业病防治机构

【答案】C

【解析】《放射诊疗管理规定》第十一条规定：医疗机构设置放射诊疗项目，应当按照其开展的放射诊疗工作的类别，分别向相应的卫生行政部门提出建设项目卫生审查、竣工验收和设置放射诊疗项目申请：①开展放射治疗、核医学工作的，向省级卫生行政部门申请办理；②开展介入放射学工作的，向设区的市级卫生行政部门申请办理；③开展X线影像诊断工作的，向县级卫生行政部门申请办理。

66. 医疗机构应当设置电离辐射醒目警示标志的场所是
A. 放射性工作人员办公室　　B. 放射性检查报告单发放处　　C. 接受放射诊疗患者的病房
D. 医学影像科候诊区　　E. 放射性废物储存场所

【答案】E

【解析】医疗机构应当对下列设备和场所设置醒目的警示标志：①装有放射性同位素和放射性废物的设备、容器，设有电离辐射标志；②放射性同位素和放射性废物储存场所，设有电离辐射警告标志及必要的文字说明；③放射诊疗工作场所的入口处，设有电离辐射警告标志；④放射诊疗工作场所应当按照有关标准的要求分为控制区、监督区，在控制区进出口及其他适当位置，设有电离辐射警告标志和工作指示灯。

(67～69题共用题干)

某镇个体开业医师，收治一位不慎从高处摔下的儿童，诊断为右臂尺骨骨折。经接骨和其他相应处理后，患儿仍感头疼、恶心，但该医师认为患儿饮食情况良好，无异常问题，10天后才同意转诊。虽经市人民医院抢救，终因伤及颈脊髓，错过最佳抢救时机，于入院第2天死亡。患儿之父随即向县卫生局反映，要求追究该个体开业医师的法律责任。

67. 根据《医疗事故处理条例》的规定，经调查取证后，有权对该个体开业医师，这一医疗行为是否构成医疗事故作出判定的机关是
A. 镇政府文卫办公室　　B. 市医学会　　C. 县医学会
D. 市卫生局　　E. 县卫生局

【答案】E

【解析】根据《医疗事故处理条例》，可以对是否构成医疗事故作出判定的机关是县卫生局。市医学会负责医疗事故鉴定工作的技术鉴定。

68. 对该个体开业医师这一医疗行为作出判定后，有权依法对其作出行政处理的卫生行政部门应当是
A. 市卫生局　　B. 省卫生厅　　C. 县卫生局
D. 当地县级以上卫生行政部门　　E. 卫生管理部门指定的地方卫生行政部门

【答案】A

【解析】根据《医疗事故处理条例》第三十八条，发生医疗事故争议有下列情形之一的，县级人民政府卫生行政部门应当自接到医疗机构的报告或者当事人提出医疗事故争议处理申请之日起7日内移送上一级人民政府卫生行政部门处理：①患者死亡；②可能为二级以上的医疗事故；③国务院卫生行政部门和省、自治区、直辖市人民政府卫生行政部门规定的其他情形。本题患者死亡，应由市卫生行政部门作出行政处理。

69. 如果提出医疗事故鉴定，医学会需要让双方准备材料并进行答辩的法定期限是
A. 3日内　　B. 5日内　　C. 7日内
D. 10日内　　E. 15日内

【答案】D

(70～72题共用备选答案)
A. 从事医师执业活动　　B. 中止医师执业活动　　C. 申请执业医师注册

D. 不予医师执业注册 E. 注销执业医师注册

70. 不具有完全民事行为能力的
71. 受吊销医师执业证书行政处罚，自处罚之日起不满二年的
72. 医师注册后受吊销医师执业证书行政处罚的

【答案】D、D、E

(73～74题共用备选答案)

A. 依法追究刑事责任　　　B. 给予行政处分　　　C. 可以责令暂停执业6～12个月
D. 承担民事责任　　　　　E. 给予纪律处分

73. 发生医疗事故的医务人员，由卫生行政部门给予的处理是
74. 无正当理由，拒绝为患者提供复印资料的，由卫生行政部门给予的处理是

【答案】C、E

【解析】根据《医疗事故处理条例》第五十五条，医疗机构发生医疗事故的，由卫生行政部门根据医疗事故等级和情节，给予警告；情节严重的，责令限期停业整顿直至由原发证部门吊销执业许可证，对负有责任的医务者依照刑法关于医疗事故罪的规定，依法追究刑事责任。《医疗事故处理条例》第五十六条，医疗机构违反本条例的规定，有下列情形之一的，由卫生行政部门责令改正，情节严重的，对负有责任的主管人员和其他直接责任人员依法给予行政处分或纪律处分。第二款：没有正当理由，拒绝为患者提供复印或者复制病历资料服务的。

(75～77题共用备选答案)

A. 1h内　　　　　　　　　B. 2h内　　　　　　　　　C. 3h内
D. 4h内　　　　　　　　　E. 立即

75. 省、自治区、直辖市人民政府应当在接到发生或可能发生重大职业中毒事件的报告后，何时向国务院卫生行政部门报告
76. 县级人民政府应当在接到发生传染病流行的报告后，何时向市级人民政府或者上一级人民政府报告
77. 发生或者可能发生重大食物和职业中毒事件的，直辖市人民政府应当在接到报告后，何时向国务院卫生行政主管部门报告

【答案】A、B、A

【解析】《突发公共卫生事件应急条例》第三章第十九条规定，有下列情形之一的，省、自治区、直辖市人民政府应当在接到报告1h内，向国务院卫生行政主管部门报告：①发生或者可能发生传染病暴发、流行的；②发生或者发现不明原因的群体性疾病的；③发生传染病菌种、毒种丢失的；④发生或者可能发生重大食物和职业中毒事件的。国务院卫生行政主管部门对可能造成重大社会影响的突发事件，应当立即向国务院报告。第二十条规定县级人民政府应当在接到报告后2h内向设区的市级人民政府或者上一级人民政府报告；设区的市级人民政府应当在接到报告后2h内向省、自治区、直辖市人民政府报告。

第四单元　预防医学综合

1. 下列不属于第二级预防的是
   A. 50 岁以上成人通过大便潜血实验筛检结肠癌　　B. 高危人群定期监 HIW
   C. 糖尿病患者定期检查眼底　　D. 通过定期的常规体检发现疾病
   E. 产前利用超声早期发现胎儿神经管畸形
   【答案】C

   【破题思路】一级预防必有因，二级检查加三早，三级预防是防止。

2. 为了解某地区铅污染的情况，抽样收集了 130 人的尿铅值，经分析发现数据为偏态分布。若要对数据进行描述，应选择集中趋势和离散程度的指标为
   A. 中位数和标准差　　B. 中位数和极差　　C. 中位数和四分位间距
   D. 算术均数和标准差　　E. 算术均数和四分位间距
   【答案】C

3. 反映一组正态分布计量资料离散趋势的指标是
   A. 变异系数　　B. 标准误　　C. 标准差
   D. 均数　　E. 全距
   【答案】C
   【解析】本题考核表示离散趋势的指标。离散趋势的指标包括：极差、四分位间距、标准差、变异系数等。标准差是用来说明一组观察值之间的变异程度，即离散度，故其反映一组正态分布计量资料离散趋势。标准误是用来表示抽样误差的大小，均数是反映一组性质相同的观察值的平均水平或集中趋势的统计指标，标准差与平均数的比值称为变异系数。全距是一组描述数据变动范围大小的度量。

4. 可以全面描述正态分布资料特征的两个指标是
   A. 均数和中位数　　B. 均数和标准差　　C. 均数和极差
   D. 中位数和方差　　E. 几何均数和标准差
   【答案】B
   【解析】本题考核全面描述正态分布资料特征的指标。正态分布资料特征的两个指标是均数和标准差。中位数一般用于偏态分布或分布类型未知的数据；几何均数一般用于指数资料，取对数后资料近似呈对称分布；极差是最大值和最小值的差值，极差稳定性差，提供的信息少，一般不直接用极差描述数据的离散程度；方差的算术平方根是标准差，标准差的单位与原变量的单位一致，直接表示资料特征。

5. 平均数是用于表示一组同质观察值的
   A. 集中趋势　　B. 分布情况　　C. 离散趋势
   D. 抽样误差　　E. 个体间变化水平
   【答案】A
   【解析】本题考核平均数概念的理解。平均数即均数，用于反映一组同质观察值的平均水平，适用于正态或近似正态分布的定量资料，是集中趋势指标。

6. 正态分布的数值变量资料，描述离散趋势的指标最好选用
   A. 全距　　B. 百分位数　　C. 方差
   D. 标准差　　E. 变异系数
   【答案】D
   【解析】本题考核正态分布的数值变量资料离散趋势的指标。标准差、变异系数都是描述计量资料离散趋势或变异程度大小的指标。标准差应用于正态分布资料，描述离散趋势。变异指数主要应用于所比较各组资料单位不同，或均数相差较大的情况。

7. 关于随机抽样研究中，下列描述哪项是错误的
   A. 采集样本应遵循随机化原则
   B. 实行抽样时，要使总体中每个个体都有同等机会被抽到

C. 调查者可在总体中随意抽取任意部分作为样本

D. 抽取的样本对总体要有代表性

E. 严格控制的随机抽样有助于减少样本的偏性

【答案】C

【解析】本题考核调查或研究的随机化原则。随机不等于随意。贯彻随机化原则是提高组间均衡性的一个重要手段。

8. 反映均数抽样误差大小的指标是

A. 全距　　　　　　　　　B. 标准误　　　　　　　　　C. 均数

D. 标准差　　　　　　　　E. 变异系数

【答案】B

【解析】样本均数的标准差称为标准误，反映误差大小的指标是标准误。

【破题思路】全距不稳定，易受极端值的影响；描述正态分布的离散程度最佳指标为标准差；变异系数描述变异程度大小的指标。

9. 小概率事件 P 的取值一般认为是

A. $P \leq 0.005$　　　　　B. $P \leq 0.001$　　　　　C. $P \leq 0.05$

D. $P=0$　　　　　　　　E. $|P|<0.05$

【答案】C

【解析】本题考核概率（P）。概率：描述随机事件发生可能性大小的度量，常用 P 表示。P 值的范围在 $0 \sim 1$ 之间，必然发生的时间概率为 1，事件发生的可能性越大，P 越接近 1。习惯上把 $P \leq 0.05$ 的随机事件称小概率事件。

10. 为了解 5 年内城市人口高血压的患病情况，随机抽取城市人口的 15% 进行调查，为防止调查产生偏性，下列措施不正确的是

A. 对于那些检查血压时不肯合作的人，应以较合适的人代替

B. 对 5 年内死亡的调查人群的成员，应追踪其死亡是否与高血压有关

C. 应当使用统一的血压计

D. 应反复多次对调查人群观察、测量

E. 对 5 年期间调查人群中搬出该城市的那部分人，应尽量查明新地址，继续测量他们的血压变化情况

【答案】A

【解析】抽样时应遵循随机抽样，抽样时选择合作的人代替不肯合作的人，违背了随机抽样的原则。

11. 对正态分布曲线的描述有误的是

A. 正态分布曲线以均数为中心　　　　　　B. 正态分布曲线上下完全对称

C. 正态分布曲线是左右完全对称的曲线　　D. 正态分布曲线由两个参数固定

E. 正态分布曲线在横轴均数上方所在处曲线为最高点

【答案】B

【解析】本题考核正态分布曲线的特点。正态分布曲线又名高斯分布，因形态也称钟形曲线，有以下特征：①正态曲线在横轴上方均数处最高；②正态分布以均数为中心，左右对称，而非上下对称；③正态分布有两个参数固定，即均数和标准差，均数决定曲线的位置，标准差决定曲线的形状；④正态曲线下面积的分布有一定规律。

12. 在整理分析资料时，欲知道一组观察值的变异程度常计算

A. 平均值　　　　　　　　B. 标准差　　　　　　　　C. 构成比

D. 百分率　　　　　　　　E. 标准误

【答案】B

【解析】本题考核常用统计指标的概念。说明一组观察值的变异程度应计算标准差，故 B 正确。平均值不适用于表示观察值的变异程度，因此 A 错误。标准误是用以说明抽样误差的大小，因此 E 错误。构成比和百分率显然都不能表示观察值的变异程度，因此 C、D 错误。

13. 糖尿病患者，女，65 岁。家庭主妇，初中文化程度。医生给予的饮食建议，容易理解和执行的说法是

A. "您每天摄入热量不能超过 1200 千卡。"

B. "您必须严格控制饮食，要低盐、低脂、低糖饮食。"

C."每顿饭主食2两，少吃油腻的。"

D."不吃甜食、稀饭、甘蔗、西瓜、甜饮料、少吃肉、油。可吃点粗粮。"

E."您一定要管住自己的嘴，原来爱吃的都不能吃了。"

【答案】E

14. 从一个呈正态分布的总体中随机抽样，该差别被称为

A. 系统误差　　　　　　　B. 个体差异　　　　　　　C. 过失误差

D. 抽样误差　　　　　　　E. 测量误差

【答案】D

【解析】本题考核几种误差的类型。系统误差：由于纳入观察对象的方法、标准不正确导致的选择偏倚；仪器未校正、观察者的主观因素导致观察值的偏差。抽样误差：由随机抽样引起的统计量与总体参数间的差异引起的误差。过失误差：观察过程中由于错误的判断、记录或录入计算机所致的观察值与实际值之差导致的差异。

15. 下列说法正确的是

A. 测定60名正常成年女性血小板数所得资料只能是计数资料

B. 统计工作步骤中最重要的是分析资料

C. 概率是描述某随机事件发生可能性大小的指标

D. 样本一定具有随机性

E. 样本的指标称为参数

【答案】C

【解析】定量资料也称计量资料，重点强调数值，如身高、血压、体温、血细胞计数等；定性资料又称计数资料，观察值是定性的，重点是强调性质，如性别等，故答案A不正确；统计工作的基本步骤：统计设计、数据整理、统计描述、统计推断，其中统计设计是统计工作步骤中最重要的，设计好了，能达到事半功倍的效果，故答案B不正确；D说法过于肯定；参数是个变量，样本指标用于描述样本与总体样本的差别，故E不正确。概率是描述某随机事件发生可能性大小的指标。

16. 45岁，男性，由于患肺结核病而就诊，经问诊得知他已经吸烟20年，每天吸一包烟。他表示考虑在未来的一个月内戒烟，作为临床医生，要做的是

A. 强调戒烟的好处　　　　B. 和患者一起确定戒烟日　　　　C. 提供戒烟药物

D. 随访　　　　　　　　　E. 告知戒烟的危害

【答案】B

【解析】5A戒烟法的干预

询问戒烟情况（Ask）：了解和记录患者吸烟情况。

建议吸烟者情况（Advise）：明确的、个体化的方案督促吸烟者戒烟。

评估吸烟者的戒烟意识（Assess）：患者愿意戒烟，应帮助其制定戒烟计划；如果患者不想戒烟，应适当干预以提高戒烟动机。

提供行为咨询治疗或戒烟药物（Assist）：帮助愿意戒烟的患者确定戒烟日期，制定戒烟计划、技巧等。

随访（Arrange）：吸烟者戒烟后开始安排随访。

17. 某市流行性乙型脑炎逐年（1949～1955年）病死率为4.89%、4.31%、2.73%、2.15%、2.00%、1.82%、1.27%，据此资料画图，应选用

A. 直条图　　　　　　　　B. 构成图　　　　　　　　C. 直方图

D. 半对数线图　　　　　　E. 线图

【答案】E

【解析】本题考核统计图的适用资料。①直条图：适用于按质分组或量分组资料比较大小。②圆形图或百分条图：适用于按质分组或按量分组资料比较各部分构成比。③线图：适用于连续性资料，表示某现象随另一现象的变动趋势。④半对数线图：用于表示事物的发展速度。⑤直方图：适用于连续性资料，表示频数分布情况。⑥散点图：表示两种事物变化的相关性和趋势。

18. 健康咨询的5A模式的第一步是

A. 咨询者对咨询对象的诊断　　B. 咨询对象倾诉自己的感受　　C. 咨询者评估咨询对象的问题

D. 咨询者明确咨询目标　　　　E. 咨询者制订咨询方案

【答案】C

【解析】本题考核临床行为干预5A模式。健康咨询的基本模式是由医务人员在临床场所为患者提供健康咨询的五个步骤：评估、劝告、达成共识、协助、安排随访。

19. 5A 戒烟法中的第四步重点放在
    A. 识别戒烟愿望　　　　　　B. 建议戒烟者戒烟　　　　　　C. 帮助制订戒烟计划
    D. 劝阻吸烟者戒烟　　　　　E. 准备戒烟方案
【答案】C
【解析】本题考核临床戒烟指导5A。① Ask：询问患者所有关于吸烟的问题。② Advise：建议吸烟者戒烟。③ Assess：评估吸烟者的戒烟意愿（帮助制订计划）。④ Assist：提供戒烟药物或者行为咨询治疗。⑤ Arrange：安排随访。

20. 对健康影响作用越来越大的因素是
    A. 卫生服务　　　　　　　　B. 自然环境　　　　　　　　　C. 生物学
    D. 行为与生活方式　　　　　E. 社会环境
【答案】D
【解析】影响健康的众多因素归纳为4大类：人类生物学、生活方式、环境以及卫生服务的可得性，其中，对健康影响作用越来越大的因素是行为与生活方式。

21. 各级各类医疗保健机构应当设立预防保健组织或者人员承担
    A. 本单位的传染病预防、控制和疫情管理工作　　　B. 责任地段的传染病监测管理工作
    C. 本单位和责任地段的传染病监测管理工作　　　　D. 本单位和责任地段的传染病预防、控制和疫情管理工作
    E. 本单位和责任地段的传染病监督、监测管理工作
【答案】D
【解析】根据《中华人民共和国传染病防治法》第二十一条，各级各类医疗保健机构应当设立预防保健组织或者人员承担本单位和责任地段的传染病预防、控制和疫情管理工作。市、市辖区、县设立传染病医院或者指定医院设立传染病门诊和传染病病房。

22. 碘缺乏病是碘缺乏时机体产生的一种疾病，例如甲状腺肿及以痴呆、矮小等为特征的机体异常表现。预防其发生最方便和最有效的方法是
    A. 碘盐　　　　　　　　　　B. 碘化钾　　　　　　　　　　C. 碘酸钾
    D. 碘油　　　　　　　　　　E. 碘油＋碘化钾
【答案】A
【解析】本题考核地方病。食盐加碘是预防碘缺乏病的首选方法。食盐加碘是最生活化、最易坚持的有效措施。

23. 甲类传染病是指
    A. 鼠疫、狂犬病　　　　　　B. 黑热病、炭疽　　　　　　　C. 鼠疫、霍乱
    D. 鼠疫、炭疽　　　　　　　E. 炭疽、霍乱
【答案】C
【解析】本题考核传染病分类。甲类传染病包括：鼠疫、霍乱。

24. 某市冬季取暖，大量燃烧富含硫的煤炭，受到二氧化硫严重污染的地区的居民何种疾病发病率升高
    A. 血液系统疾病发病率升高　　B. 上呼吸道感染发病率升高　　C. 高血压发病率升高
    D. 泌尿系统疾病发病率升高　　E. 心血管系统疾病发病率升高
【答案】B
【解析】本题考核环境污染物的慢性损伤。上呼吸道感染发病率升高。因为二氧化硫遇水可产生酸性物质，长期对上呼吸道刺激，造成上呼吸道抵抗力下降。因此，在冬季上呼吸道感染发病率明显升高。

25. 在炎热的夏季，下列何种化学物经日光照射，可发生光化学烟雾
    A. 二氧化碳和氯化氢　　　　B. 二硫化碳和硫化氢　　　　　C. 氮氧化物和烃类
    D. 氰化物和一氧化碳　　　　E. 二氧化碳和二氧化硫
【答案】C
【解析】本题考核光化学烟雾形成原因。排入大气中的氮氧化物和烃类在强烈太阳紫外线作用下，发生光化学反应，产生具有很强刺激性的浅蓝色烟雾。

26. 亚硝酸盐食物中毒的机制是
    A. 与胺作用形成亚硝酸铵　　B. 使亚铁血红蛋白氧化为高铁血红蛋白　　C. 转化为硝酸盐
    D. 抵制乙酰胆碱酯酶　　　　E. 溶血
【答案】B
【解析】亚硝酸盐为强氧化剂，发生中毒时，亚硝酸盐将机体中的氧合血红蛋白即亚铁血红蛋白氧化为高

铁血红蛋白,使机体失去携带氧气的能力而缺氧。

27. 引起副溶血弧菌食物中毒的主要食物是
A. 罐头食品　　　　　　　B. 剩米饭、凉糕　　　　　　C. 奶及奶制品
D. 家庭自制豆制品　　　　E. 海产品及盐腌制类食品

【答案】E
【解析】本题考核引起食物中毒的病菌存在的食物。副溶血弧菌主要来自海产品或盐腌制食品,常见者为蟹类、乌贼、海蜇、鱼、黄泥螺等。

28. 假设检验的目的
A. 研究总体指标的变化　　　　B. 研究样本指标的变化　　　　C. 排除主观因素对抽样的影响
D. 排除抽样误差的影响　　　　E. 排除系统误差的影响

【答案】D
【解析】本题考核假设检验的目的。假设检验是数理统计学中根据一定假设条件由样本推断总体的一种方法。用来判断样本与样本,样本与总体的差异是由抽样误差引起还是本质差别造成的统计推断方法。其基本原理是先对总体的特征作出某种假设,然后通过抽样研究的统计推理,对此假设应该被拒绝还是接受作出推断。

29. 比较不同职业人群的冠心病患病率的假设检验,应计算的统计量为
A. t　　　　　　　　　B. X　　　　　　　　　C. F
D. χ^2　　　　　　　E. P

【答案】D
【解析】本题考核统计方法的理解与选择。对比不同职业人群冠心病患病率是否相同,是多个样本率的比较,用卡方检验。

30. 疾病的三间分布是指
A. 国家、地区和城市分布　　　　B. 职业、家庭和环境分布
C. 短期波动、季节性和周期性分布　　D. 年龄、性别和种族分布
E. 时间、地区和人群分布

【答案】E
【解析】本题考核疾病的三间分布。疾病的三间分布:时间、地区和人群分布。

31. 百分条图表示各组成部分各百分比构成,其作用同于
A. 直条图　　　　　　　B. 线图　　　　　　　C. 圆图
D. 直方图　　　　　　　E. 散点图

【答案】C
【解析】圆形图适用于事物内部各部分的百分比构成资料,面积大小表达各部分所占的比重。

32. 若用统计图直观地表示某城市在 8 年中肝炎的病发率随时间的变化情况,宜选择
A. 圆图　　　　　　　B. 直条图　　　　　　　C. 普通线图
D. 直方图　　　　　　　E. 散点图

【答案】C
【解析】线图用于连续性资料的发展变化或一事物随另一事物变迁的情况,题干要求 8 年中肝炎发病率随时间的变化,为一个连续性的资料。

【破题思路】圆图是把圆的总面积作为 100%,表示事物的全部,而圆内各扇形面积用来表示全体中各部分所占比例;直方图用于表示连续性资料的频数分布;散点图用于表示两事物的相关关系。

33. 分析胎儿不同出生体重和围产儿死亡率之间是否有关,可以选用的统计方法是
A. t 检验　　　　　　　B. F 检验　　　　　　　C. χ^2 检验
D. 相关分析　　　　　　　E. 秩和检验

【答案】C
【解析】本题考核统计学假设检验方法的选择。χ^2 检验又称卡方检验。它是处理测试数据的一种常用方法,在分类变量资料的统计推断中的应用,包括:两个率或两个构成比比较的卡方检验;多个率或多个构成比比较的卡方检验,以及分类资料的相关分析等。题干中说胎儿不同出生体重和围产儿死亡率之间是否有关,属于分类变量资料两个率的比较,故用 χ^2 检验。

34. 抽样调查中较准确而且便于实行的方法是
A. 单纯随机抽样　　　　　　B. 机械抽样　　　　　　　　C. 分层抽样
D. 整群抽样　　　　　　　　E. 分层加整群
【答案】A
【解析】单纯随机抽样是所有抽样中最简单、最基本的方法，是其他随机抽样的基础，但是当总体数量较大时，不仅编号和抽样变得十分烦琐，而且抽到的个体分散，导致资料的收集十分困难。题中并没有强调总体的数量，可以不考虑，简单随机抽样是准确且便于实行的方法。

35. 已知某病患者8人的潜伏期（天）分别为：6、8、8、10、12、15、16、17，其平均潜伏期（天）为
A. 8　　　　　　　　　　　　B. 10　　　　　　　　　　　C. 11
D. 12　　　　　　　　　　　E. 15
【答案】C
【解析】常采用计算中位数的方法统计患者的潜伏期。统计样本个数为偶数单位，计算居中的两个样本的平均数，如果统计样本个数为奇数单位，直接取居中间位置的样本。

36. 欲用统计图比较1994～2003年城市和农村3岁以下儿童贫血患病率的变化趋势，选用何种统计图最为合适
A. 条图　　　　　　　　　　B. 线图　　　　　　　　　　C. 圆图
D. 直方图　　　　　　　　　E. 散点图
【答案】B
【解析】本题考核统计图的适用资料。①直条图：适用于按质分组或按量分组资料比较大小。②圆形图或百分条图：适用于按质分组或按量分组资料比较各部构成比。③线图：适用于连续性资料，表示某现象随另一现象的变动趋势。④散点图：表示两种事物变化的相关性和趋势。⑤直方图：适用于连续性资料，表示频数分布情况。

37. 关于队列研究，下列哪项是错误的
A. 属于观察法　　　　　　　B. 是分析性研究　　　　　　C. 预测疾病发生的危害因素
D. 由果及因　　　　　　　　E. 可以直接获得研究人群的发病率
【答案】D
【解析】本题考核队列研究的特点。队列研究是分别选择接触与未接触某种危险因素的人群，观察分析危险因素与发病的关系，是由"因"至"果"的方法，前瞻性的研究方法；论证因果的关系能力较强。

38. 评价社区冠心病干预措施效果最有意义的指标是
A. 患病率　　　　　　　　　B. 罹患率　　　　　　　　　C. 发病率
D. 死亡率　　　　　　　　　E. 病死率
【答案】C
【解析】本题考核对干预研究和各种指标的理解。发病率是评价预防措施效果的指标。罹患率是范围小、时间短的发病频率指标；患病率受发病率和病程的影响；死亡率和病死率是描述死亡频率的指标。

39. 我们日常所说的"疾病监测"指的是流行病学研究中
A. 横断面研究　　　　　　　B. 常规资料分析　　　　　　C. 纵向研究
D. 群组研究　　　　　　　　E. 病例对照研究
【答案】A
【解析】本题考核横断面研究。横断面研究又称现况调查式，调查目标人群中某种疾病或现象在某一特定时间点上的情况。常规资料分析（历史资料分析）：对已有的资料或疾病监测记录做分析或总结。病例对照研究是比较患某些病者与未患某病的对照者暴露于某可能危险因素的百分比差异，分析这些因素是否与该病存在联系。

40. 要想了解某种疾病在某一地区的危害情况，最初进行现况调查时，宜选用下列何种方法
A. 个案调查　　　　　　　　B. 抽样调查　　　　　　　　C. 普查
D. 典型病例调整　　　　　　E. 住院病例调查
【答案】B
【解析】本题考核流行病学调查方法。要了解某种疾病在某地区的危害现况，首选采取抽样调查方法，以便推测对整个地区的危害现状。这种方法较为经济和有效。

41. 一种筛检乳腺癌的试验用于研究经病理检查证实患有乳腺癌的400例妇女和未患乳腺癌的400名妇女，结果患癌组有100例阳性，未患癌组有50例阳性，该试验能将实际无病判定为阴性的能力是

A. 100/300=0.33　　　　　　　　B. 100/400=0.25　　　　　　　　C. 100/150=0.67
D. 50/400=0.125　　　　　　　　E. 350/400=0.87

【答案】E

【解析】本题考核诊断或筛检试验的评价指标。试验中实际无病的是400人，被该实验准确判断为阴性的是350。

42. 在一项队列研究中，非暴露组150人中15人患高血压，暴露组200人中30人患高血压，归因危险度为
　　A. 0.15　　　　　　　　　　　B. 0.1　　　　　　　　　　　　C. 1.5
　　D. 0.05　　　　　　　　　　　E. 0.25

【答案】D

【解析】本题考核归因危险度。归因危险度为暴露组发病率与非暴露组发病率的差，此题为30/200-15/150=0.15-0.10=0.05。

43. 某医师为评价某新药对流感的治疗效果，共收治了100例流感患者，一周后治愈的有90例，由此认为该新药对流感疗效显著，针对此实验，正确的观点是
　　A. 结论正确，因为治愈率达90%　　　　　　B. 结论不能肯定，因为未作重复试验
　　C. 结论不能肯定，因为未设对照组　　　　　D. 结论不能肯定，因为未作统计学处理
　　E. 结论不能肯定，因为实验样本含量较少

【答案】C

【解析】实验设计必须遵循实验设计的基本原则，即对照原则、随机化原则、重复原则，该实验未设置对照组，该实验不成立，故结论不能肯定。

44. 男，35岁。吸烟10年，每天1包烟，不想戒烟。他说："就算生病我也不会把烟戒掉。"按照行为改变阶段模式，其属于
　　A. 行动阶段　　　　　　　　　B. 准备阶段　　　　　　　　　　C. 打算转变阶段
　　D. 维持阶段　　　　　　　　　E. 无打算阶段

【答案】E

45. 在居民小区建设健康步道，改善小区绿化环境，以鼓励他们参加体育锻炼，这种方法属于
　　A. 健康促进　　　　　　　　　B. 卫生宣传　　　　　　　　　　C. 社区启蒙
　　D. 健康教育　　　　　　　　　E. 临床预防服务

【答案】A

46. 为探索吸烟是否为慢性阻塞性肺疾病的主要危险因素，对40岁以上的男性5000人连续观察了20年，吸烟是否与慢性阻塞性肺疾病发病的关系，该研究为
　　A. 病例对照研究　　　　　　　B. 现况研究　　　　　　　　　　C. 队列研究
　　D. 临床随访研究　　　　　　　E. 实验研究

【答案】C

【解析】本题考核流行病学研究方法的应用。队列研究和实验研究均为前瞻性研究，但临床试验研究要采取干预措施，而队列研究只关注暴露因素与疾病之间的关联，没有干预措施，因此只能用队列研究的方法。注本题干中主要强调的是吸烟与慢性阻塞性肺疾病发病的关系，故选队列研究。

47. 为研究职业接触放射性物质与骨瘤发生的关系，某人选取1000名接触放射性物质的女职工和1000名电话员作为研究对象，观察1950～1980年间的骨瘤发生率，结果接触放射性物质的女工中有20例骨瘤患者，而电话员中仅4例，这种研究属于
　　A. 横断面研究　　　　　　　　B. 实验研究　　　　　　　　　　C. 队列研究
　　D. 临床研究　　　　　　　　　E. 病例对照研究

【答案】C

【解析】考核流行病学研究方法的判断。队列研究是将一个范围明确的人群按是否暴露于某可疑因素及其暴露程度分为不同的亚组，追踪其各自的结局，由因到果的前瞻性研究。本题中以1000名电话员为研究对象，经过多年的观察，发现接触新射线与骨瘤患者有关，属于由因到果的研究。

48. 某男性成人出现疲倦，体重下降，机体免疫力下降，伴有伤口愈合不良，营养性水肿。血常规检查$Hb<130g/L$，血浆蛋白低于正常。此时最适宜采取的膳食措施是
　　A. 补充糖类　　　　　　　　　B. 补充优质蛋白质　　　　　　　C. 补充铁制剂
　　D. 补充铁与维生素C　　　　　E. 补充高热能食物

【答案】B

【解析】本题考核蛋白质营养价值。蛋白质是人体发育必需的营养素，缺乏可导致机体免疫能力下降以及水肿等营养不良表现。

49. 一名8岁男童，长期挑食，不吃动物性食物，生长迟缓，味觉异常，分析其缺乏的营养素为

A. 钙　　　　　　　　　　　B. 铁　　　　　　　　　　　C. 锌
D. 铜　　　　　　　　　　　E. 硒

【答案】C

【解析】此题是基本知识试题，考核对人体需要的营养素中微量元素锌缺乏症状的认识。生长迟缓、味觉异常是缺锌的典型症状。钙缺乏主要影响骨骼发育；铁缺乏造成贫血；铜缺乏表现为中性粒细胞减少，情绪易激动、生长迟缓；硒缺乏与心肌坏死、某些肿瘤有关。

50. 某石棉厂工人，工作30年。近期频繁出现心慌、气短等症状，经X线检查发现该工人肺部有团块状阴影。确诊为硅肺。该病属于

A. 职业性伤害　　　　　　　B. 职业性工伤　　　　　　　C. 职业病
D. 职业性损伤　　　　　　　E. 工作有关疾病

【答案】C

【解析】本题考核职业病。职业病是指企业、事业单位和个体经济组织的劳动者在职业活动中，因接触有毒、有害物质、粉尘、放射性物质等因素而引起的疾病。石棉厂工人，工作30年。近期频繁出现心慌、气短等症状，经X线检查发现该工人肺部有团块状阴影，确诊为硅肺，为职业病。

51. 男，55岁。自述头痛、乏力、声音嘶哑，吞咽困难。查体：视力下降，眼睑下垂，瞳孔散大，对光反射迟钝。据悉近两周以来，进食过自制的臭豆腐及鱼制品，该患者最可能的诊断是

A. 致病性大肠埃希菌中毒　　B. 沙门菌属食物中毒　　　　C. 毒蕈中毒
D. 肉毒毒素中毒　　　　　　E. 副溶血性弧菌中毒

【答案】D

【解析】本题考核肉毒毒素引起的食物中毒。肉毒毒素中毒是肉毒梭状芽孢杆菌产生毒素引起，引起中毒的食物以家庭自制发酵品多见，如臭豆腐、豆酱、面酱等，肉毒毒素为嗜神经毒物，经消化道入血后，主要作用于中枢神经系统。由患者症状和食用的食物可诊断为肉毒素中毒。

52. 某一家4口，晨起先后出现恶心、呕吐、腹痛、腹泻，大便呈黄绿色水样便，有恶臭，4人伴有体温升高，其中3人为38℃左右，1人为40℃。据了解发病的前晚，晚餐进食米饭、肉炖蛋、炒青菜、肉丝榨菜蛋汤，可能引起食物中毒的细菌是

A. 沙门菌　　　　　　　　　B. 变形杆菌　　　　　　　　C. 肉毒梭状芽孢杆菌
D. 副溶血性弧菌　　　　　　E. 葡萄球菌

【答案】A

【解析】本题考核沙门菌引起的食物中毒。沙门菌食物中毒发病表现为典型的胃肠道症状和黄绿色水样便、高热等；变形杆菌食物中毒起病急骤，有恶臭的稀水便，含黏液，里急后重；肉毒梭状芽孢杆菌食物中毒的食品多为发酵制品，且临床表现以神经系统受损为主；副溶血性弧菌主要见于食用海产品；葡萄球菌食物中毒以呕吐最为显著，呕吐物可呈胆汁性含血及黏液，细菌主要存在于剩饭中。

53. 男，35岁。温度计厂工人。主诉：易激动，易怒（示情感障碍），2年前有唇、手指等细小震颤，现发展到全身，并出现书写震颤。有口腔炎反复发作。该病人的可能诊断为

A. 汞中毒　　　　　　　　　B. 铅中毒　　　　　　　　　C. 苯中毒
D. 镉中毒　　　　　　　　　E. 砷中毒

【答案】A

【解析】本题考核金属中毒。汞主要以蒸气形式经呼吸道进入体内，不易通过消化道吸收。长期接触汞蒸气，可产生慢性汞中毒。早期可有头昏、头痛、失眠、记忆力减退、乏力等神经衰弱症状以及精神改变，如胆怯、害羞、易怒等；此外，流涎、口腔炎和牙龈炎也是慢性汞中毒的早期表现。肌肉震颤是汞中毒的特征性症状，初期表现为手指、眼睑和舌细微震颤，严重时，可发展到上下肢。

54. 某校学生食堂数十人进食海虾后6h，陆续出现上腹部绞痛，大便为水样或血水样，体温37～39℃，你认为最可能是

A. 肉毒梭菌食物中毒　　　　B. 葡萄球菌肠毒素食物中毒　C. 副溶血性弧菌食物中毒
D. 变形杆菌食物中毒　　　　E. 沙门菌食物中毒

【答案】C

【解析】本题考核细菌性食物中毒。由患者症状上腹部绞痛，大便为水样或血水样，体温37～39℃，可

知是副溶血性弧菌感染引起中毒，而此类细菌主要存在于海产品中。

55. 拟了解居民经常吃排骨汤与血压间的关系，故对某城市社区35岁以上的居民按是否经常进食排骨汤分组，连续观察了10年，随访两组高血压的发病率。该类研究为
   A. 病例对照研究　　　　　　B. 病例随访研究　　　　　　C. 临床观察研究
   D. 队列研究　　　　　　　　E. 现况研究
【答案】D
【解析】本题考核流行病学方法的理解与应用。队列研究是选定暴露和未暴露于某种因素的两种人群，追踪其各自的发病结局，比较两者发病结局的差异，从而判断暴露因素与发病有无因果关系及关联大小的一种观察性研究方法，即由因及果的前瞻性研究，本题研究属于队列研究。

(56～58题共用备选答案)
某研究人员将统计资料按研究指标的类型整理实验数据。
   A. 尿蛋白　　　　　　　　　B. 白细胞分类　　　　　　　C. 就诊人员
   D. 职业　　　　　　　　　　E. 血压
56. 属计量资料的是
57. 属计数资料的是
58. 属等级资料的是
【答案】E、D、A
【解析】本题考核变量资料的类型。定量资料又称计量资料，是定量的，表现为数值的大小，有度量衡单位，重点强调数值，如身高、体重、血压等。定性资料是指变量值是定性的，为不相容的类别或属性，性别、民族、职业和ABO血型都是定性资料。半定量资料也称有序资料或等级资料，变量的观察值是定性的，但各类别（属性）之间有程度或顺序上的差别。如药物治疗效果按照显效、有效、好转、无效分类等，重点强调顺序。

(59～60题共用备选答案)
   A. 直条图　　　　　　　　　B. 圆图　　　　　　　　　　C. 线图
   D. 直方图　　　　　　　　　E. 散点图
59. 表达一组分列数据的内部构成比的图是
60. 表达某连续型变量各组段的数或频度的图是
【答案】B、D
【解析】本题考核统计图的适用资料。①直条图：适用于按质分组或按量分组资料比较大小。②圆形图或百分条图：适用于按质分组或按量分组资料比较各部分构成比。③线图：适用于连续性资料，表示某现象随另一现象的变动趋势。④半对数线图：用于表示事物的发展速度。⑤直方图：适用于连续性资料，表示频数分布情况。⑥散点图：表示两种事物变化的相关性和趋势。彼此相互独立的现象间相同指标的比较用直条图。

(61～65题共用备选答案)
   A. 平均数　　　　　　　　　B. 标准差　　　　　　　　　C. 标准误
   D. 率　　　　　　　　　　　E. 构成比
61. 表示在抽样调查中，样本均数与总体均数之间抽样误差的大小
62. 在抽样调查中一组样本的变异程度，即对均数离散度
63. 计量资料的平均水平
64. 某种现象发生的频率
65. 某事物内各种构成部分所占的比重
【答案】C、B、A、D、E

(66～68题共用备选答案)
   A. 双盲　　　　　　　　　　B. 单盲　　　　　　　　　　C. 样本含量
   D. 三盲　　　　　　　　　　E. 随机分组
66. 目的是平衡实验组和对照组混杂因素的是
67. 研究者和研究对象均不知分组情况的是
68. 包括连续变量和非连续变量样本大小的估计是
【答案】E、A、C

(69～70题共用备选答案)
   A. 鼠疫　　　　　　　　　　B. 风疹　　　　　　　　　　C. 流行性感冒
   D. 流行性腮腺炎　　　　　　E. 肺结核

69. 上列疾病中，属于甲类传染病的是
70. 上列疾病中，属于乙类传染病的是

【答案】A、E

【解析】本题考核传染病的分类。甲类传染病包括：鼠疫、霍乱。乙类传染病包括：传染性非典型肺炎、艾滋病、病毒性肝炎、脊髓灰质炎、麻疹、流行性出血热、狂犬病、流行性乙型脑炎、登革热、炭疽、细菌性和阿米巴性痢疾、肺结核、伤寒和副伤寒、流行性脑脊髓膜炎、百日咳、白喉、新生儿破伤风、猩红热、布鲁氏菌病、淋病、梅毒、钩端螺旋体病、血吸虫病、疟疾等27种疾病。

临床医学综合

第一单元　诊断学

1. 稽留热的体温波动范围为
A. 24 小时内波动超过 2℃
B. 24 小时内波动范围不超过 1℃
C. 体温常在 39℃以上，波动幅度大
D. 体温骤升达高峰后持续数小时，又迅速降至正常水平
E. 体温逐渐上升达 39℃或以上，数天后又逐渐下降至正常水平
【答案】B
【解析】稽留热是指体温升高恒定地维持在 39～40℃以上的高水平，数天或数周。24 小时内体温波动范围不超过 1℃。常见于肺炎链球菌肺炎和伤寒等疾病。

2. 咳痰的临床表现中，大量粉红色泡沫样痰通常与哪种疾病相关
A. 支气管扩张　　　　　　B. 肺炎克雷伯菌肺炎　　　　　C. 急性左心衰竭
D. 肺炎链球菌肺炎　　　　E. 厌氧菌感染
【答案】C
【解析】大量粉红色泡沫样痰是急性左心衰竭的典型临床表现之一。急性左心衰竭时，由于左心室收缩力急剧下降，导致心排血量显著减少，肺循环压力急剧升高，引起肺淤血。肺毛细血管压力增加，导致血浆和红细胞渗出到肺泡，形成粉红色泡沫样痰。

3. 头痛多在下午或傍晚出现，头部束带紧扎样的是
A. 鼻窦炎头痛　　　　　　B. 紧张性头痛　　　　　　　　C. 肿瘤引起的头痛
D. 药物引起的头痛　　　　E. 以上都不是
【答案】B
【解析】头痛的时间：鼻窦炎引起的头痛多在病情较重、鼻塞不通时加重，且上午重下午轻；紧张性头痛多在下午或傍晚出现；肿瘤引起的头痛在早上起床时较明显；药物引起的头痛一般出现在用药后 15～30 分钟，持续时间与药物半衰期有关。

4. 吸气性呼吸困难表现为
A. 明显的哮鸣音　　　　　B. 深大呼吸　　　　　　　　　C. 桶状胸
D. 三凹征　　　　　　　　E. 胸部一侧呼吸减弱
【答案】D
【解析】吸气性呼吸困难表现为胸骨上窝、锁骨上窝、肋间隙在吸气时明显凹陷，称为"三凹征"，常伴有频繁干咳及高调的吸气性喘鸣音。见于急性喉炎、喉水肿、喉痉挛、白喉、喉癌、气管异物、支气管肿瘤或气管受压等。

5. 患者，女性，28 岁，因反复咳嗽、咳痰伴咯血 3 天入院。入院后 24 小时内咯血量约 90mL。根据咯血量，该患者的咯血程度属于
A. 少量咯血　　　　　　　B. 中等量咯血　　　　　　　　C. 大量咯血
D. 极大量咯血　　　　　　E. 无法判断
【答案】A
【解析】咯血量是判断咯血严重程度的重要指标之一。通常情况下，咯血量的分类如下：
少量咯血：24 小时咯血量在 100mL 以内。
中量咯血：24 小时咯血量在 100～500mL。
大量咯血：24 小时咯血量在 500mL 以上，或一次咯血量在 100mL 以上。

6. 呼吸性酸中毒时患者会出现何种典型呼吸改变
A. Cheyne-Stokes 呼吸　　 B. Biots 呼吸　　　　　　　　C. Kussmaul 呼吸
D. 叹气样呼吸　　　　　　E. 抑制性呼吸
【答案】C
【解析】Cheyne-Stokes 呼吸又称陈-施呼吸，特点是呼吸逐步减弱以至停止和呼吸逐渐增强两者交替出现，周而复始，呼吸呈潮水涨落样。多见于中枢神经疾病、脑循环障碍和中毒等患者。

Biots 呼吸特点为有规律的呼吸几次后，突然停止一段时间，然后又开始呼吸，这种呼吸节律又称为间停呼吸，见于脑水肿、呼吸中枢抑制等。

Kussmaul 呼吸指各种酸中毒所导致的深长规则大呼吸，频率或快或慢。常见于糖尿病酮症酸中毒、尿毒症酸中毒等。

叹气样呼吸一段正常呼吸节律中插入一次深大呼吸，并常伴有叹息声。见于神经衰弱、精神紧张或抑郁症。

7. 肺炎链球菌肺炎的痰液特征是
   A. 粉红色泡沫样痰　　　　　B. 鲜红色痰　　　　　　　C. 棕褐色痰
   D. 铁锈色痰　　　　　　　　E. 砖红色胶冻样痰
   【答案】D
   【解析】肺结核、支气管扩张、肺脓肿和出血性疾病所致咯血，其颜色为鲜红色；铁锈色血痰可见于肺炎球菌肺炎；砖红色胶冻样痰见于的肺炎克雷伯菌肺炎。二尖瓣狭窄所致咯血多为暗红色；左心衰竭所致咯血为浆液性粉红色泡沫样痰

8. 在我国，引起咯血的首要原因
   A. 慢性阻塞性肺炎　　　　　B. 支气管哮喘　　　　　　C. 肺气肿
   D. 肺结核　　　　　　　　　E. 病毒性肺炎
   【答案】D

9. 急性胸痛最常见的疾病是
   A. 心肺疾病　　　　　　　　B. 脑血管疾病　　　　　　C. 消化道疾病
   D. 淋巴系统疾病　　　　　　E. 血液系统疾病
   【答案】A
   【解析】急性胸痛是指高危险胸痛，是急诊内科最常见的症状。通常最常见于心肺疾病，如急性心肌梗死、急性冠脉综合征、主动脉夹层、心脏压塞、肺栓塞、张力性气胸等。

10. 下列关于心源性呼吸困难的说法错误的是
    A. 有引起左心衰竭的基础病因　　　　　　B. 呈混合性呼吸困难
    C. 两肺底部或全肺出现湿啰音　　　　　　D. 应用强心剂、利尿剂后呼吸困难症状随之好转
    E. 呼气性呼吸困难
    【答案】E
    【解析】心源性呼吸困难：主要是由于左心和（或）右心衰竭引起，尤其是左心衰竭时呼吸困难更为严重。左心衰竭引起的呼吸困难特点为：①有引起左心衰竭的基础病因；②呈混合性呼吸困难；③两肺底部或全肺出现湿啰音；④应用强心剂、利尿剂和血管扩张剂改善左心功能后呼吸困难症状随之好转。

11. 下列关于吸气性呼吸困难错误的是
    A. 表现为吸气显著费力　　　　　　　　　B. 胸骨上窝、锁骨上窝和肋间隙明显凹陷
    C. 可伴有干咳及高调吸气性喉鸣　　　　　D. "三凹征"的出现主要是由于呼吸肌无力
    E. 常见于气管、大支气管的狭窄与阻塞
    【答案】D
    【解析】"三凹征"的出现主要是由于呼吸肌极度用力，胸腔负压增加所致。

12. 稽留热常见于下列哪种疾病
    A. 风湿热　　　　　　　　　B. 霍奇金淋巴瘤　　　　　C. 肺炎球菌肺炎
    D. 疟疾　　　　　　　　　　E. 重症肺结核
    【答案】C
    【解析】稽留热：体温持续在 39～40℃以上达数天或数周，24h 内波动范围不超过 1℃。见于肺炎球菌肺炎和伤寒等。

13. 引起急性腹痛的腹腔脏器急性炎症不包括
    A. 急性胃炎　　　　　　　　B. 急性胆囊炎　　　　　　C. 腹膜炎
    D. 急性胰腺炎　　　　　　　E. 急性阑尾炎
    【答案】C
    【解析】引起急性腹痛的腹腔脏器急性炎症包括急性胃炎、急性肠炎、急性胆囊炎、急性胰腺炎、急性阑尾炎等。腹膜不属于腹腔脏器。

14. 对于腹痛性质与疾病的关系，下列说法错误的是
    A. 阵发性绞痛——输尿管结石　　　　　　B. 阵发性钻顶痛——胆道蛔虫病

C. 剧烈刀割样痛——十二指肠溃疡穿孔　　　D. 持续性胀痛——实质性脏器发炎

E. 间歇性胀痛——胆总管结石

【答案】E

【解析】不同的腹部疾患引起的腹痛性质有所区别。管道及空腔脏器梗阻所引起的疼痛常为绞痛。绝大多数胆总管结石的患者发作时的疼痛为阵发性剧烈的胆绞痛，是因胆管内结石向下移动时，常嵌于胆总管下端壶腹部，造成胆总管的阻塞，并刺激括约肌和胆管平滑肌使其痉挛所致。

【破题思路】腹痛性质和程度：突发的中上腹剧烈刀割样痛或烧灼样痛，多为胃、十二指肠溃疡穿孔；中上腹持续性隐痛多为慢性胃炎或胃、十二指肠溃疡；上腹部持续性钝痛或刀割样疼痛呈阵发性加剧多为急性胰腺炎；持续性、广泛性剧烈腹痛伴腹壁肌紧张或板样强直，提示急性弥漫性腹膜炎。其中隐痛或钝痛多为内脏性疼痛，多由胃肠张力变化或轻度炎症引起，胀痛可能为实质脏器包膜牵张所致。胆石症或泌尿系统结石常为阵发性绞痛，疼痛剧烈，致使患者辗转不安；阵发性剑突下钻顶样疼痛是胆道蛔虫病的典型表现；绞痛多为空腔脏器痉挛、扩张或梗阻引起。

15. 紫癜与充血性皮疹的主要区别是

A. 颜色的不同　　　B. 形态不同　　　C. 按压后是否褪色或消失

D. 是否高起皮肤表面　　　E. 是否有皮肤脱屑

【答案】C

【解析】紫癜的临床特点与充血性皮疹的鉴别：紫癜中除过敏性紫癜患者的紫癜可高出皮肤表面外，一般紫癜均不高出皮肤表面，而且用手指按压后颜色不变，直径约2～5mm，其颜色随时间推移由红色逐渐变暗，7～10天后逐渐消失。而充血性皮疹的最大特点是手指按压后皮疹的颜色消失，取消按压后则皮疹的颜色立即恢复，同时直径没有固定大小，很容易与紫癜鉴别。

16. 皮下出血面积的直径多大称为紫癜

A. <2mm　　　B. 2～3mm　　　C. 2～5mm

D. >5mm　　　E. 以上均可

【答案】C

【解析】紫癜是出血性疾病的常见皮肤表现，皮下出血面积的直径在2～5mm称为紫癜。与其有相同临床意义的是皮肤出血点（直径＜2mm）和瘀斑（直径＞5mm）。

第二单元 内科学

1. 支气管扩张咯血特点为
   A. 铁锈色痰   B. 砖红色胶冻样痰   C. 鲜红色
   D. 暗红色   E. 黏稠暗红色血痰
   【答案】C
   【解析】因肺结核、支气管扩张、肺脓肿和出血性疾病所致咯血，其颜色为鲜红色；铁锈色血痰可见于典型的肺炎球菌肺炎，也可见于肺吸虫病和肺泡出血；砖红色胶冻样痰见于典型的肺炎克雷伯菌肺炎。二尖瓣狭窄所致咯血多为暗红色；左心衰竭所致咯血为浆液性粉红色泡沫样痰；肺栓塞引起咯血为黏稠暗红色血痰。

2. 患者，女，35岁。因外出春游后出现咳嗽、咳痰伴喘息1天入院。查体：体温36.8℃，脉搏90次/min，呼吸28次/min，血压120/80mmHg，喘息貌，在肺部可闻及广泛哮鸣音。该患者最可能的诊断是
   A. 支气管扩张   B. 肺炎   C. 支气管哮喘
   D. 肺源性心脏病   E. 心功能不全
   【答案】C
   【解析】本题考核了支气管哮喘的特征，此患者有外出春游的诱因，表现有呼吸困难，有广泛哮鸣音。

3. 患者，女，49岁。双下肢水肿1月余，进行性呼吸困难半个月。2个月前因腰椎间盘突出卧床休息。查体：BP 120/80mmHg。双肺呼吸音清，心率93次/分，P2＞A2。超声心动图提示肺动脉高压。该患者呼吸困难的最可能原因是
   A. 左心衰竭   B. 慢性阻塞性肺疾病   C. 肺血栓栓塞
   D. 全心衰竭   E. 冠心病
   【答案】C
   【解析】患者长期卧床，并出现双下肢水肿、呼吸困难、P2＞A2+超声心动图提示肺动脉高压，符合肺血栓栓塞症。

4. 下述疾病最易出现Ⅱ型呼吸衰竭的是
   A. 糖尿病酮症酸中毒   B. 慢性阻塞性肺疾病   C. 哮喘急性发作
   D. 重症肺炎   E. 肺血栓栓塞
   【答案】B
   【解析】Ⅱ型呼吸衰竭是指低氧血症合并高碳酸血症，系阻塞性通气障碍或限制性通气障碍使肺泡通气不足所致，最常见于COPD，哮喘急性发作时因轻重不同，可为Ⅱ型呼吸衰竭，也可为Ⅰ型呼吸衰竭，重症肺炎和肺血栓栓塞症是Ⅰ型呼吸衰竭的常见病因。

5. 发现有人晕倒时，确认所处环境安全后应立即采取的措施是
   A. 大声呼叫救援   B. 判断意识是否清楚   C. 报警
   D. 行人工呼吸   E. 进行胸外按压
   【答案】B
   【解析】确认环境安全后首先判断意识"轻拍重唤"，若有意识障碍需赶紧拨打120呼救，再判断呼吸心跳，若有呼吸心搏骤停，需要先进行胸外按压30次，再开放气道后行人工呼吸2次。

6. 女，36岁。患风心病10年，近来心悸、胸闷痛、气短、下肢水肿、尿少。数分钟前突然晕倒，意识丧失，皮肤苍白，唇绀，大动脉搏动扪不到，呼吸停止。其原因是
   A. 脑栓死   B. 急性左心衰竭   C. 癫痫大发作
   D. 心脏性猝死   E. 急性右心衰竭
   【答案】D
   【解析】突发意识丧失，伴有颈动脉搏动消失，特别是心音消失，是心搏骤停的主要诊断标准。急性左心衰时患者会出现粉红色泡沫样痰；患者出现癫痫时首先出现意识丧失，随后抽搐。时间短暂。急性右心衰时会有右心衰体征。

7. 慢性胃炎最常见的病因是
   A. 刺激性食物   B. 化学损伤   C. 幽门螺杆菌感染
   D. 药物损伤   E. 物理损伤

【答案】C

【解析】慢性胃炎是由多种病因引起的胃黏膜慢性炎症，最常见的病因是幽门螺杆菌感染。

8. 对于慢性阻塞性肺疾病描述错误的是
A. 呈进行性发展　　　　　　B. 尚不可治疗　　　　　　C. 高致残率
D. 高发病率　　　　　　　　E. 高死亡率

【答案】B

【解析】慢性阻塞性肺疾病（简称慢阻肺或 COPD），是一种以不完全可逆气流受限为特征的肺部疾病，呈进行性发展，主要表现为肺功能的加速下降。虽然 COPD 是一种高发病率、高死亡率、高致残率的疾病，但是，COPD 仍然是可以预防和可以治疗的疾病。

9. 由于肺气肿患者大多数都同时伴有咳嗽、咳痰病史，很难与慢性支气管炎的界限绝对分开，因此，临床上将他们统称为
A. 慢性支气管炎　　　　　　B. 慢性肺源性心脏病　　　C. 慢性支气管哮喘
D. 慢性呼吸衰竭　　　　　　E. 慢性阻塞性肺疾病

【答案】E

【解析】由于肺气肿患者大多数同时伴有咳嗽、咳痰病史，很难与慢性支气管炎的界限绝对分开，因此，临床上将它们统称为慢性阻塞性肺疾病（简称慢阻肺或 COPD）。

10. 胸部触诊语音震颤减弱的是
A. 肺脓肿　　　　　　　　　B. 肺梗死　　　　　　　　C. 阻塞性肺气肿
D. 空洞性肺结核　　　　　　E. 大叶性肺炎

【答案】C

【解析】肺气肿体征：桶状胸、语音震颤减弱、叩诊呈过清音、两肺呼吸音减弱，呼气延长。

11. 慢性支气管炎相关描述错误的是
A. 每年发病 3 个月，连续 2 年或 2 年以上　　B. 咳嗽以夜间为主
C. 喘息　　　　　　　　　　　　　　　　　　D. 反复咳嗽、咳痰
E. 咳白色泡沫样或黏稠痰

【答案】B

【解析】慢性支气管炎是气管、支气管黏膜及其周围组织的慢性非特异性炎症。依据咳嗽、咳痰或伴喘息，每年发病 3 个月，连续 2 年或 2 年以上，排除其他慢性气道疾病即可诊断。咳嗽以晨间为主，咳白色泡沫样或黏稠痰，偶有咯血，多为痰中带血。

12. 依据咳嗽、咳痰或伴喘息，每年发病 3 个月，连续 2 年或 2 年以上，排除其他慢性气道疾病即可诊断为
A. 慢性支气管炎　　　　　　B. 慢性支气管哮喘　　　　C. 心源性哮喘
D. 阻塞性肺气肿　　　　　　E. 肺心病

【答案】A

【解析】慢性支气管炎是气管、支气管黏膜及其周围组织的慢性非特异性炎症。依据咳嗽、咳痰或伴喘息，每年发病 3 个月，连续 2 年或 2 年以上，排除其他慢性气道疾病即可诊断。

13. 与慢性支气管炎的发生关系最密切的是
A. 吸烟　　　　　　　　　　B. 感染因素　　　　　　　C. 理化因素
D. 气候异常　　　　　　　　E. 过敏因素

【答案】A

【解析】与慢性支气管炎的发生关系最密切的是吸烟。感染是慢支急性发作最主要的致病因素或诱发因素。

14. 引起慢性肺心病最常见病因为
A. 阻塞性肺疾病　　　　　　B. 肺栓塞　　　　　　　　C. 支气管哮喘
D. 病毒性肺炎　　　　　　　E. 肺结核

【答案】A

【解析】引起慢性肺心病最常见病因为慢性阻塞性肺疾病（COPD），约占 80%～90%。

15. 慢性肺源性心脏病肺、心功能代偿期表现错误的是
A. 咳嗽、咳痰、气促　　　　B. 活动后心悸　　　　　　C. 呼吸困难
D. 肺部偶有干、湿啰音　　　E. 肺动脉瓣区第二心音减弱

【答案】E

【解析】肺、心功能代偿期：

症状：咳嗽、咳痰、气促，活动后心悸、呼吸困难、乏力和活动耐力下降。
体征：不同程度的发绀和肺气肿体征。肺部偶有干、湿啰音。
心脏体征：心音遥远，肺动脉瓣区第二心音亢进，三尖瓣区可出现收缩期杂音或剑突下心脏搏动增强。

16. 慢性肺源性心脏病肺、心功能失代偿期表现不准确的是
   A. 呼吸困难加重　　　　　　　B. 呼吸困难夜间加重　　　　　C. 食欲旺盛
   D. 发绀明显，颈静脉怒张　　　E. 气促加重
   【答案】C
   【解析】慢性肺源性心脏病肺、心功能失代偿期：
   呼吸衰竭：呼吸困难加重是最常见的症状，以夜间为甚，常伴有头痛、失眠、食欲下降。肺性脑病时出现嗜睡、神志恍惚、谵妄、皮肤潮红、多汗等症状。常见体征有明显发绀、球结膜充血、水肿，严重时可有视网膜血管扩张、视盘水肿等。腱反射减弱或消失，可出现病理反射。
   右心衰竭：常见症状有气促加重，心悸、食欲缺乏、腹胀、恶心等。常见体征有发绀明显，颈静脉怒张，心率增快，可出现心律失常，剑突下可闻及收缩期杂音，肝大且有压痛，肝颈静脉回流征阳性，下肢水肿，重者可有腹水。

17. 关于支气管哮喘发作体征描述错误的是
   A. 非发作期可无异常体征　　　B. 哮喘发作时肺部可闻及哮鸣音　　　C. 危重患者可表现寂静胸
   D. 胸腹矛盾运动　　　　　　　E. 心率降低
   【答案】E
   【解析】非发作期可无异常体征。哮喘发作时肺部可闻及哮鸣音，呼气延长。危重患者肺部可布满哮鸣音，也可无哮鸣音，这种无哮鸣音体征又称为寂静胸，提示病情严重。中重度哮喘患者还可出现心率增快、奇脉、胸腹矛盾运动和发绀。

18. 患者，男，28岁。间断喘息4年，无明显规律，发作期间无不适，此次因"气喘5h"来院。查体：体温36.8℃，端坐呼吸，口唇发绀，双肺呼吸音低，呼气相明显延长，未闻及哮鸣音，血常规 WBC $8.3×10^9$/L，N0.75，该患者最可能的诊断是
   A. 慢性支气管炎　　　　　　　B. 支气管哮喘　　　　　　　　C. 心源性哮喘
   D. 过敏性肺炎　　　　　　　　E. 肺癌
   【答案】B
   【解析】此患者间断喘息，可排除肺栓塞，血常规正常可排除慢支，无心脏病史，可排除心源性哮喘，以上症状是典型的支气管哮喘表现。

19. 呼吸衰竭描述错误的是
   A. 肺换气功能严重障碍　　　　B. 静息状态下能维持足够的气体交换　　C. 可出现低氧血症
   D. 可不伴发高碳酸血症　　　　E. 伴发高碳酸血症
   【答案】B
   【解析】呼吸衰竭是指各种原因引起的肺通气和（或）换气功能严重障碍，以致在静息状态下亦不能维持足够的气体交换，导致低氧血症伴（或不伴）高碳酸血症，进而引起一系列病理生理改变和相应临床表现的综合征。

20. 慢性呼吸衰竭最常见的病因是
   A. 重症肺结核　　　　　　　　B. 胸廓病变　　　　　　　　　C. 阻塞性肺疾病
   D. 肺间质纤维化　　　　　　　E. 尘肺
   【答案】C
   【解析】一些慢性疾病可使呼吸功能的损害逐渐加重，经过较长时间的发展转变为呼吸衰竭。如慢阻肺、肺结核、间质性肺疾病、神经肌肉病变等，其中以慢阻肺最常见。

21. 关于肺结核临床症状正确的是
   A. 高热　　　　　　　　　　　B. 呼吸困难　　　　　　　　　C. 食欲旺盛
   D. 乏力　　　　　　　　　　　E. 向心性肥胖
   【答案】D
   【解析】肺结核症状：全身结核中毒症状，如低热、盗汗、乏力、食欲缺乏和体重减轻等，育龄女性可有月经不调或闭经。主要呼吸道症状为咳嗽、咳痰和咯血，以干咳为主，多为少量咯血，少数为大咯血。

22. 原发型肺结核好发人群
   A. 婴幼儿　　　　　　　　　　B. 老年人　　　　　　　　　　C. 青壮年

D. 育龄妇女　　　　　　　　　　　　E. 少年儿童

【答案】E

【解析】原发型肺结核：包括原发综合征及胸内淋巴结结核。多见于少年儿童，无症状或症状轻微，多有结核病家庭接触史，结核菌素试验多为强阳性。

23. 容易引起贫血的胃炎是

A. 慢性非萎缩性全胃炎　　　　　　　B. 慢性萎缩性胃炎，胃体萎缩为主
C. 慢性萎缩性胃炎，胃窦萎缩为主　　D. 慢性浅表性胃炎，胃体为主
E. 慢性浅表性胃炎，胃窦为主

【答案】B

【解析】①壁细胞主要分布于胃底和胃体，可分泌盐酸和内因子。内因子的作用是促进维生素 B_{12} 的吸收。胃体萎缩性胃炎（A 型胃炎）由于壁细胞受损，内因子减少，影响维生素 B_{12} 吸收，可造成维生素 B_{12} 缺乏，引起巨幼细胞贫血。②胃窦萎缩性胃炎、慢性非萎缩性胃炎（慢性浅表性胃炎）均不会出现贫血。

24. 患者，女，46岁。慢性肾衰竭病史2年，头晕、乏力、四肢发麻1天，查体：BP 160/100mmHg，贫血貌，心电图示：窦性心律，T 波高尖，急查血肌酐 789μmol/L，血钾 6.8mmol/L。对该患者最关键的治疗是

A. 导泻　　　　　　　　　　B. 限制钾盐摄入　　　　　　　　C. 补液
D. 血液透析　　　　　　　　E. 口服降压药物

【答案】D

【解析】血钾＞6.5mmol/L 是透析指征，掌握透析指征：预计内科保守治疗无效的严重代谢性酸中毒（pH＜7.2），血肌酐＞442μmol/L（CKD 4 期以上），血钾＞6.5mmol/L 或出现严重的心律失常。

25. 患者，男，68岁，因骨痛、乏力、体重减轻就诊，实验室检查发现血清钙升高、贫血、肾功能异常，血清蛋白电泳发现 M 蛋白，骨髓穿刺涂片检查发现异常浆细胞。该患者最可能的诊断是

A. 骨转移癌　　　　　　　B. 多发性骨髓瘤　　　　　　　C. 骨髓增生异常综合征
D. 慢性肾衰竭　　　　　　E. 甲状腺功能亢进

【答案】B

【解析】多发性骨髓瘤常表现为骨痛、乏力、体重减轻等症状，实验室检查可发现血清钙升高、贫血、肾功能异常，血清蛋白电泳可见 M 蛋白，骨髓穿刺涂片检查可发现异常浆细胞，这些特征均与该患者的情况相符。

26. 诊断系统性红斑狼疮最有意义的实验室检查是

A. 抗核抗体阳性　　　　　　B. 抗双链 DNA 抗体阳性　　　　　C. 抗 Sm 抗体阳性
D. 血沉增快　　　　　　　　E. 血清补体降低

【答案】C

【解析】抗 Sm 抗体是系统性红斑狼疮的标志性抗体，特异性高达 99%，虽然其阳性率只有 30% 左右，但一旦阳性，对诊断系统性红斑狼疮意义重大。抗核抗体阳性虽然在大多数系统性红斑狼疮患者中可出现，但特异性较低，其他自身免疫性疾病患者也可阳性。抗双链 DNA 抗体阳性率较高，且与疾病活动性相关，但特异性不如抗 Sm 抗体。血沉增快和血清补体降低虽可在系统性红斑狼疮活动期出现，但无特异性，不能单独用于诊断。

27. 精神分裂症患者可出现幻觉，其中最常见的是

A. 幻嗅　　　　　　　　　B. 幻味　　　　　　　　　　　C. 幻听
D. 幻触　　　　　　　　　E. 幻视

【答案】C

【解析】幻听是精神分裂症患者最常见的幻觉形式，患者会听到不存在的声音，这些声音可能是命令性的、评论性的或议论性的。

28. 患者在回答问题时，言语缓慢，反应迟钝，这种症状属于

A. 思维松弛　　　　　　　B. 思维奔逸　　　　　　　　　C. 思维破裂
D. 思维离题　　　　　　　E. 思维迟缓

【答案】E

【解析】思维迟缓是指患者在回答问题时，言语缓慢，反应迟钝，常见于抑郁症。思维松弛是言语离题万里，缺乏逻辑性和连贯性；思维奔逸是思维联想速度加快，言语增多；思维破裂是思维内容的逻辑性差；思维离题是回答问题时偏离主题。

29. 心肌梗死症状中最先出现下列哪一项

A. 发热　　　　　　　　　B. 疼痛　　　　　　　　　　　C. 恶心呕吐

D. 呼吸困难　　　　　　　　E. 昏厥

【答案】B

【解析】发生心肌梗死时,患者多表现为胸骨后或心前区持续、剧烈压榨样闷痛。可有出汗、恶心、呕吐等伴随症状,部分患者有濒死感。

30. 冠心病最常见的原因是
 A. 高血压　　　　　　　　B. 冠状动脉粥样硬化性狭窄　　　　　　C. 脂代谢紊乱
 D. 糖尿病　　　　　　　　E. 肥胖

【答案】B

【解析】冠心病最常见的原因是冠状动脉粥样硬化性狭窄,与其有关的主要危险因素有年龄、性别、遗传背景、高血压、脂代谢紊乱、糖尿病、吸烟、肥胖、家族史等。

31. 细菌性心内膜炎亚急性者最常见的病原菌是
 A. 溶血性链球菌　　　　　　B. 草绿色链球菌　　　　　　C. 肠球菌
 D. 金黄色葡萄球菌　　　　　E. 白色葡萄球菌

【答案】B

【解析】链球菌和葡萄球菌是引起感染性心内膜炎的主要病原微生物。急性者主要有金黄色葡萄球菌引起,亚急性者,草绿色链球菌最常见。

32. 感染性心内膜炎最常见的并发症是
 A. 脑栓塞　　　　　　　　B. 细菌性动脉瘤破裂　　　　　　C. 心力衰竭
 D. 肾功能不全　　　　　　E. 脾破裂

【答案】C

【解析】感染性心内膜炎最常见的并发症是心力衰竭,主要有瓣膜关闭不全所致,主动脉瓣受损者最常发生(75%),其次为二尖瓣(50%)和三尖瓣(19%)受损;瓣膜穿孔或者腱索断裂导致急性瓣膜关闭不全时可诱发急性左心衰竭。

33. 不属于降压治疗原则的是
 A. 提高生活质量　　　　　　B. 改善生活行为
 C. 明确降压药治疗对象　　　D. 多重心血管危险因素协同控制
 E. 合理选择降压药物种类

【答案】A

【解析】降压治疗原则:①改善生活行为;②明确降压药治疗对象;③多重心血管危险因素协同控制;④合理使用降压药物。

34. 下列关于血压的测量正确的是
 A. 测量安静休息坐位时上臂肱动脉部位血压　　B. 测量安静休息坐位时上臂肱静脉部位血压
 C. 测量安静休息坐位时桡动脉部位血压　　　　D. 测量安静休息坐位时桡静脉部位血压
 E. 测量安静休息坐位时颈动脉部位血压

【答案】A

【解析】高血压诊断主要根据诊室测量的血压值,采用经核准的水银柱或电子血压计,测量安静休息坐位时上臂肱动脉部位血压。必要时,如疑似直立性低血压的患者还应测量平卧位和站立位血压。

35. 原发性高血压特点不包括
 A. 血压随季节变化而变化　　B. 血压随昼夜变化而变化　　　　C. 冬季血压较高
 D. 一般夜间血压较高　　　　E. 清晨起床前未活动时血压最低

【答案】D

【解析】原发性高血压体征:血压随季节、昼夜、情绪等因素有较大波动。冬季血压较高,夏季较低;血压有明显昼夜波动,一般夜间血压较低,清晨起床未活动时血压最低,活动后血压迅速升高,形成清晨血压高峰。患者在家中的自测血压值往往低于诊所血压值。

36. 以下哪项不是肝大的常见病因
 A. 病毒性肝炎　　　　　　　B. 早期肝硬化　　　　　　　C. 原发性胆汁性肝硬化
 D. 原发性肝癌　　　　　　　E. 肺结核

【答案】E

【解析】肝大的临床上常见的病因为:病毒性肝炎、早期肝硬化、早期性胆汁性肝硬化、原发性肝癌、淤血性肝大淋巴瘤。

【破题思路】肝大可分为弥漫性及局限性，有时可作图表示。弥漫性肝大见于病毒性肝炎、肝淤血、脂肪肝、早期肝硬化、布-加综合征（Budd-Chiari syndrome）、白血病、血吸虫病、华支睾吸虫病等。局限性肝大见于肝脓肿、肝肿瘤及肝囊肿（包括肝棘球蚴病）等。

37. 肝大最常见的原因是
A. 病毒性肝炎　　　　　　B. 肝炎肝硬化　　　　　　C. 原发性胆汁性肝硬化
D. 原发性肝癌　　　　　　E. 淤血性肝大
【答案】A
【解析】急、慢性病毒性肝炎是肝大最常见的原因。

38. 男，60岁，进硬食后，突然呕血约400mL，色红，呕血呈喷射状，既往有慢性肝病史，平时常有肝区疼痛并伴有腹胀。该患者应首选哪种检查
A. 血常规　　　　　　　　B. 胃镜检查　　　　　　　C. 凝血时间
D. X线钡餐检查　　　　　E. 肝功能及血肌酐
【答案】B
【解析】患者有慢性肝病史，有进硬食的诱因，考虑为食管静脉曲张破裂出血，首选检查应为胃镜检查。其余选项检查也应进行，但不是首选。

【破题思路】胃镜是诊断上消化道出血的病因、部位和出血情况的首选方法，它不仅能直视病变、取活检，对于出血病灶可进行及时准确的止血治疗。

39. 消化性溃疡的主要症状是
A. 厌食、消瘦　　　　　　B. 恶心、呕吐　　　　　　C. 嗳气、反酸
D. 上腹疼痛　　　　　　　E. 呕血、黑便
【答案】D
【解析】上腹痛是消化性溃疡的主要症状，但部分患者可症状轻或无症状，而以出血、穿孔等并发症为首发症状。

40. 消化性溃疡的发病机制中，所谓损伤因素主要是指
A. 粗糙食物的损害作用　　　　　　　B. 胃酸/胃蛋白酶的消化作用
C. 反流的胆汁/胰酶的侵袭作用　　　D. 神经/精神因素的长期作用
E. HP感染
【答案】B
【解析】当某些因素损害了胃、十二指肠黏膜具有一系列防御和修复机制时，可能发生胃酸/胃蛋白酶对黏膜自身消化、侵蚀而导致溃疡形成。

41. 下列哪项对诊断消化性溃疡意义最大
A. 钡餐透视局部有压痛、激惹、变形　　　B. 钡餐透视有龛影
C. 胃液分析为高胃酸　　　　　　　　　　D. 多年周期性腹痛
E. 上腹部压痛
【答案】B
【解析】慢性病程、周期性发作的节律性上腹疼痛是诊断消化性溃疡的重要线索，确诊有赖于胃镜检查。X线钡餐检查发现龛影亦有确诊价值。

【破题思路】慢性病程、周期性发作的、节律性上腹疼痛是疑诊消化性溃疡的重要线索，胃镜可以确诊。不能接受胃镜检查者，X线钡餐发现龛影，也可以诊断溃疡。

42. 我国引起肝硬化最常见的原因是
A. 酒精中毒　　　　　　　B. 营养障碍　　　　　　　C. 病毒性肝炎
D. 胆汁淤积　　　　　　　E. 循环障碍
【答案】C
【解析】引起肝硬化的病因很多，目前我国引起肝硬化的病因以病毒性肝炎（乙型病毒性肝炎）为主。

43. 对肝硬化有确诊价值的是
A. 肝大质地偏硬 　　　　　　　B. 脾肿大 　　　　　　　C. 丙种球蛋白升高
D. 肝穿刺活检有假小叶形成 　　 E. 食管吞钡X线检查有虫蚀样充盈缺损
【答案】D
【解析】病理是确诊肝硬化的金标准，肝硬化在病理的表现就是假小叶的形成。

> 【破题思路】临床诊断肝硬化通常依据肝功能减退和门静脉高压同时存在的证据。影像学所见肝硬化的征象有助于诊断。当肝功能减退和门静脉高压证据不充分、肝硬化的影像学征象不明确时，肝活检若查见假小叶形成，可建立诊断。

44. 门静脉高压症主要临床表现是
A. 男性乳房发育 　　　　　　　B. 肝掌 　　　　　　　　C. 肝病面容
D. 腹水 　　　　　　　　　　　E. 蜘蛛痣
【答案】D
【解析】门静脉高压症的病理变化：①脾大、脾功能亢进；②各门静脉分支扩张，如食管下段、胃底形成的曲张静脉；③腹水；④肝性脑病；⑤门静脉高压性胃病。
肝功能减退的病理变化：男性乳房发育、肝掌、蜘蛛痣、肝性面容等。

45. 我国慢性肾功能衰竭病因中哪种占首位
A. 高血压肾小动脉硬化 　　　　B. 慢性肾盂肾炎 　　　　C. 小管间质性肾病
D. 继发性肾小球疾病 　　　　　E. 原发性肾小球肾炎
【答案】E
【解析】在我国最常见引起慢性肾衰竭的病因按顺序为原发性慢性肾小球肾炎、糖尿病肾病和高血压肾小球动脉硬化。

46. 根据病因及发病机制，贫血可分为
A. 红细胞生成减少、造血功能不良两种
B. 红细胞生成减少、造血功能不良及红细胞破坏过多三类
C. 红细胞生成减少、红细胞破坏过多及失血三类
D. 红细胞生成减少、溶血、失血、再障及缺铁等五类
E. 红细胞生成减少、红细胞过度破坏、失血及造血功能不良四类
【答案】C
【解析】根据病因及发病机制，贫血可分为红细胞生成减少性贫血、红细胞破坏过多性贫血及失血性贫血三类。

47. 贫血是外周血单位体积中
A. 红细胞数低于正常低限 　　　　　　　　B. 血细胞比容低于正常低限
C. 红细胞数及血细胞比容低于正常低限 　　D. 红细胞数、血红蛋白和血细胞比容低于正常低限
E. 循环血量较正常者减少
【答案】D
【解析】贫血是指外周血液在单位体积中的血红蛋白浓度、红细胞计数和（或）血细胞比容低于正常低限，以血红蛋白浓度较为重要。

48. 年轻女性月经增多，疑有缺铁性贫血，哪项检查最有诊断意义
A. 血清铁降低 　　　　　　B. 总铁结合力增高 　　　　C. 血清可溶性转铁蛋白受体降低
D. 游离原卟啉降低 　　　　E. 铁盐吸收降低
【答案】C
【解析】血清可溶性转铁蛋白受体（sTfR）测定是迄今反应缺铁性红细胞生成的最佳指标，一般sTfR浓度>26.5nmol/L（2.25μg/mL）可诊断缺铁。

> 【破题思路】诊断：1. ID ①血清铁蛋白<12μg/L；②骨髓铁染色显示骨髓小粒可染铁消失，铁粒幼细胞少于15%；③血红蛋白及血清铁等指标尚正常。2. IDE ①ID的①+②；②转铁蛋白饱和度<15%；③FEP/Hb>45μg/gHb；④血红蛋白尚正常。3. IDA ①IDE的①+②+③；②小细胞低色素性贫血：男性Hb<120g/L，女性Hb<110g/L，孕妇Hb<100g/L；MCV<80fl，MCH<27pg，MCHC<32%。

49. 对霍奇金淋巴瘤最具诊断意义的细胞是
A. R-S 细胞
B. 霍奇金细胞
C. 陷窝细胞
D. 多形性瘤细胞
E. 嗜酸性细胞

【答案】A

【解析】R-S 细胞见于霍奇金淋巴瘤。霍奇金淋巴瘤含有的一种独特的瘤巨细胞即 Reed-Sternberg 细胞（简称 R-S 细胞）。

【破题思路】HL 主要原发于淋巴结，特点是淋巴结进行性肿大，典型的病理特征是 R-S 细胞存在于不同类型反应性炎细胞的特征背景中，并伴有不同程度纤维化。R-S 细胞对 HL 的病理组织学诊断有重要价值，但近年报道 R-S 细胞可见于传染性单核细胞增多症、结缔组织病及其他恶性肿瘤，因此在缺乏 HL 的其他组织学改变时，单独见到 R-S 细胞不能确诊 HL。

50. 淋巴瘤最有诊断意义的临床表现
A. 肝脾肿大
B. 长期周期性发热
C. 盗汗、体重减轻
D. 无痛性淋巴结肿大
E. 局限性淋巴结肿大并有粘连

【答案】D

【解析】淋巴瘤是一组起源于淋巴结和淋巴组织的恶性肿瘤，可分为霍奇金淋巴瘤（简称 HL）和非霍奇金淋巴瘤（简称 NHL）两大类，组织学可见淋巴细胞和（或）组织细胞的肿瘤性增生，临床以无痛性淋巴结肿大最为典型。

51. 不属于血友病出血引起的症状的是
A. 局部疼痛、麻木
B. 肌肉萎缩
C. 局部缺血性坏死
D. 呼吸困难
E. 昏迷

【答案】E

【解析】血友病临床表现为出血、血肿压迫症状明显，随部位不同有不同表现，血肿压迫周围神经可致局部疼痛、麻木及肌肉萎缩；压迫血管可致相应供血部位缺血性坏死或淤血、水肿；口腔底部、咽后壁、喉部及颈部出血可致呼吸困难甚至窒息；压迫输尿管致排尿困难；腹膜后出血可引起麻痹性肠梗阻。

【破题思路】血友病的出血多为自发性或轻度外伤、小手术后（如拔牙、扁桃体切除）出血不止，且具备下列特征：①与生俱来，伴随终身；②常表现为软组织或深部肌肉内血肿；③负重关节如膝、踝关节等反复出血甚为突出，最终可致关节肿胀、僵硬、畸形，可伴骨质疏松、关节骨化及相应肌肉萎缩（血友病关节）。

52. 下列关于血友病的说法错误的是
A. 血友病是一组因遗传性凝血活酶生成障碍引起的出血性疾病
B. 包括血友病 A、血友病 B 及遗传性 FXI 缺乏症
C. 以血友病 A 最为常见
D. 出血轻重仅与血友病类型有关
E. 血友病出血多为自发性或轻度外伤后出血不止

【答案】D

【解析】出血轻重与血友病类型及相关因子缺乏程度有关。

53. 甲状腺功能亢进时最具有诊断意义的体征
A. 心率加快，第一心音亢进
B. 弥漫性甲状腺肿伴血管杂音
C. 突眼
D. 脉压差大
E. 心脏增大

【答案】B

【解析】甲状腺功能亢进时最具有诊断意义的体征是弥漫性甲状腺肿伴血管杂音。

【破题思路】甲状腺功能亢进症简称甲亢，是指甲状腺腺体本身产生甲状腺激素过多而引起的甲状腺毒症，其病因包括弥漫性毒性甲状腺肿，结节性毒性甲状腺肿和甲状腺自主高功能腺瘤等。甲亢的患病率为 1%，其中 80% 以上是 Graves 病引起。体征：Graves 病大多数患者有程度不等的甲状腺肿大，甲状腺肿为弥漫性，质地中等（病史较久或食用含碘食物较多者可坚韧），无压痛，甲状腺上、下极可以触及震颤，闻及血管杂音。

54. 甲状腺功能亢进的最常见病因是
   A. 弥漫性毒性甲状腺肿　　　B. 多结节性甲状腺肿　　　C. 甲状腺自主高功能腺瘤
   D. 甲状腺囊肿　　　E. 桥本病
   【答案】A
   【解析】Graves病又称弥漫性毒性甲状腺肿，是一种伴甲状腺激素（TH）分泌增多的器官特异性自身免疫病，是甲状腺功能亢进症的最常见病因。

> 【破题思路】甲状腺功能亢进症简称甲亢，是指甲状腺腺体本身产生甲状腺激素过多而引起的甲状腺毒症，其病因包括弥漫性毒性甲状腺肿，结节性毒性甲状腺肿和甲状腺自主高功能腺瘤等。甲亢的患病率为1%，其中80%以上是Graves病引起。

55. 哪项是糖尿病最基本的病理生理改变
   A. 极度肥胖　　　B. 长期大量摄糖　　　C. 长期使用糖皮质激素
   D. 老年　　　E. 胰岛素分泌绝对或相对不足
   【答案】E
   【解析】糖尿病是由遗传和环境因素相互作用所引起的以血中葡萄糖水平长期增高为基本特征的代谢性疾病，因胰岛素分泌和（或）胰岛素作用的缺陷，引起碳水化合物、蛋白质和脂肪等代谢异常。

56. 糖尿病是一组病因不明的内分泌代谢疾病，其共同主要标志是
   A. 多饮、多尿、多食　　　B. 乏力　　　C. 消瘦
   D. 高血糖　　　E. 尿糖阳性
   【答案】D
   【解析】糖尿病是由遗传和环境因素相互作用所引起的以血中葡萄糖水平长期增高为基本特征的代谢性疾病。

57. 脑血栓形成的最常见原因是
   A. 高血压　　　B. 脑动脉粥样硬化　　　C. 各种脑动脉炎
   D. 血压偏低　　　E. 红细胞增多症
   【答案】B
   【解析】脑血栓形成最常见的病因为动脉粥样硬化，且常伴有高血压。

58. 脑出血的最重要的内科治疗是
   A. 控制脑水肿　　　B. 给止血剂　　　C. 降低血压
   D. 抗生素治疗　　　E. 给氧
   【答案】A
   【解析】急性期治疗总体原则是保持安静，防止继续出血，积极抗脑水肿，减低颅内压，调整血压改善循环，加强护理，防治并发症。脑水肿可使颅内压增高和导致脑疝，是脑出血主要死因，故最重要的内科治疗应为控制脑水肿。

59. 关于脑出血，最确切的诊断依据是
   A. 60岁以上发病　　　B. 均有偏瘫　　　C. 脑脊液血性
   D. 突然偏瘫、头部CT见底节附近高密度影　　　E. 均有脑膜刺激征
   【答案】D
   【解析】脑出血诊断要点：①多有高血压病史；②常于体力活动或情绪激动时发病；③发作时常有反复呕吐、头痛和血压升高；④病情进展迅速，常出现意识障碍、偏瘫和其他神经系统局灶症状；⑤有条件可首先CT或MRI检查，急性期脑CT中见高密度血肿，周围有少许水肿，有占位效应和（或）脑组织移位，MRI对小脑和脑干能显出T1加权和T2加权有出血的高信号区；⑥腰穿脑脊液多含血（其中20%左右可不含血）和压力增高。

60. 预防细菌性痢疾综合措施的不包括
   A. 切断传播途径　　　B. 应尽早发现并治疗患者
   C. 改善环境及搞好个人卫生　　　D. 服用痢疾减毒活菌苗
   E. 肌内注射抗菌疫苗
   【答案】E
   【解析】细菌性痢疾预防措施：①管理传染源，应尽早发现并治疗患者，隔离治疗至症状消失后1周或粪便培养两次阴性，从事饮食、供水等服务行业人员应定期作粪便培养，发现带菌者应积极治疗并暂时调离工作

岗位；②切断传播途径，加强饮水、食品、粪便的卫生管理和消灭苍蝇，改善环境及搞好个人卫生；③保护易感人群，口服多价痢疾减毒活菌苗，可刺激肠黏膜产生特异性分泌型抗体IgA，免疫力可维持6～12个月。

61. 菌痢流行间歇期间的重要传染源是

A. 急性期患者　　　　　　　B. 轻症患者　　　　　　　C. 重症患者
D. 急性恢复期患者　　　　　E. 慢性患者和带菌者

【答案】E

【解析】菌痢的传染源主要为急性、慢性菌痢患者及带菌者。慢性菌痢病情迁延不愈，排菌量虽然较少，但持续时间长，提示慢性菌痢患者有长期储存病原体的作用，而且在春季复发较多，对这个阶段维持流行过程起了重要作用。

62. 下列哪项是戊型肝炎病毒的主要传播途径

A. 注射、输血　　　　　　　B. 蚊虫叮咬传播　　　　　C. 唾液传播
D. 垂直传播　　　　　　　　E. 粪-口传播

【答案】E

【解析】甲型、戊型肝炎以粪-口传播为主；乙型肝炎主要通过血液和血制品传播、接触（日常生活密切接触和性接触）传播和母婴传播；丙型肝炎亦主要经血液和血制品传播。

63. 下列哪项是乙型肝炎病毒复制指标

A. HBsAg　　　　　　　　　B. 抗HBe　　　　　　　　C. 抗HBs
D. HBeAg　　　　　　　　　E. 抗HBeIgG

【答案】D

【解析】乙型肝炎病毒（HBV）有三个抗原抗体系统，即表面抗原与抗体、核心抗原与抗体、e抗原与抗体。①乙型肝炎病毒表面抗原和抗体：即HBsAg与抗HBs，还包括前S1和前S2抗原与其抗体。②乙型肝炎病毒核心抗原和抗体：乙型肝炎核心抗原（HBcAg）存在于肝细胞核内，不易检出；抗HBc是HBcAg相应的抗体，有抗HBcIgM和抗HBcIgG两型，前者存在于乙型肝炎的急性期（一般持续6个月）或慢性乙型肝炎的急性发作期。③乙型肝炎病毒e抗原和e抗体：HBeAg稍后（或同时）于HBsAg在血中出现，与Dane颗粒及DNAP密切相关，为HBV活动性复制和传染性强的标志。

第三单元　外科学

1. 患者，男，18岁。右示指甲沟炎加剧一周，发热，指头剧烈肿胀、跳痛，最恰当的处置是
   A. 热盐水浸泡，每次30分钟
   B. 全身应用抗生素
   C. 患指局部注射抗生素
   D. 患指侧面纵行切开
   E. 患指头做鱼口状切开

   【答案】D
   【解析】患者已经出现剧烈肿胀，跳痛，应及时切开引流，以免指甲、肌腱受感染侵蚀。切口应纵行于患指节侧面，以免损及肌腱。

2. 气性坏疽最关键的治疗措施是
   A. 大剂量青霉素
   B. 高压氧疗法
   C. 输血、输液
   D. 紧急手术处理
   E. 补充足够的营养

   【答案】D
   【解析】气性坏疽是由梭状芽孢杆菌所引起的一种严重急性特异性感染。发病急，可引起严重全身中毒反应，治疗时应及时手术切开，使病灶变成有氧环境。

3. 关于破伤风，正确的描述是
   A. 颈部肌肉强烈收缩最早出现
   B. 光线不能诱发全身肌肉抽搐
   C. 严重者神志不清
   D. 可出现尿潴留
   E. 不会发生骨折

   【答案】D
   【解析】破伤风临床表现为典型的肌肉强烈收缩，初为咬肌，依次为面肌、颈项肌、背腹肌、四肢肌群、膈肌和肋间肌。出现牙关紧闭，"苦笑面容"，躯干呈角弓反张状，肢体可出现屈膝、弯肘、半握拳姿态。在持续紧张收缩的基础上，任何光线、声响、震动或触碰，均能诱发全身肌群的痉挛和抽搐。每次发作持续数秒至数分钟，患者面色发绀，呼吸急促、口吐白沫、流涎、磨牙、头频繁后仰、四肢抽搐不止、全身大汗、非常痛苦。强烈的肌痉挛，可造成肌断裂、骨折、尿潴留；持续性呼吸肌群和膈肌痉挛，可造成呼吸停止，甚至死亡。该过程中，患者神志始终清楚。

4. 外科感染的局部治疗方法中错误的是
   A. 散瘀消肿
   B. 患部适当活动，促进循环
   C. 伴有严重中毒症状时切开减压
   D. 必要时切除发炎脏器
   E. 加强营养支持

   【答案】B
   【解析】外科感染的局部治疗：①患部制动与休息，有利于炎症局限化和消肿，减轻疼痛；②外用药以改善局部血液循环、散瘀消肿、加速感染局限化、促进肉芽生长；③物理疗法有改善局部血液循环，增加抵抗力，促进炎症的吸收、局限化作用；④手术治疗包括脓肿的切开引流，伴有严重中毒症状的感染部位的切开减压，以及发炎脏器的切除。

5. 有关痈处理方法错误的是
   A. 中央部坏死组织多，全身症状重者，应手术治疗
   B. 切口应超出炎症范围
   C. 切开至皮肤全层
   D. 尽量切除坏死组织
   E. 唇痈不宜切开

   【答案】C
   【解析】痈是多个相邻的毛囊及其所属皮脂腺或汗腺的急性化脓性感染，或由多个疖融合而成。局部治疗与疖相同。如红肿范围大、中央部坏死组织多，或全身症状重，应及时做手术治疗，一般用"+"或"川"形切口。切口应超出炎症范围少许，深达筋膜，尽量剪除坏死组织，亦有直接做痈切除术者，伤口以纱布或碘仿纱布填塞，充分引流，如创面过大，待肉芽组织健康时，可考虑植皮。

6. 某患者因车祸被抬入急诊室。CT检查显示颅内有血肿，量约30mL，合并下颌骨开放性骨折，并有舌后坠，抢救原则首先是
　　A. 降低颅内压　　　　　　　　B. 下颌骨结扎固定　　　　　　C. 补充血容量
　　D. 保持呼吸道通畅　　　　　　E. 开颅手术
【答案】D
【解析】优先抢救的急症有：心搏骤停、窒息、大出血、开放性和张力性气胸、休克、腹部内脏脱出等。本题舌后坠有窒息的危险，故首先需保持呼吸道通畅。

7. 初期处理火器伤清创后伤口应作一期缝合的是
　　A. 臀部　　　　　　　　　　　B. 腰部　　　　　　　　　　　C. 膝关节腔
　　D. 上臂　　　　　　　　　　　E. 手掌
【答案】C
【解析】火器伤清创后伤口一般不做一期缝合，观察后行延期缝合；但头、胸腔、腹腔及关节腔的伤口应缝闭其体腔，同时放置引流。

8. 深Ⅱ度烧伤损伤深度已达
　　A. 皮下脂肪层　　　　　　　　B. 表皮浅层　　　　　　　　　C. 表皮生发层和真皮乳头层
　　D. 皮肤全层及肌肉　　　　　　E. 真皮深层
【答案】E
【解析】深度的判定目前较普遍采用三度四分法。①Ⅰ度（红斑性）：伤及表皮浅层，红斑状，疼，3～7日完全恢复，无瘢痕。②浅Ⅱ度（水疱性）：伤及生发层，甚至真皮乳头层。有大小不一的水泡，创底艳红。剧痛，感觉过敏。1～2周愈合，无瘢痕，多有色素沉着。③深Ⅱ度：伤及真皮网状层，水疱较小，红白相间。疼痛，感觉较迟钝。3～4周愈合，常有瘢痕形成。④Ⅲ度（焦痂性）：伤及全皮层、皮下脂肪、肌肉、骨骼。创面苍白或焦黄炭化，可见树枝样粗大静脉网，疼痛消失，感觉迟钝，瘢痕形成，需植皮。

9. 浅Ⅱ度烧伤创面的特征是
　　A. 局部红肿　　　　　　　　　B. 局部水疱　　　　　　　　　C. 红白相间
　　D. 可见网状栓塞血管　　　　　E. 焦黄、水疱
【答案】B

10. 在烧伤急救原则中，错误的是
　　A. 立即消除烧伤的原因　　　　　　　B. 热液烫伤者宜迅速冷水浸浴
　　C. 就地简单保护创面　　　　　　　　D. 凡有呼吸道烧伤时，一律作气管切开
　　E. 给伤员适当镇静、止痛
【答案】D
【解析】现场急救目的是迅速消除致伤原因，脱离现场，及时适当治疗，尽可能减轻伤情。①保护受伤部位：迅速脱离热源，降低局部温度（用冷水冲），避免再损伤，剪开取下衣裤袜，伤处向上避免受压，简单包扎以减轻污染。②镇静止痛：稳定情绪，酌情使用镇静剂；可用冷浸法减少手足烧伤的剧痛。急救：需要冷水冲，水温一般15～20℃，一般至冷疗停止之后不再有剧痛为止，多需0.5～1h。③呼吸道护理：呼吸道受损者要十分重视呼吸道通畅，要及时行气管切开，并给氧。④对有大出血、开放性气胸、骨折等合并伤者，应先施行相应的急救处理。⑤呼吸道烧伤有轻、有重，如烧伤不重、无呼吸道通气障碍，患者无呼吸困难表现，就不一定作气管切开。

11. 大面积烧伤24h内的患者，首选的主要治疗措施是
　　A. 处理创面　　　　　　　　　B. 镇静止痛　　　　　　　　　C. 液体复苏
　　D. 控制感染　　　　　　　　　E. 补充营养，增强免疫力
【答案】C
【解析】大面积烧伤后的第一天，体液的大量渗出，极易发生低血容量性休克，液体复苏是早期处理最重要的措施。

12. 患者，男，18岁，右足和右小腿被开水烫伤，有水疱伴剧痛。创面基底部肿胀发红，该患者烧伤面积和深度的诊断为
　　A. 5% 浅Ⅱ度　　　　　　　　B. 5% 深Ⅱ度　　　　　　　　C. 10% 浅Ⅱ度
　　D. 10% 深Ⅱ度　　　　　　　E. 15% 浅Ⅱ度
【答案】C

【解析】

烧伤部位		烧伤面积	
头颈	发部	3	
	面部	3	9
	颈部	3	
双上肢	双上臂	7	
	双前臂	6	9×2
	双手	5	
躯干	躯干前	13	
	躯干后	13	9×3
	会阴	1	
	双臀	5	
双下肢	双大腿	21	
	双小腿	13	9×5+1
	双足	7	

根据中国新九分法可以得出患者的烧伤面积为10%。

13. 烧伤最常见的死亡原因是
A. 休克　　　　　　　　B. ARDS　　　　　　　　C. 肾衰竭
D. 感染　　　　　　　　E. 心力衰竭
【答案】A
【解析】烧伤时，创面大面积渗液，导致低血容量性休克。

14. 患者，男，体重50kg，躯干部、双臀及双大腿Ⅱ度烧伤，双小腿及双足Ⅲ度烧伤，第一个24h应补充的胶体量约为
A. 1500mL　　　　　　B. 1800mL　　　　　　C. 2700mL
D. 3200mL　　　　　　E. 3600mL
【答案】C

（15～17题共用题干）

女，70岁。右颈部红肿疼痛一周，逐渐加重，伴全身高热，体温38.9℃，WBC $18×10^9$/L，中性粒细胞90%，出现中毒颗粒。一天来肿胀处出现多个脓头，剧痛难忍。

15. 此患者的诊断最可能是右颈部
A. 蜂窝织炎　　　　　　B. 丹毒合并蜂窝织炎　　　C. 淋巴瘤
D. 结核　　　　　　　　E. 痈
【答案】E
【解析】根据题干描述，右颈部红肿疼痛，高热，白细胞增高，多个脓头，考虑为痈。

16. 此患者进一步应检查
A. 血沉　　　　　　　　B. 抗"O"　　　　　　　C. CEA
D. 空腹血糖　　　　　　E. 肺部照片
【答案】D
【解析】痈的发生多见于糖尿病患者，故进一步检查需验空腹血糖，判断患者血糖是否升高。

17. 此患者的治疗应给予
A. 抗感染、营养支持、镇痛、切开　　　　B. 抗结核治疗、休息、营养支持
C. 抗肿瘤化疗、营养支持、对症　　　　　D. 类固醇皮质激素治疗
E. 休息、营养支持下，服用非甾体止痛药
【答案】A

【解析】痈的治疗：痈多为多个相邻毛囊发生了金黄色葡萄球菌的感染引起，故首先抗感染，同时营养支持，如剧烈疼痛需镇痛，感染严重可行"+"或"++"切开引流。

（18～19题共用题干）

女，60岁。体重50kg，以往无心血管病病史，走路不慎，滑入刚溶的石灰水中，两下肢烫伤，未伤及臀部。

18. 估计烫伤总面积是

A. 20%　　　　　　　　　　B. 30%　　　　　　　　　　C. 40%

D. 50%　　　　　　　　　　E. 55%

【答案】C

【解析】根据中国新九分法，足部占6%，小腿占13%，大腿占21%，总共烫伤面积为6%+13%+21%=40%。

19. 按照国内常用补液公式计算，该患者第一个24h输液总量（包括2000mL水分在内）应是

A. 3500mL　　　　　　　　B. 4000mL　　　　　　　　C. 5000mL

D. 5750mL　　　　　　　　E. 6125mL

【答案】C

【解析】第一个24h补液量为体重（kg）×面积×1.5+2000（mL）即：50×40×1.5+2000=5000mL。

20. 患者，女性，28岁，自高处坠下，额部着地，双眼眶青紫淤血，鼻腔有血性液体流出，主诉视力有所下降，可考虑

A. 鼻出衄　　　　　　　　　B. 颅前窝骨折　　　　　　　C. 脑损伤

D. 颅中窝骨折　　　　　　　E. 眼球损伤

【答案】B

【解析】颅前窝骨折可出现眶周软组织广泛瘀斑（"熊猫眼"征）、鼻出血、脑脊液鼻漏，若累及视神经管可伤及视神经，导致视力下降，故该患者情况符合颅前窝骨折。

21. 颅底骨折的病人，禁忌做以下哪项检查

A. 头部CT　　　　　　　　　B. 头部MRI　　　　　　　　C. 腰穿

D. 头部X光　　　　　　　　 E. 眼眶CT

【答案】C

【解析】颅底骨折患者可能存在脑脊液漏等情况，腰穿可能导致颅内感染等严重并发症。

22. 男，45岁，感染性休克急诊入院，BP 75/40mmHg，HR 140次/分，此时治疗的关键是

A. 应用多巴胺　　　　　　　B. 补充血容量　　　　　　　C. 应用抗生素

D. 应用强心药物　　　　　　E. 应用减慢心率的药物

【答案】B

【解析】任何休克治疗的关键，在于尽快恢复血容量。治疗的根本措施在于补充血容量。

23. 一成人烧伤面积60%，7h后入院，经注射吗啡、头孢类抗生素和生理盐水1000mL，仍有休克，应考虑为

A. 神经性休克　　　　　　　B. 感染性休克　　　　　　　C. 心源性休克

D. 低血容量性休克　　　　　E. 中毒性休克

【答案】D

【解析】大面积烧伤后体液丢失过多，可致低血容量休克，注射吗啡后可减少神经性休克，发病时间短，已经应用抗生素，不考虑感染性休克；虽经补生理盐水1000mL，但补充量远远不足。

24. 等渗性缺水的临床表现是

A. 短期内体液的丧失达体重3%时有休克　　　B. 休克常伴有代谢性酸中毒

C. 明显口渴　　　　　　　　　　　　　　　　D. 化验检查见血清Na$^+$减低

E. 化验检查见尿比重在1.010以下

【答案】B

【解析】等渗性缺水临床表现有恶心、厌食、乏力、少尿等，但不口渴，舌干燥，眼窝凹陷，皮肤干燥、松弛。若在短期内体液丧失量达到体重的5%（即丢失细胞外液的25%），患者则会出现脉搏细速、肢端湿冷、血压不稳定或下降等血容量不足之症状。当体液继续丧失达体重的6%～7%时（即丢失细胞外液的30%～35%），则可有严重的休克表现，必然导致酸性代谢产物的大量产生和积聚，因此常伴发代谢性酸中毒。

25. 低钾血症一般不表现为

A. 碱中毒　　　　　　　　　B. 碱性尿　　　　　　　　　C. 心电图出现U波

D. 恶心、呕吐　　　　　　　E. 腱反射减弱

【答案】B

【解析】低钾血症一般不表现为碱性尿。发生低钾血症时，早期的临床表现是肌无力，先是四肢软弱无力，以后可延及躯干和呼吸肌，可致呼吸困难甚至窒息。还可有软瘫、腱反射减退或消失。患者有厌食、恶心、呕吐和腹胀、肠蠕动消失等肠麻痹表现。心脏受累主要表现为传导阻滞和节律异常。此外，低钾血症可致代谢性碱中毒，尿却呈酸性（反常性酸性尿）。

26. 治疗等渗性脱水理想的液体是
   A. 5%碳酸氢钠　　　　　　B. 等渗盐水　　　　　　C. 平衡盐溶液
   D. 5%葡萄糖　　　　　　　E. 小分子右旋糖酐

【答案】C

【解析】治疗等渗性脱水理想的液体是平衡盐溶液。等渗性脱水可用等渗盐水或平衡盐溶液。低渗性缺水应静脉输注含盐溶液或高渗盐水，以纠正细胞外液的低钠状态。高渗性缺水对于无法口服的患者，可静脉滴注5%葡萄糖溶液或低渗的0.45%氯化钠溶液，补充已丧失的液体。

27. 下列哪项不符合低钾血症的临床表现
   A. 肌无力，腱反射减退　　　B. 腹胀，肠麻痹　　　　　C. 心率加快，心律异常
   D. 代谢性碱中毒　　　　　　E. 尿量少，呈碱性

【答案】E

【解析】发生低钾血症时，早期的临床表现是肌无力，先是四肢软弱无力，以后可延及躯干和呼吸肌，可致呼吸困难甚至窒息。还可有软瘫、腱反射减退或消失。患者有厌食、恶心、呕吐和腹胀、肠蠕动消失等肠麻痹表现。心脏受累主要表现为传导阻滞和节律异常。此外，低钾血症可致代谢性碱中毒，尿却呈酸性（反常性酸性尿）。

28. 患者血钠136.0mmol/L，血钾6.8mmol/L，血pH 7.3。应诊断为
   A. 低渗性脱水　　　　　　B. 高渗性脱水　　　　　　C. 低钾血症
   D. 高钾血症　　　　　　　E. 低钾合并等渗性脱水

【答案】D

【解析】成人血钾正常值3.5～5.5mmol/L，低于3.5mmol/L表示有低钾血症；高于5.5mmol/L表有高钾血症。血钠正常值135～145mmol/L。pH正常值为7.35～7.45。

29. 高渗性缺水时，血清Na^+至少高于
   A. 155mmol/L　　　　　　B. 150mmol/L　　　　　　C. 160mmol/L
   D. 165mmol/L　　　　　　E. 170mmol/L

【答案】B

【解析】正常血清钠值135～145mmol/L，<135mmol/L为低渗性脱水，>150mmol/L为高渗性脱水。

30. 男，40岁，体重60kg，因食管癌进食困难1月余，主诉：乏力、极度口渴、尿少而色深。检查：血压、体温均正常，眼窝凹陷，唇、舌干燥、皮肤弹性差。该患者的水、电解质失衡诊断为
   A. 中度高渗性脱水　　　　B. 轻度高渗性脱水　　　　C. 重度高渗性脱水
   D. 等渗性脱水　　　　　　E. 低渗性脱水

【答案】A

【解析】根据题干描述，患者极度口渴可以判断为高渗性缺水。而尿少色深，眼窝凹陷，唇、舌干燥、皮肤弹性差，判断患者为中度高渗性脱水。等渗性脱水最主要的临床表现为不口渴。低渗性脱水最主要的临床表现为腓肠肌痉挛疼痛明显。

（31～32题共用备选答案）
   A. 低钾血症　　　　　　　B. 等渗性缺水　　　　　　C. 高渗性缺水
   D. 低渗性缺水　　　　　　E. 低钙血症

31. 胰、十二指肠切除术后，持续胃肠减压2周，未排气，腹部无压痛，肠鸣音减弱，T波低平，考虑存在
32. 急性低位小肠梗阻，心率120次/min，血压90/60mmHg，尿少，无口渴，考虑存在

【答案】A、B

【解析】①低钾血症：胃肠减压导致K^+的丢失，并且患者出现消化系统的变化，出现T波低平。②等渗性脱水：小肠梗阻会导致大量的液体渗出，导致急性脱水、无口渴。

第四单元　妇产科学

1. 关于月经调节的说法，下列说法正确的是
A. 月经周期的调节主要涉及下丘脑、垂体和卵巢
B. 下丘脑分泌促性腺激素释放激素，调节垂体释放促性腺激素
C. 卵巢分泌性激素对下丘脑 - 垂体具有反馈调节作用
D. 下丘脑、垂体与卵巢形成下丘脑 - 垂体 - 卵巢轴
E. 以上均正确

【答案】E

【解析】月经周期的调节主要涉及下丘脑、垂体和卵巢。下丘脑分泌促性腺激素释放激素，调节垂体促性腺激素释放，调控卵巢功能。卵巢分泌性激素对下丘脑 - 垂体具有反馈调节作用。下丘脑、垂体与卵巢间相互调节、相互影响，形成完整、协调的神经内分泌系统，称为下丘脑 - 垂体 - 卵巢轴。下丘脑生殖调节激素由神经细胞分泌，下丘脑 - 垂体 - 卵巢轴的调节属于神经内分泌调节。

2. 下丘脑 - 垂体 - 卵巢轴的启动中心是
A. 下丘脑　　　　　　B. 卵巢　　　　　　C. 垂体
D. 子宫　　　　　　　E. 甲状腺

【答案】A

【解析】下丘脑是下丘脑 - 垂体 - 卵巢轴的启动中心。

3. 下丘脑分泌促性腺激素释放激素呈脉冲式，脉冲间隔为
A. 30～60s　　　　　B. 60～90s　　　　　C. 60～90min
D. 60～90h　　　　　E. 60～90天

【答案】C

【解析】下丘脑促性腺激素释放激素的分泌呈脉冲式，脉冲间隔为60～90min。生理作用是调节垂体促性腺激素的合成和分泌。

4. 女性卵巢功能成熟，生育能力旺盛的时期是
A. 幼年期　　　　　　B. 青春期　　　　　　C. 性成熟期
D. 更年期　　　　　　E. 老年期

【答案】C

【解析】妇女一生划分为胎儿期、新生儿期、儿童期、青春期、性成熟期、绝经过渡期和绝经后期7个阶段。

（1）胎儿期　受精卵是由父系和母系来源的23对（46条）染色体组成的新个体，性染色体X与Y决定胎儿性别，XX为女性，因无雄激素，无副中肾管抑制因子，中肾管退化，两条副中肾管发育为女性生殖道。

（2）新生儿期　出生后4周内称新生儿期。在母体内受到胎盘及母体卵巢产生的雌激素影响，出生时女性新生儿乳房略隆起或有少许乳汁，外阴较丰满。出生后脱离母体的新生儿血中雌激素水平迅速下降，可出现血性白带或少量阴道流血。均属生理现象，短期内能自然消退。

（3）儿童期　从出生后4周至12岁左右称儿童期。儿童期早期（8岁前）下丘脑 - 垂体 - 卵巢轴功能处于抑制状态，卵泡无雌激素分泌。生殖器幼稚型。儿童期后期（8岁后）垂体开始分泌促性腺激素，卵巢发育并分泌少量性激素。

（4）青春期　世界卫生组织规定青春期为10～19岁。此期生理特点有：①第一性征发育即生殖器官的发育，生殖器官从幼稚型变为成人型，生殖系统功能尚未完善。②第二性征出现包括音调变高，乳房发育，出现阴毛及腋毛，骨盆横径发育大于前后径，胸、肩、髋部皮下脂肪增多，形成女性特有体态。乳房发育（乳房萌育）是女性第二性征的最初特征，为女性青春期发动的标志。接近10岁时乳房开始发育，数月至1年后开始生长阴毛及腋毛。③月经初潮为青春期的重要标志，常发生于乳房发育2.5年后，此时月经周期常不规律。

（5）性成熟期　18岁开始，历时约30年，是卵巢生殖功能与内分泌功能最旺盛时期。卵巢功能旺盛，出现周期性排卵和释放性激素。乳房及生殖器官各部在卵巢性激素作用下发生周期性变化。

（6）绝经过渡期　始于40岁后，历时短则1～2年，长则10～20年，为卵巢功能开始衰退至最后一次月经的时期。潮热为雌激素下降的最早表现，还出现出汗、情绪不稳定、失眠、抑郁或烦躁、好哭、易怒等症状，称为绝经综合征。月经永久性停止，称绝经。世界卫生组织将卵巢功能开始衰退直至绝经后1年内时期称围绝经期。

(7)绝经后期　为绝经后的时期。初期卵巢卵泡耗竭,雌激素分泌功能停止,卵巢间质有分泌雄激素功能,雄激素在外周组织转化为雌酮,成为绝经后期血循环中的主要雌激素。一般 60 岁以后妇女机体逐渐老化进入老年期。

5.世界卫生组织将卵巢功能开始衰退直至绝经后 1 年内的时期称为
A.绝经过渡期　　　　　　B.性成熟期　　　　　　C.绝经后期
D.老年期　　　　　　　　E.围绝经期
【答案】E

【解析】绝经过渡期,始于 40 岁后,历时短则 1~2 年,长则 10~20 年,为卵巢功能开始衰退至最后一次月经的时期。潮热为雌激素下降的最早表现,还出现出汗、情绪不稳定、失眠、抑郁或烦躁、好哭、易怒等症状,称为绝经综合征。月经永久性停止,称绝经。世界卫生组织将卵巢功能开始衰退直至绝经后 1 年内时期称围绝经期。

6.妇女一生各个阶段中,哪个阶段历时最长
A.新生儿期　　　　　　　B.儿童期　　　　　　　C.青春期
D.性成熟期　　　　　　　E.绝经后期
【答案】D

7.青春期的生理特点,哪项除外
A.第二性征发育　　　　　B.内、外生殖器官从幼年型变为成年型　　　C.月经周期常不规则
D.生殖系统功能已完善　　E.月经初潮是青春期的标志
【答案】D

【解析】青春期此期生理特点有:第一性征发育即生殖器官发育,生殖器官从幼稚型变为成人型,生殖系统功能尚未完善。第二性征出现包括音调变高,乳房发育,出现阴毛及腋毛,骨盆横径发育大于前后径,胸、肩、髋部皮下脂肪增多,形成女性特有体态。乳房发育是女性第二性征的最初特征,为女性青春期发动的标志。接近 10 岁时乳房开始逐渐发育,数月至 1 年后开始生长阴毛及腋毛。月经初潮为青春期的重要标志,通常发生于乳房发育 2.5 年,此时月经周期常不规则。

8.下列哪项是青春期开始的重要标志
A.卵泡开始发育　　　　　B.月经初潮　　　　　　C.出现周期性排卵
D.第二性征开始发育　　　E.第一性征开始发育
【答案】B

【解析】月经初潮为青春期的重要标志,通常发生于乳房发育 2.5 年,此时月经周期常不规则。乳房发育是女性第二性征的最初特征,为女性青春期发动的标志。

9.子宫内膜的功能层由哪层再生
A.基底层　　　　　　　　B.功能层　　　　　　　C.子宫肌层
D.海绵层　　　　　　　　E.致密层
【答案】A

【解析】子宫内膜分为基底层和功能层。基底层靠近子宫肌层,不受卵巢激素周期性变化的影响,月经期不脱落;功能层由基底层再生而来,受卵巢性激素的影响出现周期性变化,若未受孕功能层坏死脱落形成月经。

10.宫颈黏液周期性变化中涂片发现结晶至完全消失为月经周期第
A.15 日左右　　　　　　B.18 日左右　　　　　　C.22 日左右
D.25 日左右　　　　　　E.28 日左右
【答案】C

【解析】宫颈黏液周期性变化:在卵巢性激素影响下,宫颈腺细胞分泌黏液,有周期性改变。月经来潮后,体内雌激素浓度降低,宫颈管黏液很少。随雌激素浓度不断增多,宫颈黏液分泌量不断增加,至排卵期变得稀薄、透明,拉丝度达 10cm,这时宫颈外口变圆呈瞳孔样。黏液涂片检查干燥后,镜下见羊齿植物叶状结晶,月经周期第 6~7 日开始出现,到排卵期最典型;排卵后受孕激素影响,黏液分泌量逐渐减少,变黏稠浑浊,拉丝度差易断裂。涂片发现结晶至月经周期第 22 日左右完全消失,代之以排列成行的椭圆体。检查宫颈黏液可了解卵巢功能状态。

11.雌激素的生理作用错误的是
A.促使子宫发育,肌层增厚,血运增加　　　B.使子宫内膜增生
C.加强输卵管节律性收缩的振幅　　　　　　D.使宫颈口闭合,黏液减少、变稠,拉丝度减少
E.促进水、钠潴留

【答案】 D

【解析】 雌激素的生理作用：①促进子宫肌细胞增生和肥大，使肌层增厚；增进血运，促使和维持子宫发育；增加子宫平滑肌对缩宫素的敏感性；②使子宫内膜腺体间质增殖、修复；③使宫颈口松弛、扩张；宫颈黏液分泌增加，性状变稀薄，易拉成丝状；④促进输卵管肌层发育，加强输卵管平滑肌节律性收缩振幅；⑤使阴道上皮细胞增殖和角化，黏膜变厚；增加细胞内糖原含量，使阴道维持酸性环境；⑥使阴唇发育丰满，色素加深；⑦协同FSH促进卵泡发育；⑧通过对下丘脑和垂体的正负反馈调节，控制促性腺激素的分泌；⑨促使乳腺管增生，乳头、乳晕着色；⑩促进水、钠潴留。

12. 关于孕激素的生理作用，下列哪项不正确
   A. 加快阴道上皮细胞脱落　　B. 可抑制子宫收缩　　C. 促进水、钠排泄
   D. 抑制输卵管平滑肌收缩　　E. 黏液分泌增多

【答案】 E

【解析】 孕激素的生理作用：①降低子宫平滑肌兴奋性及其对缩宫素的敏感性，抑制子宫收缩，有利于胚胎及胎儿在宫内生长发育；②使子宫内膜从增殖期转化为分泌期，为受精卵着床做准备；③使宫颈口闭合，黏液分泌减少，性状变黏稠；④抑制输卵管平滑肌节律性收缩频率和振幅；⑤加快阴道上皮细胞脱落；⑥促进乳腺小叶及腺泡发育；⑦孕激素在月经中期具有增强雌激素对垂体LH排卵峰释放的正反馈作用；在黄体期对下丘脑、垂体有负反馈作用，抑制促性腺激素分泌；⑧对下丘脑体温调节中枢有兴奋作用，可使基础体温在排卵后升高0.3～0.5℃，可作为临床作为判定排卵日期标志之一；⑨促进水、钠排泄。

13. 脐带中的静脉数是
   A. 1条　　B. 2条　　C. 3条
   D. 4条　　E. 5条

【答案】 A

【解析】 脐带为连接胎儿与胎盘的条索状组织，一端附着于胎盘胎儿面，一端连于胎儿腹壁脐轮。妊娠足月胎儿的脐带长30～100cm，平均约55cm，直径为0.8～2.0cm，表面覆盖有羊膜，呈灰白色。脐带有1条脐静脉，有2条脐动脉。脐带的功能通过脐带血循环使胎儿和母体进行营养和代谢物质的交换。

14. 已婚妇女，25岁。停经49天，阵发性下腹痛伴阴道少量出血3天，妇科检查宫口未开，子宫大小与停经天数相符合，最可能的诊断是
   A. 异位妊娠流产　　B. 葡萄胎　　C. 先兆流产
   D. 难免流产　　E. 不全流产

【答案】 C

【解析】 先兆流产指妊娠28周前先出现少量阴道出血，阵发性下腹痛，妇科检查宫口未开，子宫大小与停经天数相符合。难免流产是在先兆流产基础上，阴道出血量增多，腹痛加剧，妇科检查宫颈口已扩张，有时可见胚胎组织或羊膜囊堵塞于宫颈口内，不全流产是由难免流产发展而来，部分妊娠物排出宫腔，还有部分残留于宫腔内或嵌顿于宫颈口处，妇科检查宫颈口已扩张，有时可见胚胎组织或羊膜囊堵塞于宫颈口内。妇科检查子宫大小小于停经天数。

15. 输卵管妊娠典型的临床症状为
   A. 停经、阴道流血　　B. 腹痛、阴道流血、发热　　C. 停经、腹痛、阴道流血
   D. 腹痛、阴道流血、恶心　　E. 腹痛、阴道流血、晕厥

【答案】 C

【解析】 输卵管妊娠典型的临床症状是停经、腹痛、阴道流血。

16. 已婚妇女，26岁。月经规律，停经40天，今晨出现一侧下腹痛伴肛门坠胀感，血压90/60mmHg。该患者此时有诊断价值的体征是
   A. 子宫稍大变软　　B. 腹肌紧张　　C. 宫颈举痛，后穹隆饱满
   D. 双合诊黑加征（+）　　E. 腹部移动性浊音（－）

【答案】 C

【解析】 患者停经、一侧下腹痛伴肛门坠胀、血压下降可能为异位妊娠破裂。子宫稍大变软不是异位妊娠破裂特有的体征。腹肌紧张提示腹腔有炎症表现，不能作为诊断异位妊娠的依据。宫颈举痛，后穹隆饱满是异位妊娠特有的体征。双合诊黑加征（+）是早期妊娠妇科检查的表现。腹部移动性浊音（－）提示无腹腔积液的特征。

17. 妇女妊娠40周，正常的羊水量为
   A. 300mL　　B. 400mL　　C. 800mL

D. 1000mL E. 1200mL

【答案】C

【解析】母儿间的液体交换，主要通过胎盘，每小时约3600mL。母体与羊水的交换，主要通过胎膜，每小时约400mL，以保持羊水量相对恒定。正常羊水量：①妊娠8周：5～10mL；②妊娠10周：约30mL；③妊娠20周：约400mL；④妊娠38周：约1000mL；⑤妊娠40周：约800mL；⑥过期妊娠羊水量明显减少至300mL以下。

18. 妊娠中期以后羊水的重要来源是
A. 羊膜的透析 B. 胎儿皮肤的透析 C. 胎儿呼吸道黏膜的透析
D. 胎儿尿液 E. 脐带表面的透析

【答案】D

【解析】羊水的来源：①妊娠早期主要来自母体血清经胎膜进入羊膜腔的透析液；②妊娠中期以后，胎儿尿液成为羊水的主要来源，使羊水的渗透压逐渐降低；③妊娠晚期胎儿肺参与羊水的生成，每日600～800mL从肺泡分泌至羊膜腔；通过胎儿吞咽羊水使羊水量趋于平衡。

19. 卵巢排出的卵子受精部位在
A. 输卵管伞端和壶腹部 B. 输卵管壶腹部 C. 输卵管峡部
D. 壶腹部与峡部连接处 E. 输卵管伞端

【答案】D

【解析】卵巢排出的卵子（次级卵母细胞）在输卵管壶腹部与峡部连接处与精子结合，其过程称为受精。

20. 有关妊娠期血液成分的变化不正确的是
A. 多种凝血因子增加 B. 妊娠期凝血酶原时间轻度缩短
C. 血浆纤维蛋白原比非孕时增加50% D. 凝血时间缩短
E. 纤维蛋白溶解时间延长

【答案】D

【解析】妊娠期血液处于高凝状态：①凝血因子Ⅱ、Ⅴ、Ⅶ、Ⅸ、Ⅹ增加，仅凝血因子Ⅺ、Ⅷ降低；②血小板数无明显改变；③血浆纤维蛋白原含量比非孕妇女约增加50%；④妊娠晚期凝血酶原时间及活化部分凝血活酶时间轻度缩短，凝血时间无明显改变；⑤妊娠期纤溶酶原显著增加，优球蛋白溶解时间明显延长，表明妊娠期间纤溶活性降低；⑥于妊娠末期红细胞沉降率加快。

21. 妊娠期孕妇循环系统改变，下述哪项是错误的
A. 妊娠后期心脏向左、上、前方移位 B. 心脏容量到妊娠末期增加10%
C. 心率在妊娠末期增加10～15次/min D. 妊娠30～32周，血容量约增加达高峰
E. 妊娠晚期血压轻度升高

【答案】D

【解析】循环系统的变化：妊娠后期因膈肌升高，心脏向左、上、前方移位；心脏容量至妊娠末期约增加10%，心率于妊娠晚期休息时每分钟增加10～15次；心排出量自妊娠10周逐渐增加，至妊娠32～34周达高峰；临产后在第二产程，心排出量显著增加；血压在妊娠早期及中期偏低，在妊娠晚期血压轻度升高，一般收缩压无变化，舒张压轻度降低，使脉压稍增大。

22. 心脏病孕妇最容易发生心力衰竭的时期是
A. 妊娠20～22周 B. 妊娠24～26周 C. 妊娠28～30周
D. 妊娠32～34周 E. 妊娠36～38周

【答案】D

【解析】心力衰竭最容易发生在妊娠32～34周、分娩期及产褥早期。

23. 宫颈癌病因与下面哪项有关
A. 早婚 B. 早生育 C. 多产
D. 性生活不洁 E. 以上都有关

【答案】E

【解析】宫颈癌感染因素：高危型人乳头瘤病毒持续感染是子宫颈癌的主要发病因素。子宫颈癌多与HPV16、18等亚型感染有关。相关危险因素：包括过早性生活、早婚；多个性伴侣、性生活活跃、性生活不洁；早生育、多产、密产；男性不洁性行为及有关因素；性伴侣包皮过长、吸烟、经济状况、肿瘤家族史、饮食等因素。

(24～26题共用备选答案)
A. 直接蔓延　　　　　　　B. 医源转移　　　　　　　C. 血行转移
D. 腺行转移　　　　　　　E. 淋巴转移

24. 子宫颈癌转移最常见为

【答案】A

【解析】直接蔓延：最常见。肿瘤可向宫旁组织局部浸润，并向邻近组织器官扩散。如外生型常向阴道壁蔓延，宫颈管内的病灶可向上累及宫体。癌灶向两侧蔓延至主韧带、阴道旁组织，甚至延伸到骨盆壁。晚期癌灶可向前侵及膀胱，向后侵入直肠。癌灶压迫或侵及输尿管时可引起输尿管阻塞，肾盂积水。

25. 宫颈癌多发生在晚期的转移为

【答案】C

【解析】血行转移多发生在晚期。

26. 转移的最常见部位是肝的转移方式为

【答案】C

【解析】血行转移多发生在晚期。肝是血行转移的最常见部位，也可侵犯肺、脑、骨骼、肾上腺、脾或胰腺等。

(27～30题共用备选答案)
A. 16周末　　　　　　　　B. 20周末　　　　　　　　C. 28周末
D. 36周末　　　　　　　　E. 40周末

27. 可确定性别，部分孕妇可早期感到胎动

【答案】A

【解析】16周末：胎儿身长约16cm，顶臀长12cm，体重约110g。外生殖器可辨胎儿性别。出现呼吸运动。皮肤菲薄呈深红色，头皮出现毛发。经产妇可感胎动。

28. 胎儿身长约50cm，顶臀长36cm，体重约3400g

【答案】E

【解析】40周末：胎儿身长约50cm，顶臀长36cm，体重约3400g。皮肤粉红。外观体形丰满。男性睾丸已降至阴囊内，女性大小阴唇发育良好。

29. 易患呼吸窘迫综合征

【答案】C

【解析】28周末：胎儿身长约35cm，顶臀长25cm，体重约1000g。眼半张开，出现眼睫毛，四肢活动好。有呼吸运动。出生后易患呼吸窘迫综合征。

30. 临床上一般最早在腹部用听诊器听到胎心音

【答案】B

【解析】20周末：胎儿身长约25cm，顶臀长16cm，体重约320g。开始出现吞咽、排尿功能。能听到胎心。

31. 子痫发作时孕妇的直接死亡原因是

A. 心脏病　　　　　　　　B. 脑出血　　　　　　　　C. Ⅲ度胎盘早剥
D. 急性重型肝炎　　　　　E. 急性肝衰竭

【答案】B

【解析】妊娠高血压疾病子痫前期的最基本的病理变化是全身小动脉痉挛，主要表现是高血压、蛋白尿；子痫是在高血压、蛋白尿的基础上发生的抽搐。抽搐可加剧全身小动脉痉挛程度，甚至导致脑血管痉挛、脑血管破裂致脑出血，脑出血是子痫患者的直接死亡原因。

第五单元 儿科学

1. 小儿年龄分期，出生后至满1周岁前为
   A. 学龄期　　　　　　　　B. 幼儿期　　　　　　　　C. 新生儿期
   D. 婴儿期　　　　　　　　E. 学龄前期
   【答案】D
   【解析】①胎儿期：从受精卵至胎儿出生，约40周（280天）。②围生期（围产期）：自胎龄满28周至出生后7足天内。③新生儿期：自胎儿娩出脐带结扎开始至生后28天内；发病率及死亡率高。④婴儿期：出生后至满1周岁之前；是第一个体格生长高峰。⑤幼儿期：1周岁后到满3周岁之前。⑥学龄前期：3周岁后到6周岁入小学前。⑦学龄期：从6～7岁到进入青春期前。⑧青春期：从第二性征出现到生殖功能基本发育成熟、身高停止增长的时期称为青春期；是第二个体格生长高峰。

2. 新生儿期指的是
   A. 从孕期28周至生后28天内　　　　　　B. 从孕期28周至生后1个月内
   C. 从出生后脐带结扎时起至生后30天内　　D. 从出生后脐带结扎时起至生后28天内
   E. 从出生后脐带结扎时起至生后1个月内
   【答案】D
   【解析】新生儿期：自胎儿娩出脐带结扎开始至生后28天内；发病率及死亡率高。

3. 小儿前囟闭合的时间约在
   A. 3～4个月　　　　　　　B. 4～6个月　　　　　　　C. 6～12个月
   D. 1～1.5岁　　　　　　　E. 2岁
   【答案】D
   【解析】小儿前囟闭合于1～1.5岁；后囟闭合于6～8周；颅缝闭合于3～4个月。

4. 小儿前囟早闭见于
   A. 克汀病　　　　　　　　B. 佝偻病　　　　　　　　C. 极度消瘦者
   D. 脑发育不良　　　　　　E. 脑炎
   【答案】D
   【解析】①前囟早闭：脑发育不良，小头畸形。②前囟关闭延迟或过大：佝偻病、甲低。③前囟紧张、隆起、饱满：颅压升高。④前囟凹陷：脱水、消瘦。

5. 下列关于小儿生长发育的一般规律，说法错误的是
   A. 由下到上　　　　　　　B. 由近到远　　　　　　　C. 由粗到细
   D. 由低级到高级　　　　　E. 由简单到复杂
   【答案】A
   【解析】小儿生长发育规律：由上到下，由近到远，由粗到细，由低级到高级，由简单到复杂。

6. 小儿体重在2岁至青春前期每年增长约
   A. 1kg　　　　　　　　　　B. 2kg　　　　　　　　　　C. 3kg
   D. 4kg　　　　　　　　　　E. 5kg
   【答案】B
   【解析】①胎儿出生后前三个月每月增长700～800g。②4～6个月每月增长500～600g。③7～12个月每月增长300～400g。④2岁后到12岁前（青春期前）平均每年增长约2kg。

7. 生后第1年身高增长约
   A. 35cm　　　　　　　　　B. 32cm　　　　　　　　　C. 30cm
   D. 27cm　　　　　　　　　E. 25cm
   【答案】E
   【解析】新生儿出生时身高为50cm左右，1周岁时为75cm左右，第1年身高增长为25cm。

8. 小儿有牙齿18颗，会用汤匙吃饭，能说2～3字拼成的短语，其年龄为
   A. 1岁　　　　　　　　　　B. 1岁半　　　　　　　　　C. 2岁
   D. 2岁半　　　　　　　　　E. 3岁
   【答案】C

【解析】1岁半孩子：爬台阶，有目标地扔皮球，能认识和指出身体各部分。2岁：双脚跳，12～15个月用勺子吃饭，会翻书；说出自己熟悉的物品名称，会说自己的名字，会说简单的句子，能够使用动词和代词，且说话时具有音调变化；乳牙20颗，2～5岁萌出。

9. 反映小儿骨骼发育的重要指标是
   A. 体重　　　　　　　　　B. 头围　　　　　　　　　C. 身长
   D. 胸围　　　　　　　　　E. 牙齿
【答案】C
【解析】身高、体重、头围是最体格生长指标。体重是反映儿童近期营养状况的重要指标；身高是反映远期营养、骨骼发育的重要指标。

10. 小儿脊柱出现胸椎后凸在
    A. 出生后2个月　　　　　B. 出生后3个月　　　　　C. 出生后6个月
    D. 出生后8个月　　　　　E. 出生后10个月
【答案】C
【解析】3个月小儿抬头时出现颈椎前凸（第一个生理弯曲），6个月小儿能坐时出现胸椎后凸（第二个生理弯曲），1岁小儿站立行走时出现腰椎前凸（第三个生理弯曲）。

11. 一个健康儿体重7.5kg，身长62cm，会翻身，能独坐很久，不会爬，能发出"爸爸""妈妈"等复音，但无意识，能听懂自己的名字，其月龄最可能为
    A. 3～4个月　　　　　　B. 5个月　　　　　　　　C. 7个月
    D. 6个月　　　　　　　　E. 8个月
【答案】C
【解析】①4个月：握持玩具；咿呀发音笑出声。②6个月：独坐一会；手摇玩具；发音，认识母亲、生熟人。③7个月：有意识翻身，独坐时间长；玩具换手；无意叫"爸爸""妈妈"，认识物体。④8个月：会爬。⑤11个月：独站片刻；模仿成人动作，再见。

12. 在我国，1岁内小儿需完成的基础计划免疫中，不包括
    A. 卡介苗　　　　　　　　　　　　　B. 乙型脑炎疫苗
    C. 麻疹疫苗　　　　　　　　　　　　D. 百日咳-白喉-破伤风混合疫苗
    E. 脊髓灰质炎疫苗
【答案】B

13. 我国规定出生2个月内必须完成的计划免疫是
    A. 甲肝疫苗　　　　　　B. 乙脑疫苗　　　　　　　C. 流脑疫茵
    D. 流感疫苗　　　　　　E. 卡介苗
【答案】E
【解析】小儿两个月内必须完成的计划免疫是：卡介苗、乙肝疫苗。

14. 百白破的初种年龄应是
    A. 3个月　　　　　　　　B. 2个月　　　　　　　　C. 9个月
    D. 10个月　　　　　　　E. 12个月
【答案】A
【解析】疫苗接种年龄：①卡介苗：出生时；②乙肝疫苗：出生时、一个月、6个月；③脊髓灰质炎疫苗：2个月、3个月、4个月；④百白破疫苗：3个月、4个月、5个月；⑤麻疹疫苗：8个月。

15. 6个月小儿需要接种的疫苗为
    A. 卡介苗、乙肝疫苗、麻疹疫苗、百白破三联针
    B. 卡介苗、乙肝疫苗、脊髓灰质炎糖丸、百白破三联针
    C. 乙肝疫苗、麻疹疫苗、脊髓灰质炎糖丸、乙脑疫苗
    D. 脊髓灰质炎糖丸、百白破三联针、麻疹疫苗、乙脑疫苗
    E. 卡介苗、乙肝疫苗、乙脑疫苗、脊髓灰质炎糖丸
【答案】B
【解析】6个月小儿需要接种：卡介苗、乙肝疫苗、脊髓灰质炎、百白破；麻疹8个月接种。

16. 初种麻疹减毒活疫苗的时间是
    A. 生后2个月　　　　　　B. 生后8个月　　　　　　C. 生后4个月
    D. 4岁时加强一次　　　　E. 8岁时加强一次

【答案】B

17. 脊髓灰质炎初种的年龄应是
   A. 1个月 B. 4个月 C. 3个月
   D. 2个月 E. 5个月
【答案】D

18. 不属于1岁以内婴儿计划免疫的是
   A. 脊髓灰质炎疫苗 B. 肺炎链球菌疫苗 C. 麻疹疫苗
   D. 百日咳疫苗 E. 乙肝疫苗
【答案】B

19. 婴儿期计划免疫，正确的接种时间是
   A. 脊髓灰质炎疫苗2个月以上 B. 卡介苗2～3个月 C. 麻疹疫苗4～5个月
   D. 牛痘6～8个月 E. 乙型脑炎疫苗9～10个月
【答案】A
【解析】我国规定生后2个月脊髓灰质炎疫苗开始接种；卡介苗初种年龄为生后至2个月内。婴儿8月龄后接种麻疹减毒疫苗。天花已被消灭，全世界已停止接种水痘。

20. 维生素D缺乏性佝偻病不正确的预防措施是
   A. 适当多晒太阳 B. 提倡母乳喂养 C. 孕母补充维生素D及钙剂
   D. 及时添加辅食 E. 早产儿2个月开始补充维生素D
【答案】E
【解析】维生素D缺乏性佝偻病的预防：新生儿生后两周给予预防剂量的维生素D至2岁，早产儿、低出生体重儿或双胎生后应给予维生素D。

21. 婴儿母乳喂养每日水的需要量是
   A. 170mL/kg B. 150mL/kg C. 120mL/kg
   D. 100mL/kg E. 80mL/kg
【答案】B
【解析】每日水需要量婴儿为150mL/kg，以后每3岁减去23mL/kg，9岁时为75mL/kg，成人为50mL/kg。

22. 3～6个月婴儿维生素D缺乏性佝偻病激期骨骼改变最常见的表现为
   A. 颅骨软化 B. 方颅 C. 前囟增大
   D. 腕踝部膨大 E. 肋骨串珠和肋膈沟
【答案】A
【解析】①佝偻病体征，6个月以内婴儿：颅骨软化。②6个月以上婴儿：腕踝部膨大，即佝偻病手、足镯。③7～8个月以上婴儿：方颅。④1岁左右婴儿：肋骨串珠和肋膈沟。⑤1.5岁以上的婴儿：前囟未闭合。

23. 与牛奶相比较，母乳的优点是
   A. 蛋白质总量高 B. 饱和脂肪酸较多 C. 乳糖量多
   D. 缓冲力大，对胃酸中和作用强 E. 含钙、磷高
【答案】C
【解析】母乳的乳糖含量高，但蛋白质含量、饱和脂肪酸、含钙磷量较牛奶低，对酸碱缓冲力小，不影响胃酸酸度，利于酶发挥作用。

24. 患儿，女，11个月。多汗，烦躁，睡眠不安，可见肋膈沟，下肢轻度"O"型腿，血清钙稍低，血磷降低，碱性磷酸酶增高，其佝偻病应处于
   A. 前驱期 B. 初期 C. 激期
   D. 恢复期 E. 后遗症期
【答案】C
【解析】①佝偻病的初期主要表现为神经兴奋性增高。②激期主要表现为骨骼改变和运动发育迟缓，血清钙降低，碱性磷酸酶升高显著，颅骨软化、方颅、肋膈沟、鸡胸、漏斗胸、X型腿、O型腿。③恢复期临床症状或特征减轻或消失，血清钙、磷浓度恢复正常。④后遗症期多见于2岁以后的婴儿，残留不同程度的骨骼畸形或运动功能障碍。

25. 小儿10个月，方颅、多汗、胸骨肋膈沟，血钙正常，血磷低，X线可见骨骺软骨增宽，干骺端临时钙化带模糊，并呈毛刷状改变，诊断为
   A. 佝偻病初期 B. 佝偻病激期 C. 佝偻病恢复期

D. 佝偻病后遗症期　　　　　　E. 先天性佝偻病

【答案】B

【解析】佝偻病的激期的临床表现除活动早期症状（激惹、烦躁、睡眠不安、夜惊、多汗等）外，主要表现为骨骼变化和肌肉松弛，常见的有：颅骨软化，乒乓颅；方颅，前囟增大或闭合延迟；肋串珠、鸡胸、漏斗胸；腕踝畸形出现佝偻病手镯脚镯，"X"形或"O"形腿；干骺端毛刷样改变；血钙稍低，血磷显著降低。

26. 与牛乳相比，母乳营养丰富，易于消化。是因为母乳中
 A. 蛋白质含量高　　　　　　B. 含酪蛋白多　　　　　　C. 含白蛋白、球蛋白较多
 D. 含饱和脂肪酸多　　　　　E. 含甲型乳糖高

【答案】C

【解析】母乳优点：白蛋白多，乙型乳糖高，不饱和脂肪酸多，钙磷比例适宜，免疫球蛋白高。

27. 婴儿每日需热量与营养素较成人相对高，主要是由于小儿
 A. 基础代谢所需较高　　　　B. 生长发育所需较高　　　C. 活动量大所需较高
 D. 食物的特殊动力作用　　　E. 消化吸收功能差，丢失较多

【答案】A

【解析】小儿基础代谢的能量需要量较成人高，并随年龄增长、体表面积的增加而逐渐减少。基础代谢所需能量在婴儿期占总能量的50%。1岁以内婴儿约需55kcal（230.12kJ）/（kg·d），7岁时需44kcal（184.10kJ）/（kg·d），12岁时约需30kcal（125.52kJ）/（kg·d）。

28. 婴儿维生素D缺乏性佝偻病初期的主要表现为
 A. 嗜睡、疲乏无力　　　　　B. 方颅、鸡胸　　　　　　C. 生长发育迟缓
 D. 形腿　　　　　　　　　　E. 多汗、睡眠不安、易激惹

【答案】E

【解析】婴儿维生素D缺乏性佝偻病初期的主要表现为神经系统症状，兴奋，烦躁不安，易激惹，睡眠易惊醒，多汗，夜惊。

29. 患儿，1岁。多汗，枕秃，方颅，常发生惊厥，不伴发热。查血糖3.2mmol/L，血钙1.63mmol/L（6.5mg/dL），血镁0.4mmol/L（1mg/dL），血磷3.88mmol/L（12mg/dL）。其确切的诊断应是
 A. 低血糖症　　　　　　　　B. 婴儿痉挛症　　　　　　C. 维生素D缺乏性佝偻病
 D. 维生素D缺乏性手足抽搐症　　E. 低镁血症

【答案】C

【解析】维生素D缺乏性佝偻病：多汗，枕秃，方颅，常发生惊厥，不伴发热。

30. 1岁女孩，急起高热、流涎、厌食。查体：可见咽部充血，腭咽弓、悬雍垂、软腭等处可见2～4mm大小的疱疹，心、肺（-）。最可能的诊断是
 A. 疱疹性口炎　　　　　　　B. 鹅口疮　　　　　　　　C. 咽-结合膜热
 D. 猩红热　　　　　　　　　E. 疱疹性咽峡炎

【答案】E

【解析】疱疹性咽炎：咽峡部可见疱疹，多为柯萨奇A组病毒引起。

31. 疱疹性咽峡炎的主要临床特点是
 A. 发热　　　　　　　　　　B. 头痛　　　　　　　　　C. 咽部充血，有疱疹
 D. 乏力　　　　　　　　　　E. 食欲差

【答案】C

【解析】疱疹性咽炎：咽峡部可见疱疹，多为柯萨奇A组病毒引起。

32. 疱疹性咽峡炎引起的病毒为
 A. 合胞病毒　　　　　　　　B. 腺病毒　　　　　　　　C. 副流感病毒
 D. 流感病毒　　　　　　　　E. 柯萨奇病毒A组

【答案】E

（33～34题共用备选答案）
 A. 淋巴系统　　　　　　　　B. 血液系统　　　　　　　C. 生殖系统
 D. 神经系统　　　　　　　　E. 内分泌系统

33. 小儿出生以后，发育先快后慢的系统是

34. 小儿出生以后，发育先慢后快的系统是

【答案】D、C

【解析】小儿出生后，神经系统发育早，先快后慢；生殖系统青春期开始发育，先慢后快。

（35～37题共用备选答案）

A. 2岁　　　　　　　　　B. 3岁　　　　　　　　　C. 4岁
D. 5岁　　　　　　　　　E. 6岁

35. 会骑三轮车、能说短歌谣的年龄是
36. 能单腿跳、开始识字的年龄是
37. 会穿鞋、能唱歌的年龄是

【答案】B、D、C

【解析】①小儿2岁：双脚跳，会用勺子吃饭，会翻书。②3岁：能跑，会骑三轮车，会洗手、洗脸，脱、穿简单衣服，能数几个数、说短歌谣。③4岁：能爬梯子，会穿鞋，会唱歌。④5岁：能单足跳，会系鞋带，开始识字。

（38～39题共用备选答案）

A. 乙肝疫苗　　　　　　　B. 流感疫苗　　　　　　　C. 麻疹疫苗
D. 脊髓灰质炎疫苗　　　　E. 百白破疫苗

38. 新生儿期接种的疫苗应是
39. 生后2个月时应接种的疫苗是

【答案】A、D

（40～41题共用备选答案）

A. 出生时、1个月、3个月　　　B. 出生时、1个月、6个月　　　C. 2个月、3个月、4个月
D. 3个月、4个月、5个月　　　E. 4个月、5个月、6个月

40. 1岁内婴儿乙肝疫苗接种时间为
41. 1岁内婴儿百白破三联针接种时间为

【答案】B、D

【解析】①乙肝疫苗的接种时间是出生时、1个月、6个月分别接种第1、2、3针。②百白破三联针接种时间为3个月、4个月、5个月。

42. 幼儿急疹的病原体主要是

A. 水痘-带状疱疹病毒　　　B. 人类疱疹病毒6型　　　C. 麻疹病毒
D. 风疹病毒　　　　　　　E. 腺病毒

【答案】B

【解析】幼儿急疹又称婴儿玫瑰疹，病原为人类疱疹病毒6型，偶尔也可为HHV-7感染所致。

43. 幼儿急疹的典型临床表现是

A. 发热1～2天后出疹，疹退后有鳞片状脱屑
B. 发热3～5天后出疹，疹退后有麦麸样脱屑及色素沉着
C. 发热3～5天，热退后出斑丘疹，疹退后无脱屑及色素沉着
D. 发热1～2天后出斑丘疹，伴枕后淋巴结肿大，疹退后无脱屑或色素
E. 发热当天出疹，之后伴有水疱疹

【答案】C

【解析】幼儿急疹表现为发热3～5天，热退后出斑丘疹，疹退后无脱屑及色素沉着。